Fit im Alter
Aktive Rentner

Fit im Alter
Aktive Rentner

garant

Benzstr. 56
71272 Renningen

www.garant-verlag.de

Herstellung und Organisation: TIM-Verlag
Redaktion: Susanne Lamprecht

Bildnachweis:
Goshinkan Michael Erl Kampfkunstschule Kaufering, Herta Jarczok, www.kieser-training.com, Susanne Lamprecht, © Fotolia.com: Yuri Arcurs, Janina Dierks, Monkey Business, Kzenon, Robert Kneschke, nyul, DOC RABE Media

Titelbilder:
© www.shutterstock.com: Ruslan Guzov, Syda Productions, Olena Yakobchuk, Rawpixel.com, Rawpixel.com, DenisFilm

Umschlaggestaltung: Eva Haberland

ISBN 978-3-7359-1315-9

Erfahren Sie mehr!

Mehr vom Leben durch Fitness und Bewegung

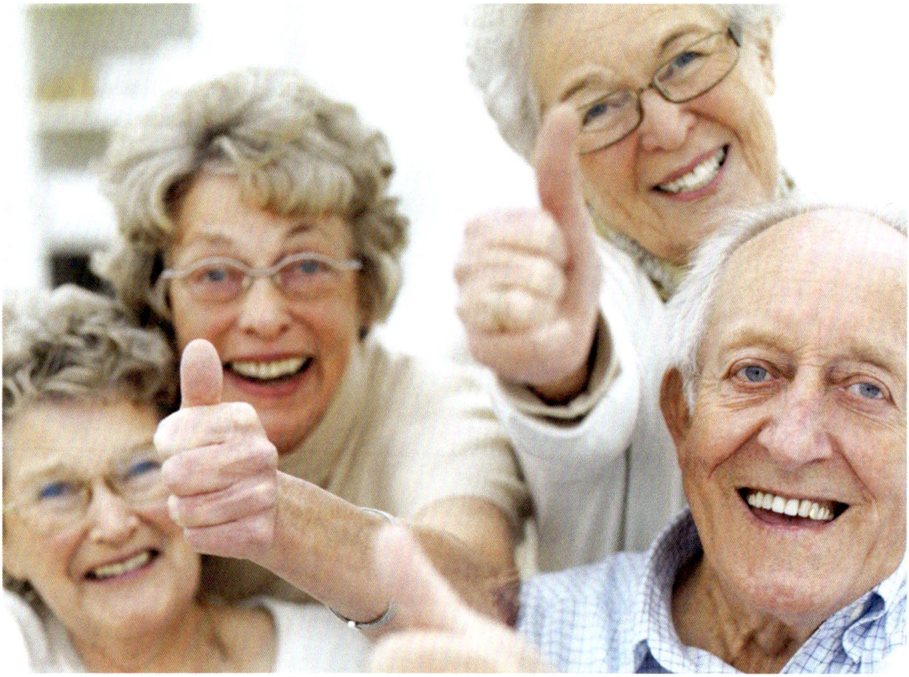

Auch im Alter lässt sich die Leistung der Muskulatur durch gezieltes Krafttraining entscheidend verbessern.

Wer die 50 überschritten hat, wünscht sich auch weiterhin aktiv, gesund und vital zu bleiben. Um die lästigen Gelenk- und Rückenschmerzen zu bekämpfen, eignet sich regelmäßige Bewegung genauso wie eine gut dosierte Beanspruchung der Körpermuskulatur. Wie soll das in der Praxis funktionieren? Welche Möglichkeiten des Trainings gibt es für ältere Menschen? Welche Methoden sind auch im hohen Alter noch sinnvoll? Es ist nie zu spät, um mit Sport und Entspannungstechniken zu beginnen. Viele Maßnahmen können auch „Oldies" noch gut in das tägliche Leben integrieren. Es gibt viele Chancen für mehr Gesundheit und Vitalität im Alter! Beginnen Sie noch heute ein Leben mit mehr Aktivität!

Mit Sport kann man in jedem Alter beginnen. Es ist nie zu spät, etwas für die eigene Gesundheit zu tun!

Beispiele von sportlich ausgesprochen leistungsfähigen Senioren zeigen uns, dass es nie zu spät ist, seine körperliche und geistige Fitness zu fördern und damit mehr Kraft und Lebensfreude zu gewinnen.

Die Vorteile liegen auf der Hand

Das Herz-Kreislauf-System wird gestärkt, der Herzmuskel wird trainiert, die Durchblutung wird verbessert, dadurch werden auch die Gelenkstruk-

turen besser versorgt, und lebenswichtige Nährstoffe können leichter in die Organe transportiert werden.
Die Kraftfähigkeit wird erhalten und aufgebaut durch Vergrößerung des Muskelquerschnitts. Der Körperfettanteil wird reduziert durch Erhöhung des Stoffwechsels, verbesserte Energiebereitstellung und vermehrten Kalorienverbrauch. Die Gelenke bleiben durch gezielte Bewegung jung bis ins hohe Alter. Die Bänder, Sehnen, Knorpel werden gestärkt und damit die Gelenke stabilisiert. Die regionale Knochendichte wird erhalten und aufgebaut. Gymnastik löst Verspannungen, und starke Muskeln verhindern Rückenschmerzen durch Haltungsfehler. Die Körperhaltung wird verbessert. Einbußen am Bewegungsapparat wird vorgebeugt, Beschwerden werden gelindert.
Der vermehrte Hormonausstoß sowohl beim Ausdauer- als auch beim Krafttraining beeinflusst alle organischen Körperfunktionen positiv und wirkt auch Stress, Ängsten und Depressionen entgegen.

Sport und Bewegung

Ausdauertraining schützt vor Krebs, Herzinfarkt, Schlaganfall und vielen anderen Krankheiten. Studien aus Amerika und Finnland sprechen von einer Lebensverlängerung durch Ausdauersport von zwei bis fünf Jahren. Ältere Menschen sollten dabei aber darauf achten, sich zwar zu fordern, aber nicht zu überfordern. Es müssen keine Höchstleistungen vollbracht werden, um körperlich mobil zu bleiben.

Somit profitiert auch die Psyche von sportlicher Betätigung, die Lebenszufriedenheit und die Lebensqualität wachsen. Selbstbewusstsein und Selbstwertgefühl verbessern sich genauso wie die Schlafqualität.
Das Verletzungs- und Verschleißrisiko im Alltag und bei der Arbeit sinkt, Untersuchungen bele-

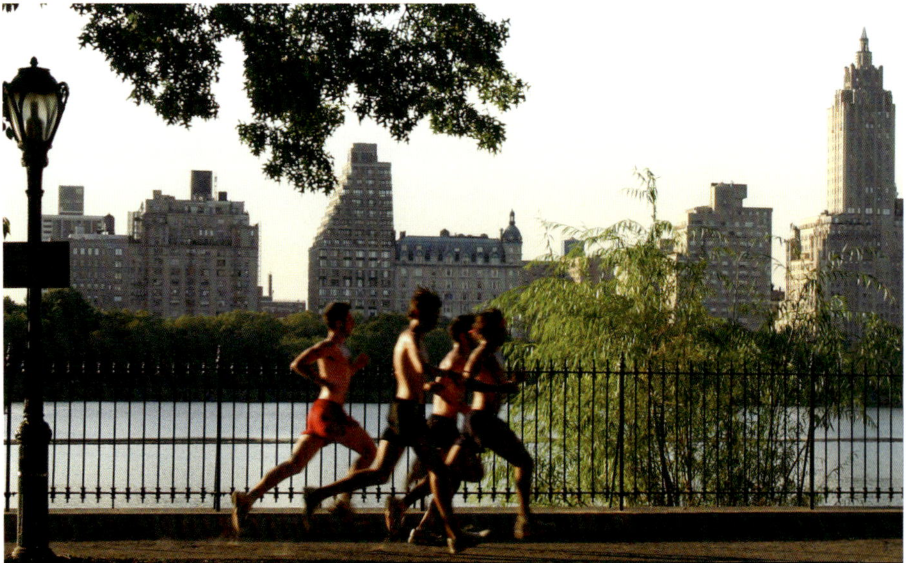

Forschungsergebnisse belegen: Joggen steigert die Lebenserwartung und kann die Fitnesswerte erheblich verjüngen.

gen, dass ältere Menschen, die Sport treiben, ein vermindertes Sturzrisiko haben und länger selbstständig bleiben.

Training wirkt vorbeugend gegen Diabetes durch eine effektivere Insulin-Sensibilität. Verletzungen heilen schneller, und nach beschwerde- oder verletzungsbedingten Ruhepausen wird die Leistungsfähigkeit schnell wieder aufgebaut. Eine selbstständige Lebensführung und die damit verbundene Lebensqualität im Alter können leichter erhalten werden.

Heute beginnen viele Menschen erst in der Mitte des Lebens, Sport zu treiben. Wenigen geht es dabei um Höchstleistungen, sondern meistens mehr darum, dem Altern aktiv entgegen zu treten und vielleicht auch, mit den Jüngeren im wahrsten Sinne des Wortes weiter Schritt halten zu können. Sie spüren, dass sie weniger belastbar und leistungsfähig werden und wollen dies vermeiden. Sie versprechen sich von körperlicher Aktivität Wohlbefinden und ein zufriedeneres Leben. Außerdem ist die regelmäßige sportliche Belastung eine der wirkungsvollsten Maßnahmen, um den altersbedingten Abfall der geistigen Leistungsfähigkeit zu verlangsamen, da die Gehirndurchblutung gesteigert wird. Kein Medikament übertrifft die vielen positiven Wirkungen des Sports, gerade beim älteren Menschen. Es ist nie zu spät, mit dem Sporttreiben zu beginnen. Denn der Mensch ist auch nach dem 50. Lebensjahr noch trainierbar.

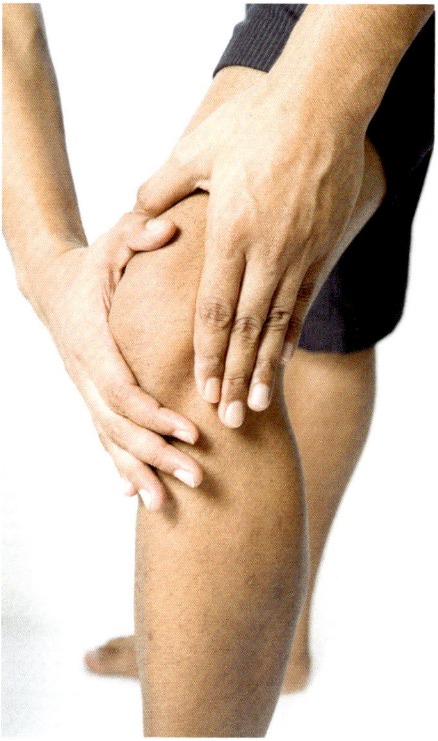

Sinnvolle Fitnessübungen erhalten die Beweglichkeit der Gelenke bis ins hohe Alter.

Die Gelenke

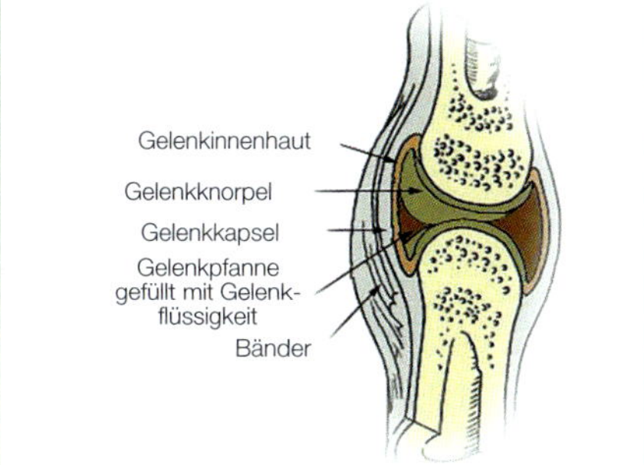

Eigentlich gelten für den älteren Sportler dieselben Trainingsregeln wie für den jungen. Aber sein Organismus passt sich langsamer an das Übungsmaß an. Ein Oldie ist nicht mehr so belastbar, weil er längere Regenerationszeiten braucht.

Sowohl die Intensität als auch die Dauer der Belastung sollten niedriger ausfallen.

Einige Altersathleten sind in der Lage, erstaunliche Dauerleistungen zu erbringen, besonders in den Disziplinen Laufen, Schwimmen, Radfahren, und Skilanglauf. Einige laufen mit über 60 jährlich bis zu 4000 und in Einzelfällen bis zu 6000 Kilometer.

Es gibt sogar den Trend zu einer ständig verbesserten Leistung in den oberen Altersklassen. Das trifft nicht nur für ehemalige Leistungssportler, sondern auch für Späteinsteiger zu. In den mittleren und späteren Lebensjahren wird das Ausdauertraining oft bevorzugt. 80-jährige Läufer erbringen noch 50 Prozent der Leistung von 20-Jährigen. Aber natürlich nimmt in jeder Disziplin die Gesamt-Leistungsfähigkeit mit zunehmendem Lebensalter ab.

Ausdauersport fördert über die moderate muskuläre Ermüdung den Schlaf.

Gemeinsames Training stärkt die Motivation! Den inneren Schweinehund zu überwinden ist in der Gruppe oder zu zweit einfacher. Oft ist der erste Schritt der schwierigste. Gegenseitiger Zuspruch hilft und lässt uns leichter durchstarten. Warum nicht einem Sportverein beitreten oder ein Fitnessstudio besuchen? Dort lernt man nette Leute kennen und kann sich dann gegenseitig motivieren. Außerdem wird man dort auch fachmännisch angeleitet, Fragen zu Fitnessgeräten und Trainingsmethoden werden beantwortet, Verletzungen wegen nicht korrekt ausgeführter Übungen werden durch die Überwachung durch ein gut geschultes Personal vermieden. Für Singles und Menschen, die nicht so gern in der Gruppe trainieren, ist es eine Überlegung wert, sich einen geeigneten Hund anzuschaffen. Dieser bringt Sie bei Wind und Wetter an die frische Luft und ist Ihnen bei richtiger Erziehung ein verlässlicher Trainingspartner für viele Sportarten und ein ausgezeichneter Motivationsgrund. Natürlich gehört zu all dem auch eine gesunde, ausgewogene Ernährung, die es uns bis ins hohe Alter gutgehen lässt und ernährungsbedingten Krankheiten vorbeugt.

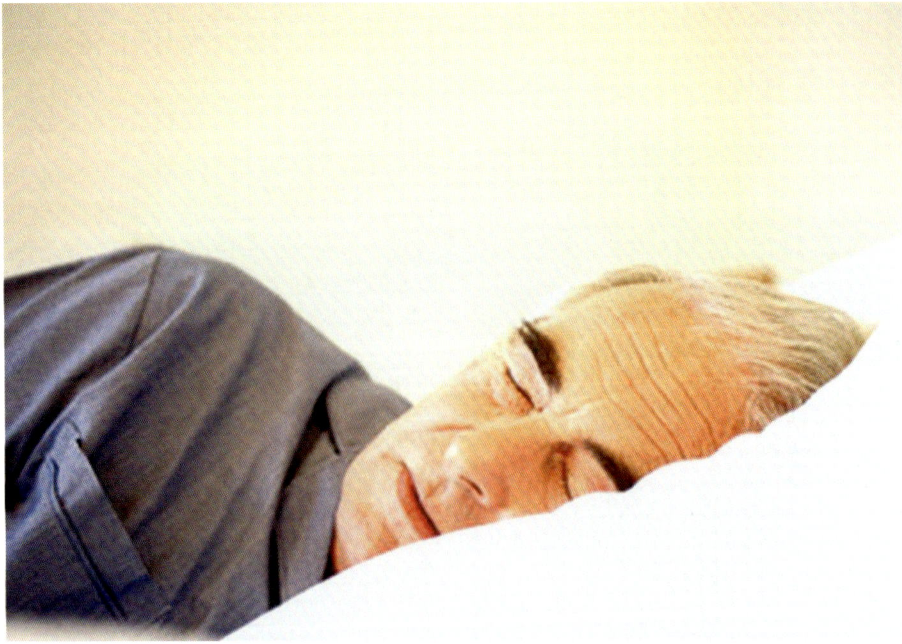

Wer sich regelmäßig körperlich fordert, schläft besser.

Natürlicher Abbau von Körperfunktionen und Verschleißerscheinungen

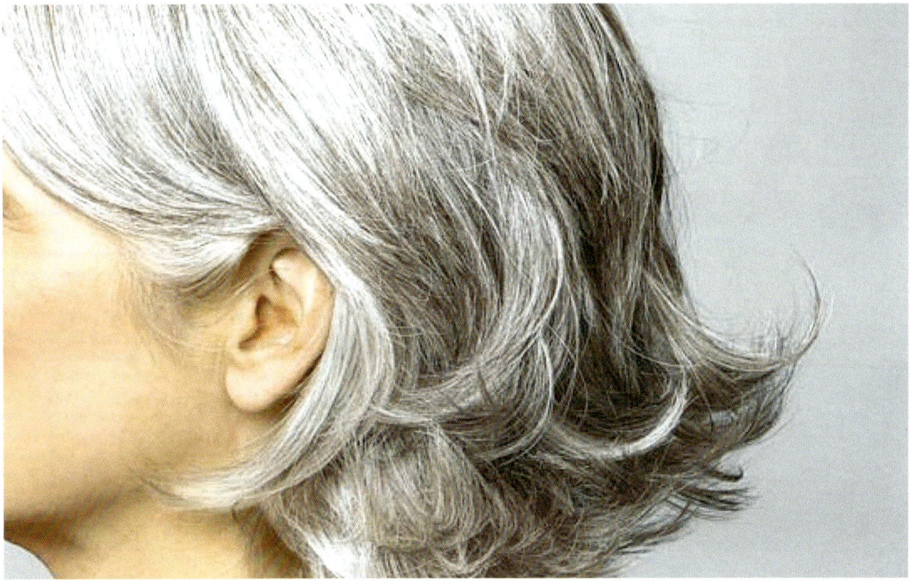

Das Ergrauen der Haare ist ein Altersmerkmal, welches keinen Einfluss auf unsere Vitalität hat.

Irgendwann im Leben trifft es uns alle: Eines Tages stehen wir vor dem Spiegel und betrachten unser erstes graues Haar und denken: „Jetzt werde ich alt!"

Dabei ist dieses äußere Anzeichen noch das, was auf die allgemeine Lebenskraft und Vitalität gar keinen Einfluss hat und auch kein Indiz für einen fortgeschrittenen Abbau von Organleistungen oder Kraftreserven ist.

Anders schaut es da schon mit anderen Äußerlichkeiten aus: Die Haut wird nach und nach immer faltiger und schlaffer, bei vielen verändert sich auch die Körperhaltung, was auf schwächere Muskeln und Verschleißerscheinungen im Skelett hindeutet.

Die bittere Wahrheit ist: Was außen altert, altert auch innen, und dagegen kann leider kein Schönheitschirurg etwas ausrichten. Oder haben Sie schon jemals etwas von „Blutfettabsaugung",

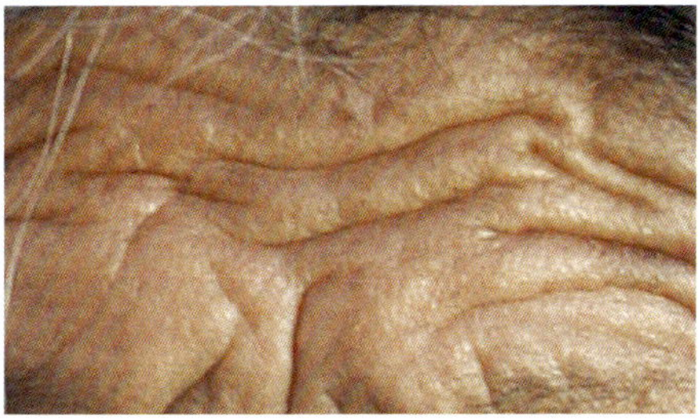

Hautfalten sind eine der natürlichsten Gegebenheiten der Welt.

„Blasenlifting", „Botoxspritzen ins Herz" oder „Silikonkissen in den Nieren" gehört?

Altersforschung unterscheidet im Allgemeinen zwischen dem primären und dem sekundären Altern. Dabei bezeichnet das primäre Altern die Vorgänge, die durch natürliche Prozesse in den menschlichen Zellen ablaufen, auch ohne dass der Mensch krank ist.

Was ist Altern?

Das primäre Altern definiert also unsere maximal mögliche Lebensdauer. Diese liegt derzeit unge-

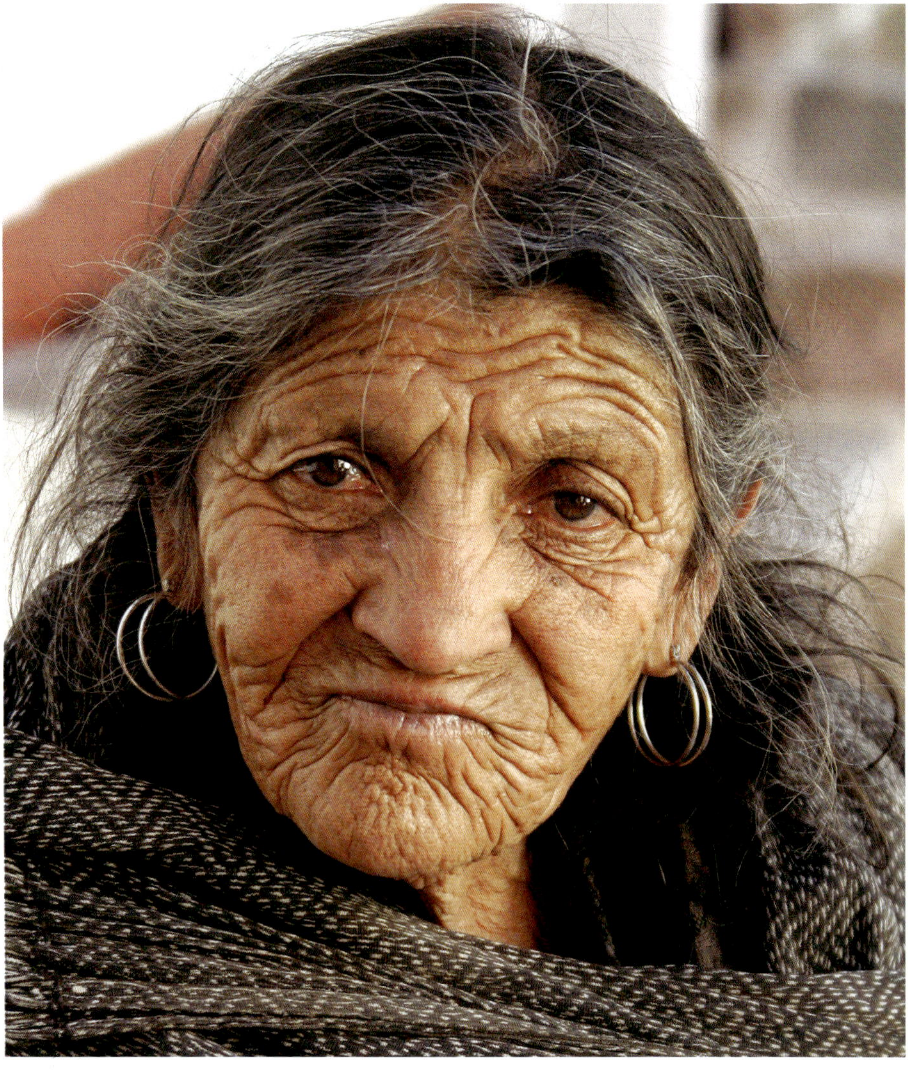

Grundsätzlich ist der menschliche Organismus dazu ausgelegt, ohne äußere schädliche Einflüsse über 100 Jahre alt zu werden.

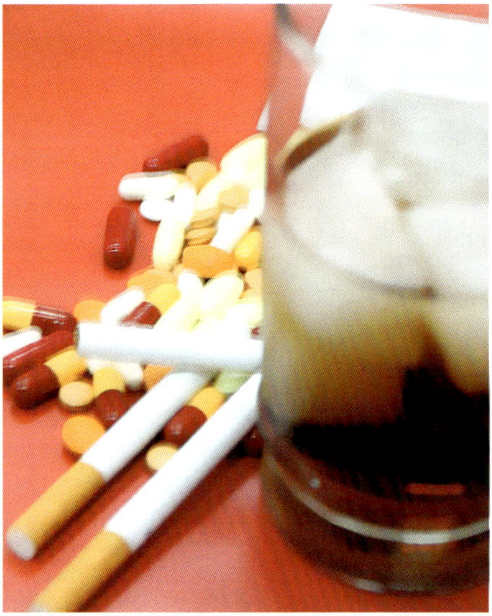

Übertriebener Suchtmittelkonsum lässt uns äußerlich und innerlich schneller altern.

fähr bei 120 Jahren, lässt sich aber bisher durch keine bekannte Methode behandeln oder verlängern, und es ist auch noch nicht bewiesen, ob die Einnahme irgendeiner Substanz darauf Einfluss hat. Lediglich die sogenannte Kalorienrestriktion, also eine wesentliche Reduzierung der vom Körper aufgenommenen Kalorienmenge hat bei Tierversuchen eine Erhöhung der maximalen Lebenserwartung bewirkt. Dies ist für den Menschen aber noch nicht bewiesen.

Warum sich Körperzellen im Laufe des Lebens verändern, ist also noch nicht abschließend erforscht. Einige Theorien gehen davon aus, dass es im Innern der Zelle eine Art biologische Uhr gibt, die von Geburt an tickt und den Verlauf der Zellteilung schon vorgibt.

Andere machen die sogenannten freien Radikale dafür verantwortlich, vereinfacht gesagt sind das Abfallprodukte, die im Stoffwechselkreislauf entstehen. Auch wird angenommen, dass die einzelnen Zellbestandteile einem Verschleiß unterliegen und es deshalb im Laufe der Zeit zu Beeinträchtigungen der Zellfunktion kommt. Eine weitere Theorie beschäftigt sich mit progressiven Veränderungen in der DNA.

Krankheiten, Mangelernährung und zu wenig Bewegung sind neben dem Alkohol- und Tabakkonsum die Hauptursachen für ein schnelles Altern.

Solange dies aber nicht geklärt ist, wird es keine Wunderwaffe, kein Lebenselixier, keinen Jungbrunnen, keine medizinische Maßnahme und keinen chirurgischen Eingriff geben, die den Vorgang des natürlichen Körperabbaus stoppen oder gar rückläufig machen können.

Das sekundäre Altern entsteht durch äußere Einwirkungen wie Krankheiten, schlechte Ernährung und zu wenig Bewegung. Alkohol, Rauchen und andere süchtig machende Substanzen sowie die psychische Befindlichkeit sind erwiesenermaßen ebenfalls maßgeblich daran beteiligt. Durch eine veränderte Lebensweise lässt das sekundäre Altern sich also eindeutig verzögern.

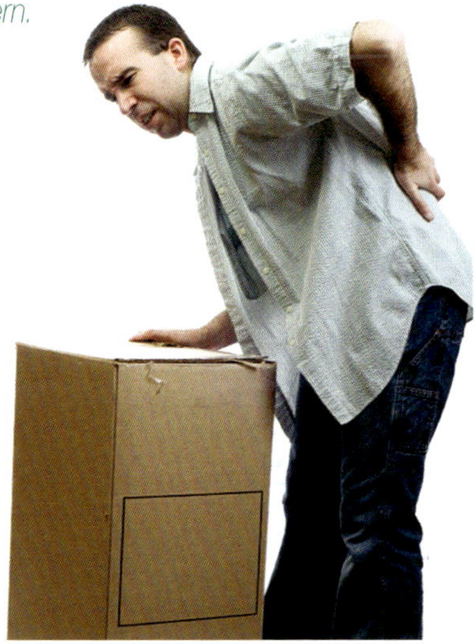

Die Belastungen in vielen Berufen bringen Verschleißerscheinungen des Bewegungsapparates mit sich.

Klar, von Generation zu Generation übermittelte Erbanlagen bestimmen unsere Lebenserwartung sehr stark. In Deutschland liegt sie für Männer derzeit durchschnittlich bei etwa 78 Jahren, für Frauen bei etwa 82 Jahren, aber wir können sie erheblich beeinflussen, wenn wir bei den Einwirkungen auf das sekundäre Altern ansetzen.

Beispiele für altersbedingte Erscheinungen

Herz-Kreislauf-Atmung:
Beim Altern beobachtet man eine Erhöhung und verzögerte Regulation des Blutdrucks, das Herzschlagvolumen verringert sich, die Frequenz des Herzschlags wird höher, die Lunge verliert an Elastizität.

Muskeln und Skelett:
Die Abnahme der aktiven Muskelmasse beträgt je Lebensdekade 2 kg, Sehnen und Bänder sind weniger elastisch, Kraft und Beweglichkeit lassen nach, weniger Mineralstoffe sind in den Knochen nachweisbar, somit besteht eine höhere Gefahr, Knochenbrüche zu erleiden.

Innere Organe:
Die Nieren verringern ihre Leistung und filtern schlechter, die Blase wird schwächer, verstärkter Harndrang und häufigeres Wasserlassen sind die Folgen. Bei Männern vergrößert sich oft die Prostata.

Hormone:
Geschlechtsspezifische Hormone im Blut nehmen ab, und oft ist der Blutzuckerspiegel erhöht.

Verschleiß:
Man kann den menschlichen Körper mit einem Motor vergleichen. Je älter er ist, desto mehr unterliegen die einzelnen Bestandteile einem Verschleiß, der einerseits durch die Beschaffenheit der Materialien logisch bedingt ist, aber andererseits auf falsche Behandlung zurückzuführen ist.
Ein gutes Beispiel dafür ist die abnutzungsbedingte Arthrose in den Gelenken. Hier wird der Gelenkknorpel nach und nach weniger, vergleichbar ist das mit alten Gummibauteilen beim Motor. Bei ständiger, immer gleicher Beanspruchung läuft es irgendwann nicht mehr so „geschmiert", Schmerzen entstehen. Dies wird beispielsweise durch hohes Übergewicht gefördert, weil hier der gesamte Bewegungsapparat, also Knochen, Muskeln und Sehnen, einfach zu stark belastet wird.
Immer gleiche Tätigkeiten am Arbeitsplatz ohne einen adäquaten Ausgleich führen zu immer gleichen Kräften, die am Gelenk wirken und irgendwann zur Überlastung führen können. Auch falsch oder übermäßig ausgeführter Sport kann solche Folgen haben.
Berufe, bei denen schwere Lasten transportiert werden, führen zu einem Verschleiß der Bandscheiben.
Durch langes Stehen an Maschinen, Werkbänken oder hinter Theken über Jahre werden die Fußknochen wegen der ständigen Überdehnung von Sehnen und Bändern und der daraus resultierenden Muskelverkrampfung aus ihrer Lage verschoben.
Berufsmusiker/-innen leiden durch die millionenfache immer wiederkehrende Belastung gleicher Bewegungsvorgänge bei unnatürlicher Haltung besonders oft unter Verschleißerscheinungen von Muskeln und Sehnen, beispielsweise können auch die Nervenbahnen im Arm des Querflötisten dauerhaft eingeklemmt werden, der Klarinettist leidet unter dem sogenannten „Klarinettendaumen", einer speziellen Arthrose.
Dies sind nur wenige Beispiele, die zeigen, wie wichtig es mit zunehmendem Alter ist, mit den geeigneten Sportarten wie etwa auch Stretching und Entspannungstechniken einen sinnvollen Ausgleich zu schaffen, um dem Verschleiß entgegenzuwirken.

Gewicht und Alter

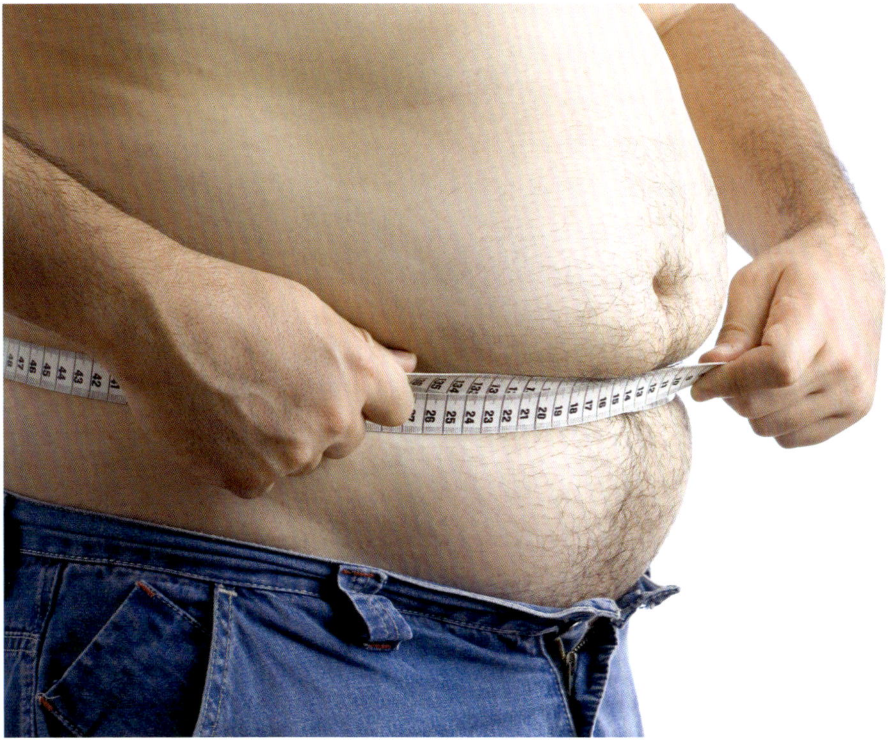

Übergewicht führt zu erhöhtem Verschleiß am gesamten Körper.

Die meisten Menschen über 50 mit einem Gewichtsproblem schlagen sich mit ein paar oder auch vielen Kilos zuviel herum, aber auch Untergewicht tritt bei Senioren vermehrt auf.

Wer es schafft, das bequeme Sofa zu verlassen und ein für sein Alter sinnvolles Sportprogramm zu beginnen, wird schnell feststellen, dass dies natürlich auch der Figur zugutekommt. Die Abnahme von Körperfett gelingt leichter, durch eine gekräftigte Muskulatur verändert sich das Verhältnis von Muskelmasse zu Fett positiv, und die allgemeine Beschleunigung von Stoffwechselvorgängen tut ihr Übriges. Man wirkt kraftvoller, Übergewichtige werden schlanker, man sieht attraktiver und jünger aus. Dies ist aber nur der rein äußerliche Aspekt.

Eine sinnvolle Kombination aus kalorienreduzierter Ernährung mit Kraft- und Ausdauertraining ist die beste Garantie, um abzunehmen.

Mit steigendem Lebensalter verändert sich der Stoffwechsel, und eine Gewichtzunahme von ein

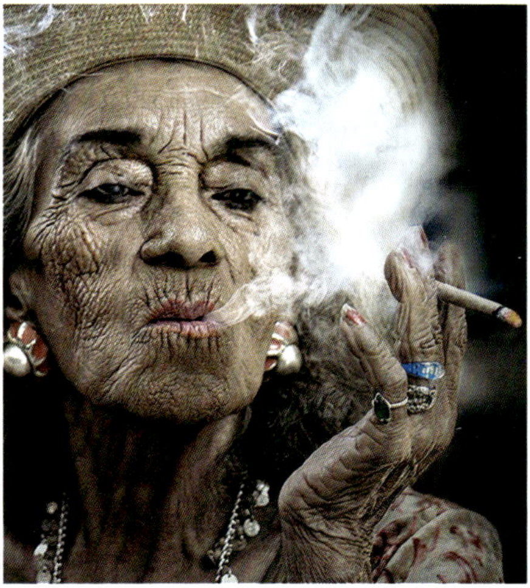

Oft sind soziale oder finanzielle Gründe die Ursache für Untergewicht im Alter.

bis zwei Kilo pro Jahr ist natürlich. Auch die hormonellen Veränderungen begünstigen Fettablagerungen. Gleichzeitig sinkt der Kalorienbedarf. Bis zum Seniorenalter summieren sich dadurch die Kilos, wenn man nicht rechtzeitig diesen Teufelskreis durchbricht.

Leider belastet nämlich ein zu hohes Gewicht nicht nur unsere Gelenke und unseren Bewegungsapparat im besonderen Maße, sondern hat auch erhebliche Auswirkungen auf viele andere Körperfunktionen, Degenerations- und Alterungsprozesse.

Zurzeit bringen Forscher etwa 30 Prozent der neuen Krebsfälle in einen Zusammenhang mit dem Rauchen. Somit ist derzeit der Tabakkonsum das Krebsrisiko Nummer eins, aber nicht mehr lange. Die Stimmen mehren sich, dass schon sehr bald das Übergewicht diese Position übernehmen wird und der Hauptauslöser für Krebserkrankungen sein wird. Bei übergewichtigen Personen kann man eine wachsende Zahl von Darm-, Brust-, Nieren-, Speiseröhren- und Bauchspeicheldrüsenkrebs beobachten, und leider sind Krebserkrankungen ja Krankheiten, die zum größten Teil in höheren Lebensjahren auftreten. Bösartige Tumore werden in ihrer Entwicklung begünstigt, weil die Insulinwerte bei Dicken oft zu hoch sind und als Wachstumsfaktor für Krebszellen wirken. Arteriosklerose, Gicht und Diabetes sind Folgen von Überernährung.

Therapien gegen Bluthochdruck und erhöhten Cholesterinspiegel schlagen bei dicken Menschen nach einer repräsentativen Studie aus Kanada um fünf bis 20 Prozent schlechter an, je nachdem, wie viele Kilos die Probanten zu viel mit sich herumtrugen. Außerdem gibt es auch einige Untersuchungen dahin gehend, dass zu viel Fett sogar sowohl die Haut schneller altern lässt als auch die biologische Alterung des Gehirns beschleunigt, was eine Verschärfung der Gefahr bedeutet, an Demenz zu erkranken. Laut Hirnforschern sollen Gehirne von sehr fettleibigen, über 70-jährigen bis zu acht Prozent mehr geschrumpft sein als die schlanker

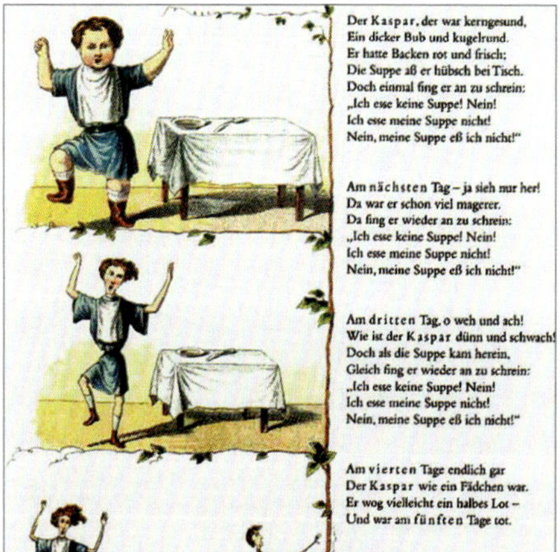

Der „Suppenkaspar" ist eines der pointiertesten und das wahrscheinlich bekannteste Kapitel des „Struwwelpeter". Es erzählt in wenigen Versen die Geschichte eines Jungen, der sich weigert, seine Suppe zu essen, und daher innerhalb weniger Tage verhungert.

Vergleichspersonen, was einen Unterschied im biologischen Alter von 16 Jahren ausmacht!
Man muss aber nicht mehr ganz so schlank wie in jungen Jahren sein, um gesund zu bleiben. Ganz im Gegenteil, Senioren mit einem leicht erhöhten Gewicht überstehen schwere Krankheiten nach Aussage von Wissenschaftlern oft leichter. Das „Wohlfühlgewicht" steigt also mit zunehmendem Alter an. Untergewicht bei älteren Menschen kann verschiedene Ursachen haben. Dazu gehören Mangelernährung, Appetitlosigkeit, körperliche Einschränkungen, psychische, soziale und auch finanzielle Probleme, übermäßiger Alkohol- oder Medikamentenkonsum und verschiedene akute oder chronische Krankheiten, aber auch in manchen Fällen schlicht eine genetisch bedingte Veranlagung.

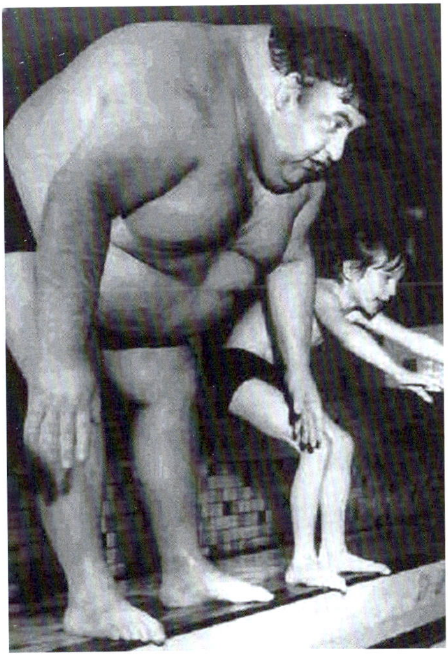

Im Gegensatz zum Broca-Index zur Berechnung des Normalgewichts benachteiligt der BMI (Body-Mass-Index) sehr große oder sehr kleine Personen nicht.

Der Body-Mass-Index

Das tatsächliche Gewicht (in kg) wird geteilt durch die Körpergröße (in m) zum Quadrat. Für eine Person mit 165 cm Größe und 65 kg Gewicht ergibt sich also:
65 : (1,65 x 1,65) = 23,87
Die so errechnete Zahl lässt sich mit folgenden Richtwerten vergleichen (die Werte sind in den verschiedenen BMI-Tabellen überall annähernd gleich):

Altersgruppe	empfohlener BMI
19 - 24	19 - 24
25 - 34	20 - 25
35 - 44	21 - 26
45 - 54	22 - 27
55 - 64	23 - 28
> 64	24 - 29

Berechnungen für das Idealgewicht

Um für sich persönlich zu klären, wie viel man also in welchem Alter wiegen soll, gibt es zwei gängige Formeln.
Der sogenannte Broca-Index definiert das Normalgewicht mit der Formel:

Körpergröße in cm – 100 = Normalgewicht.

Demnach dürfte eine 165 cm große Frau 65 kg wiegen, um als normalgewichtig zu gelten.
Als über- oder untergewichtig gilt, wer von diesem Gewicht um mehr als 15 Prozent abweicht.
Diese Berechnung hat aber den Nachteil, dass kleine Personen zu oft und große zu wenig als nicht normalgewichtig eingestuft werden.
Eine Berechnung, in der diese Benachteiligung besonders kleiner oder großer Personen wegfällt, ist der BMI (Body-Mass-Index).

Alle Personen, deren Gewicht außerhalb der akzeptablen BMI-Werte liegt, gelten als über- oder untergewichtig.

Wer festgestellt hat, dass sein eigener BMI-Wert über oder unter dem empfohlenen liegt, fragt sich vielleicht, warum regelmäßiges Training eigentlich beim Kampf gegen das Übergewicht und somit also bei den damit verbundenen verstärkten Alterserscheinungen helfen soll?

In den Industrieländern verdrängt Übergewicht das Rauchen von der Nummer eins in der traurigen Rangliste der Krebserreger.

Warum kann Training bei Untergewicht helfen?

Was passiert also beim Sport in unserem Körper? Eine Vielzahl biologischer Vorgänge startet sofort nach Aufnahme von körperlicher Tätigkeit: Die Kalorienverbrennung beginnt, der Stoffwechsel kommt in Fahrt, weil er gleich von Zucker- auf Fettverbrennung umstellt. Die Nährstoffverarbeitung verbessert sich und die Energiebilanz, also der Vergleich von Kalorienzufuhr und Kalorienverbrauch, ändert sich. Vereinfacht gesagt, ist Abnehmen nur eine negative Energiebilanz, also der Verbrauch muss höher sein als die Zufuhr. Für das Zunehmen gilt natürlich das Gegenteil. In den Muskeln befinden sich feine Kapillaren, eine Art Transportsystem von Blutgefäßen, die Nährstoffe in die Muskelfasern transportieren. Diese beginnen sich bei sportlicher Bewegung sofort auszubauen und somit wachsen die Zellen in den Muskeln. Jede ist ein kleines Kraftwerk, in dem die zugeführten Nährstoffe zu Energie umgewandelt werden. Dadurch wird der Muskel leistungsfähiger.

Bewegung bewirkt im Gehirn eine bessere Durchblutung und erhöhte Versorgung mit Sauerstoff, wodurch auch das Wachstum der Nerven angeregt wird. Die Fähigkeit zur Konzentration, die Leistung des Gedächtnisses und die Kreativität profitieren davon.

Nach einem längeren Zeitraum, in dem regelmäßig „gesportelt" wurde, wird der Herzmuskel deutlich besser durchblutet. Die Zahl der roten Blutkörperchen hat zugenommen. Verschiedene Faktoren beim Training wirken sich auch auf die Psyche positiv aus.

Das Immunsystem wird gestärkt, die Zahl der Abwehrzellen steigt.

Deutlich untergewichtige ältere Menschen brauchen gerade diese Stärkung des Immunsystems, weil es bei ihnen oft sehr geschwächt ist.

Außerdem sollte im Training besonders bei ihnen eine Verhinderung und Umkeh-

Wichtig für mollige ältere Damen: Wer länger nicht oder noch nie trainiert hat, wird sich wundern, wie weh es tun kann, wenn zum Beispiel beim Joggen die Brust in Bewegung gerät. Leider haben ja auch die Elastizität und die Spannkraft von Haut und Gewebe im Lauf der Zeit abgenommen, sodass das „Wippen" des Busens etwas stärker ausfällt und ganz andere Kräfte auf ihn einwirken. Diese manchmal sogar erheblichen Schmerzen können den Sport zur echten Qual machen und die Lust am Training total verdrängen. Die sorgfältige Auswahl des richtigen Sport-BHs hilft. Diese sind ganz anders als die normalen BHs geschnitten und halten auch durch ihr besonderes Material alles dort, wo es hingehört. Sicher sind sie oft weniger bequem und nicht dafür gedacht, den ganzen Tag getragen zu werden, helfen beim Sport aber hervorragend gegen die lästigen Begleiterscheinungen der schwungvollen Bewegung. Bei sehr großer Oberweite und auch bei großem Übergewicht mit viel Bauchumfang ist es auch sehr nützlich, einen Body zu tragen, dessen Material relativ eng und stramm anliegt. Denn auch der Bauch kann beim Hin- und Herschwingen unangenehm weh tun. Zwar schwitzt man dann vielleicht etwas mehr, aber die Schmerzen durch das Wippen des Gewebes werden erfahrungsgemäß deutlich gedämpft.

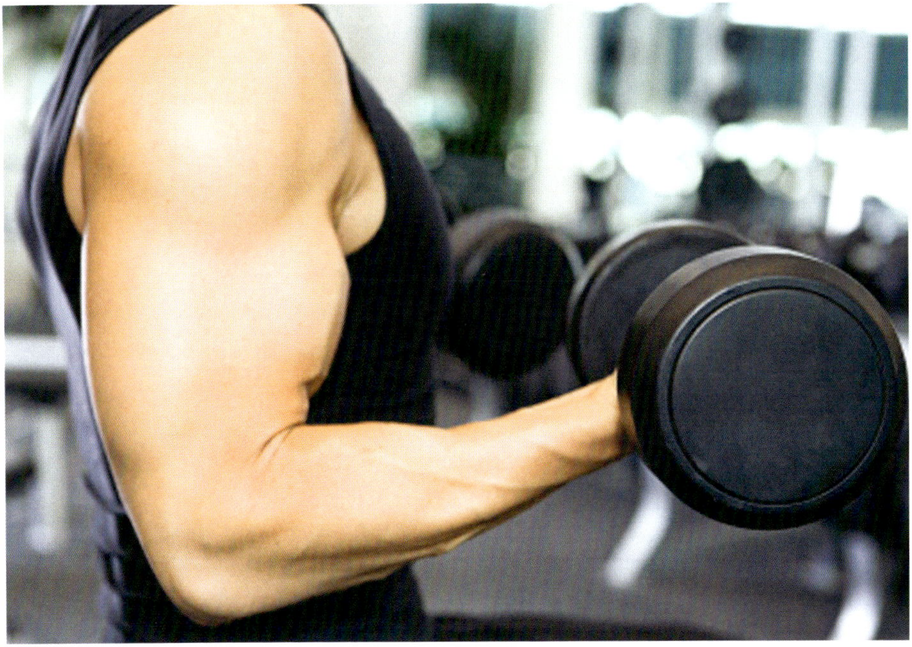

Ein gezieltes Krafttraining ist auch im Alter sinnvoll.

rung des Muskelabbaus im Vordergrund stehen. Denn allein durch eine Erhöhung der Kalorienzufuhr kann der Körperfettanteil steigen, und dieses Ungleichgewicht zwischen Muskel- und Fettanteil kann Herz-Kreislauf-Probleme zur Folge haben.

Also ist in erster Linie ein gezieltes Krafttraining sinnvoll. Zusätzliche Bewegung an frischer Luft stärkt den Appetit. Regelmäßige Touren in die Natur sowie geeignete Entspannungstechniken helfen der Psyche.

Für Übergewichtige gilt: Eine längerfristige Gewichtsabnahme ist mithilfe von Ausdauertraining allein nicht effizient. Hier lernt der Körper zwar, langfristig Energie aus der Fettverbrennung zu gewinnen und nicht aus dem schneller verfügbaren Kohlenhydratspeicher, aber erst durch die Kombination mit Krafttraining wird Muskelmasse aufgebaut. Dies ist für ältere Menschen natürlich besonders wichtig, um dem natürlichen Abbau von Muskeln im Alter entgegenzuwirken. Zudem ist durch jahrzehntelanges Übergewicht oft schon der Stützapparat (Skelett, Muskeln, Sehnen, Bänder) geschädigt und sollte durch gezieltes Krafttraining

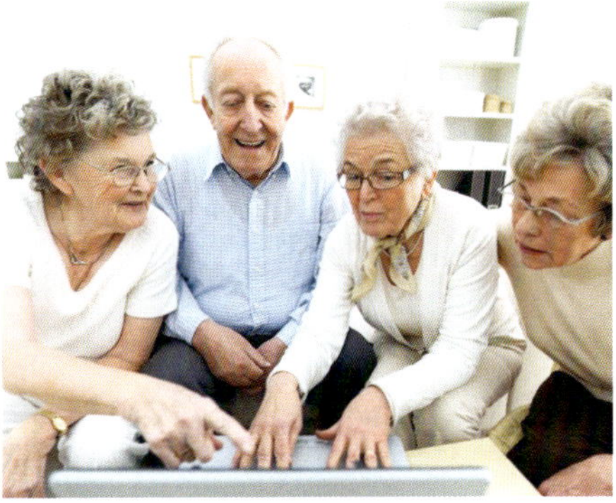

Ein leichtes Übergewicht im Alter kann sogar nachgewiesenermaßen vor Infektionskrankheiten schützen.

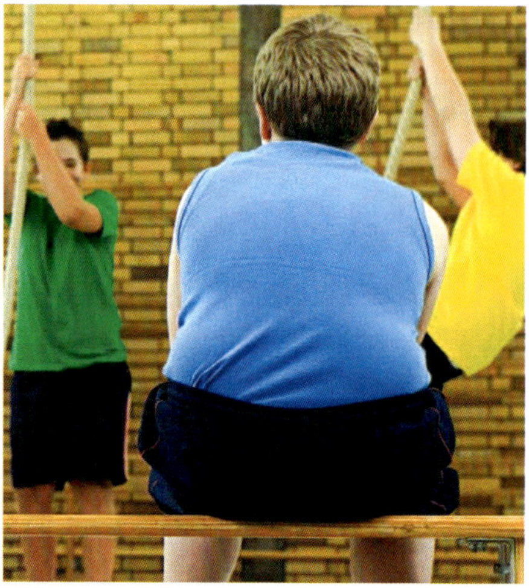

Wer mehr Kalorien aufnimmt, als er braucht, legt Fettreserven an – das beginnt oft schon in der Kindheit.

mit Muskelaufbau geschützt werden. All das zeigt uns, wie wichtig es ist, das persönliche Wohlfühlgewicht zu erlangen. Auch unser Gewicht im Alter lässt sich durch Fitness und Bewegung positiv beeinflussen. Dies bedeutet für den Organismus Stärkung und Entlastung zugleich und hilft, Krankheiten, Passivität und weitere Verschleißerscheinungen zu bekämpfen.

Training im Verein oder im Fitnessstudio hilft, neue soziale Kontakte aufzubauen, und das wiederum kann zu einer besseren psychischen Konstitution führen, was sich besonders auf einen eventuellen Appetitmangel positiv auswirkt. Natürlich gehört zu all dem die passende gesunde, ausgewogene und den eigenen Bedürfnissen angepasste Ernährung. Anmerkungen hierzu finden Sie in einem speziellen Kapitel im letzten Teil dieses Buches.

Übergewicht und Politik

In den Industrieländern werden Fettleibigkeit und Übergewicht zu einem immer größeren Problem. Da entwi ckelt sich eine wahre Volkskrankheit. Während bis 1980 nur zehn Prozent übergewichtig waren, werden schon 2020 33 Prozent der Bevölkerung zu dick sein. In den meisten Ländern ist die Adipositas (Fettleibigkeit) schon heute ein schwerwiegendes Gesundheitsproblem, denn Menschen, die sehr viel zu dick sind, sterben etwa neun Jahre früher als die mit Normalgewicht. Am schlimmsten zeigt sich dieser Negativtrend in den USA. Hier sind über 70 Prozent der Männer und fast zwei Drittel der Frauen übergewichtig, davon ca. ein Drittel schwer fettleibig. Zudem ist Übergewicht teuer für unsere Gesellschaft, denn ein Fettleibiger kostet während seines Lebens die Krankenkassen mindestens 25 Prozent mehr, was tragischerweise nur durch den früheren Tod der Dicken wieder ausgeglichen werden kann. Die durch Adipositas verursachten Kosten liegen deutlich über den von Rauchern verursachten, was an der gegen das Rauchen gerichteten erfolgreichen Politik der letzten Jahre liegen mag. Einkommen und Bildung hängen mit der Fettsucht insofern zusammen, als ärmere, weniger gebildete Menschen doppelt bis dreifach mehr gefährdet sind, dick zu werden. Das ist ein Teufelskreis, denn Fettleibige haben auch nachweislich viel mehr Schwierigkeiten, einen guten Job zu finden, da die Arbeitgeber Normalgewichtige bevorzugen. So wurde herausgefunden, dass Adipöse im Durchschnitt fast 20 Prozent weniger verdienen. Fast Food ist die Hauptursache für die rasante Verbreitung des Übergewichts. Außerdem ist wohl auch der zunehmende Stress in der Arbeitswelt dafür mitverantwortlich. Die Politik versucht unter anderem, dem Problem Herr zu werden, indem die Hersteller von Nahrungsmitteln verpflichtet werden, versteckte Fette zu reduzieren. Außerdem sollen Kinder schon in der Schule über die Zusammensetzung von Nahrungsmitteln und die Ursachen für Übergewicht aufgeklärt werden.

Individuelle Voraussetzungen

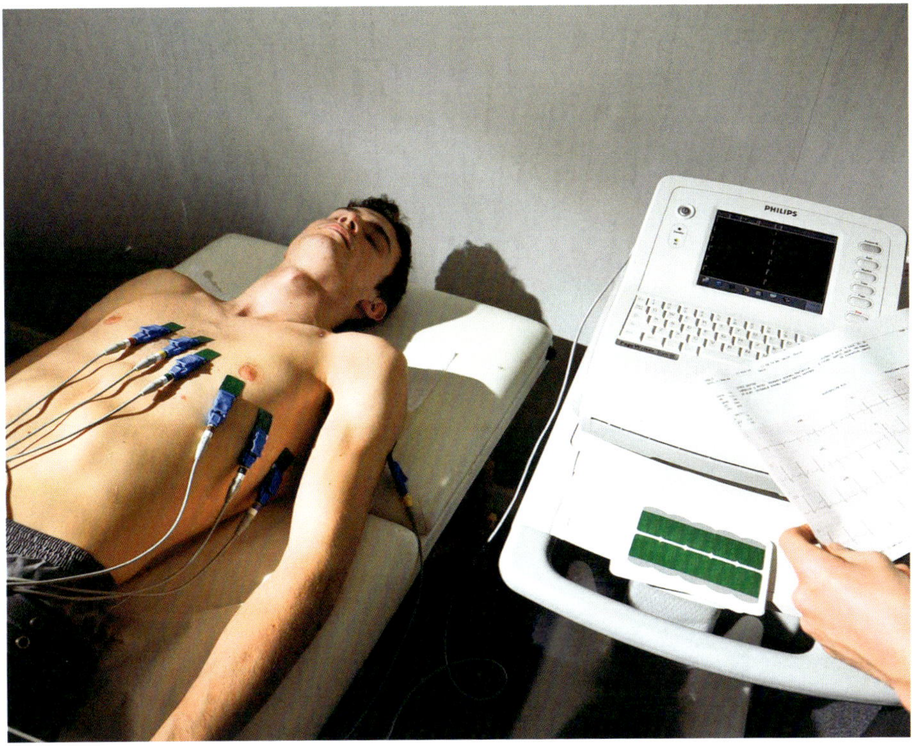

Der Gesundheitscheck beim Hausarzt ist der beste Start in ein sinnvolles Fitnessprogramm.

Bei der Überlegung, wie man sein Fitnessprogramm in der zweiten Lebenshälfte gestalten sollte, ist ein wesentlicher Faktor, in welchem individuellen Zustand wir sind. Eigentlich unterscheiden sich die Empfehlungen für ältere Menschen nicht sehr von denen für gesunde junge Erwachsene. Das kalendarische Alter allein sagt nur wenig über die tatsächliche Leistungsfähigkeit einer Person aus. Ein über 60-jähriger sportlicher Mensch kann wesentlich fitter sein als ein 40-jähriges „Sport-Greenhorn". Ein Älterer hat natürlich auch eine längere Vorgeschichte. Somit sollten Trainingsprogramme für ältere Menschen besonders individuell gestaltet sein.

Prüfen Sie genau, welche Trainings-Voraussetzungen Sie haben und was für Sie persönlich möglich ist.

Jemand, der sein ganzes bisheriges Leben lang sehr sportlich war, hat völlig andere Voraussetzungen als derjenige, der nach langer, manchmal Jahrzehnte andauernder Pause sein Training wieder aufnimmt, oder derjenige, der eigentlich noch nie konsequent an sich gearbeitet hat und total untrainiert ist. Der körperliche Allgemeinzustand muss sorgfältig untersucht werden. Etwaige Krankheiten und die medizinische Vorgeschichte, die körperliche Gesamtkonstitution, Größe und Gewicht, Geschlecht und Alter müssen genauso berücksichtigt werden wie eine eventuelle Behinderung. Ehemalige Verletzungen und Knochenbrüche, Beeinträchtigung des Hörvermögens oder eine Sehschwäche sowie regelmäßig notwendige Medikamenteneinnahme sind ebenfalls wichtig.

Informieren Sie sich über die Sportangebote in Ihrer Region!

Zudem sollte man auch bedenken, wie die allgemeine Lebenssituation ist, in welchem sozialen Umfeld man sich befindet, welche zwischenmenschlichen Beziehungen man hat und wie der psychische Zustand ist. Die persönlichen Ziele und Erwartungen, die der oder die Einzelne hat, unterscheiden sich deshalb auch stark. Während der eine lediglich etwas für seine Gesundheit tun möchte, reizt es den anderen, noch an Seniorenwettkämpfen oder einem Marathon teilzunehmen und die eigenen Grenzen noch einmal auszutesten. Der eine strebt danach, immer besser werden zu wollen, während dies dem anderen völlig abgeht und er oder sie das Training „nur" als ganzheitliches Wohlfühlprogramm begreift.

Wesentlich ist natürlich leider auch die finanzielle Situation, wobei es glücklicherweise Möglichkeiten gibt, sich auch bei Geldknappheit gesund zu ernähren und sinnvoll Sport zu treiben.

Die/Der gut Trainierte

Wer sein Leben lang sportlich aktiv war, weiß selbst am besten, was ihm guttut. Die Körper-

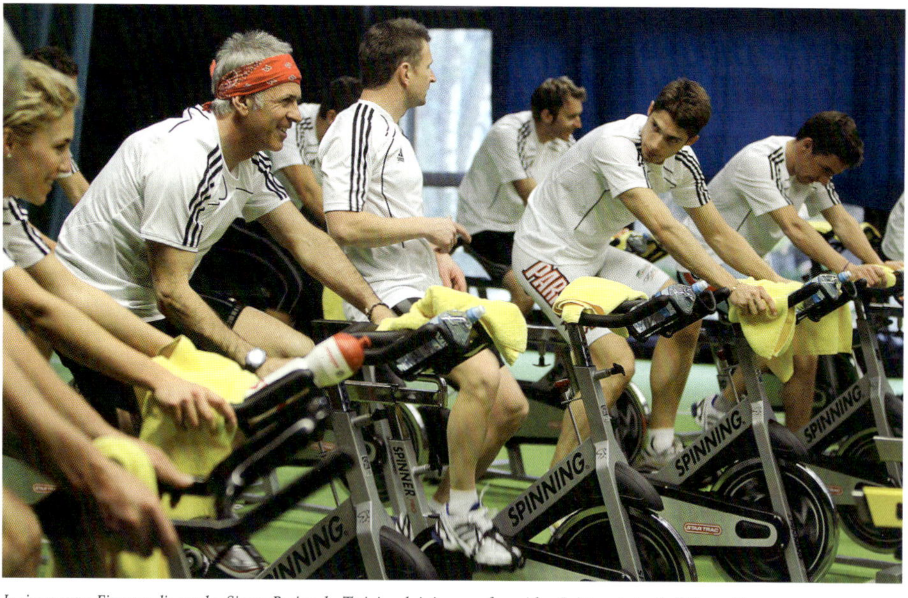

In einem guten Fitnessstudio werden Sie vor Beginn des Trainings bei einem umfangreichen Leistungstest gründlich geprüft.

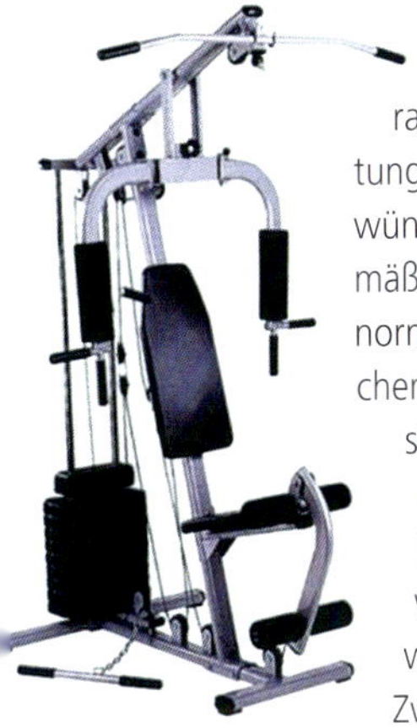

wahrnehmung ist hervorragend ausgebildet, die Leistungsfähigkeit sollte nichts zu wünschen übrig lassen, regelmäßiges Training ist längst ein normaler Bestandteil im täglichen Ablauf und in die Lebenssituation integriert. Hier gilt es nur, weiter am Ball zu bleiben (vielleicht sogar im wörtlichen Sinn). Sinnvoll wäre aber auf jeden Fall ein Zwischenstopp für einen Leistungscheck beim Arzt und-/oder einem erfahrenen Trainer. Denn vielleicht haben sich gerade durch die sportliche Vorgeschichte Verschleißerscheinungen ergeben, oder es sind Unfälle mit Verletzungen passiert, die die Bewegungsfähigkeit einschränken. Dann ist es Zeit, zu überlegen, ob man nicht die eine gegen eine andere Sportart austauschen sollte, zum Beispiel Radfahren statt Joggen, oder eine sanftere Kraft-Gymnastik statt intensivem Gerätetraining.

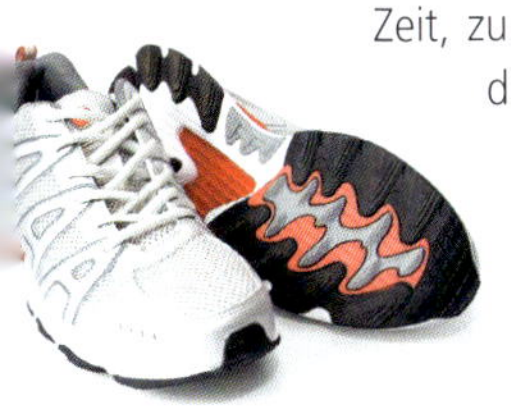

Training nach langer Pause

Jeder älter werdende Mensch spürt, wie Ausdauer, Kraftausdauer und Schnelligkeit (also die motorischen Fähigkeiten) nachlassen. Bei der Wiederaufnahme des Trainings muss man das berücksichtigen. Ganz so einfach wie früher wird es nicht mehr. Aber im höheren Lebensalter fällt es meistens nicht schwer, noch einmal aktiv mit Sport zu beginnen, wenn man ihn schon in der Jugend getrieben hat. Schon der Gedanke an frühere Erfolge, das ehemalige Wohlbefinden, das Gefühl von Kraft und der Spaß, den man bei der Bewegung hatte, sollten eine hervorragende Motivation sein. Aber auch vor dem Wiedereinstieg nach langer Pause sollte erstmal ein gründlicher Gesundheits- und Fitnesscheck stattfinden.

Die/Der Untrainierte

Der „Newcomer" muss unbedingt Vorsicht walten lassen. Erst mal zum Arzt lautet die Devise, wenn man über 50 das erste Mal im Leben regelmäßig und zielgerichtet trainieren will. Nach guter Beratung und einem sanften Aufbautraining für die Kraft kann dann ein moderates Ausdauertraining begonnen werden. Schnell werden sich die ersten Erfolge zeigen, aber auch die lästigen Begleiterscheinungen wie anfänglicher Muskelkater, das „Aus der Puste"-Kommen, Erschöpfungszustände und ungewohnte Situationen in neuer Umgebung müssen überwunden werden. Gerade bei Untrainierten sollten deshalb Körperwahrnehmungsübungen und auch die Einbeziehung psychischer Übungsmethoden einen sehr hohen Stellenwert einnehmen. Auch gegen gelegentliche Unlust werden Sie kämpfen müssen! Nichts im Leben ist so anstrengend wie die Veränderung! Finden Sie Tricks zur Selbstüberlistung , um sich selbst zu motivieren!

Allgemeiner Gesundheitscheck beim Arzt

Da die gesetzlichen Krankenkassen ab dem 35. Lebensjahr die Kosten für eine allgemeine Gesundheitsuntersuchung alle zwei Jahre übernehmen, sollte man dieses Angebot vor Beginn des Trainings unbedingt in Anspruch nehmen. Hauptsächlich dient er dazu, Herz- und Kreislauferkrankungen, Diabetes oder Nierenleiden frühzeitig zu erkennen.

Der Arzt sollte zur Überprüfung der Herzleistung ein Elektrokardiogramm (EKG) mit Vektorkardiographie (VKG) vornehmen, möglicherweise ein erweitertes Belastungs-EKG mit gleichzeitigem Ultraschall. Er sollte den Blutdruck messen und die Lungenfunktion, die Schilddrüse und die Pulswellengeschwindigkeit untersuchen. Auch zum Bei-

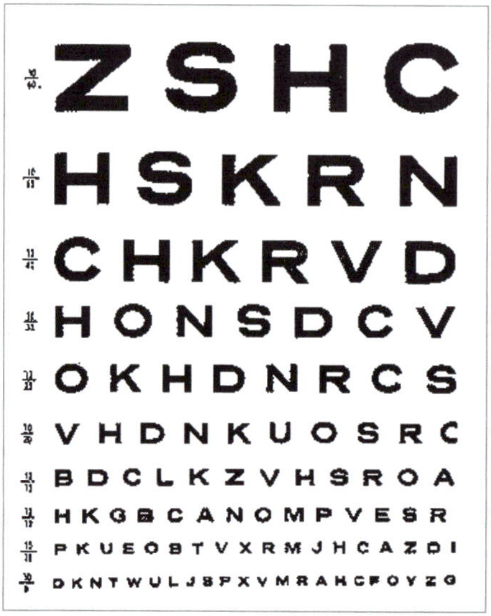

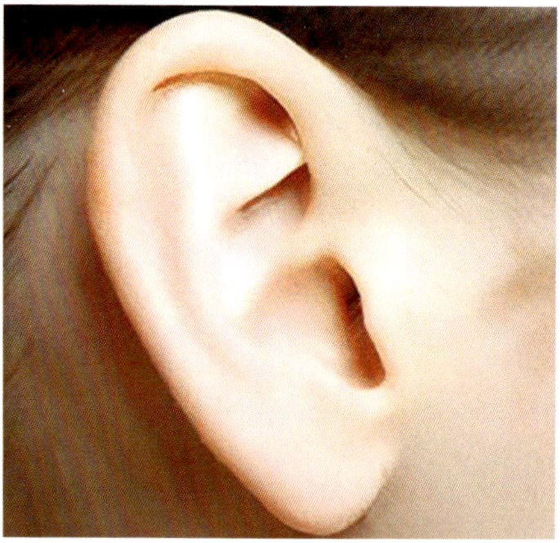

Ein regelmäßiger Seh- und Hörtest ist nicht nur im Sport sinnvoll.

spiel eine Knochendichtemessung, Rheuma-Diagnostik, ein Hör- und Sehtest und eine Augendruckmessung sind sinnvoll. Der Testosteronspiegel sollte unbedingt vom Arzt untersucht werden, wenn nach dem 50. Lebensjahr die Leistungsfähigkeit besonders signifikant abgenommen hat. Zusätzlich kann man den Brustkorb röntgen und den Bewegungsapparat aus orthopädischer Sicht untersuchen lassen. (Mehrere dieser Untersuchungen sind als Zusatzleistungen kostenpflichtig, lassen Sie sich beraten!)
Außerdem wird ein Urintest gemacht und Blut für Laboruntersuchungen abgenommen.

Leistungscheck im Fitnessstudio

In guten Studios wird eine sorgfältige Körperfettanalyse vorgenommen, der Blutdruck gemessen, die Maximalkraftwerte der Rückenstreckmuskulatur und die der Bauchmuskulatur bestimmt und ein Fahrrad-Ergometer-Stufentest vorgenommen. Hier müssen Sie auf einem Standfahrrad in die Pedale treten. Dabei werden Ihre Leistungswerte in eine Messung übertragen, die Ihr biologisches Alter anhand von allgemeinen Vergleichswerten bestimmt. Ebenso kann man bei diesem Test den optimalen Pulswert im Ruhezustand oder während des Sports bestimmen. Der sogenannte Rutschhalte-Test lässt Rückschlüsse auf etwaige Muskelverkürzungen zu. Anhand der Ergebnisse solcher Tests lässt sich ein für den jeweiligen Trainings- und Gesundheitszustand optimal zugeschnittenes Trainingsprogramm erarbeiten. Dadurch kann man die richtigen und für die eigene Konstitution sinnvollen Sportarten herausfinden. Radfahren zum Beispiel schont die Gelenke, Schwimmen ebenfalls, Rudern tut dem gesamten Bewegungsapparat gut. Beim Golf zum Beispiel ist die Rotationsbewegung beim Abschlag nicht so günstig. Es können hierbei Entzündungen, Schwellungen, Sehnenrisse, Verengungen oder Fehlbelastungen entstehen, das heißt, wer Golf spielen möchte, sollte einen noch intakten Bewegungsapparat haben.

Die allgemeine Lebenssituation

Die äußeren Lebensumstände sind natürlich sehr wichtig. „Lebe ich in der Stadt oder auf dem Land?" „Wie weit ist es bis ins Grüne, und wie komme ich dorthin?" „Kann ich irgendein Training direkt an meiner Haustür beginnen?" „Habe ich in meiner

Wohnung genügend Platz, um zum Beispiel gymnastische Übungen auszuführen, oder kann ich ihn mir schaffen?" „Lebe ich allein, zu zweit oder in einer größeren Familie, und inwieweit hat das Einfluss auf mein Vorhaben?" „Gibt mein Leben mir genügend Zeit für sportliche Aktivitäten, und wann kann ich üben?" „Stehe ich noch voll im Berufsleben, oder bin ich schon in Rente?"
Das alles sind die Fragen, die man sich stellen und klären sollte, bevor man mit dem Training durchstartet.

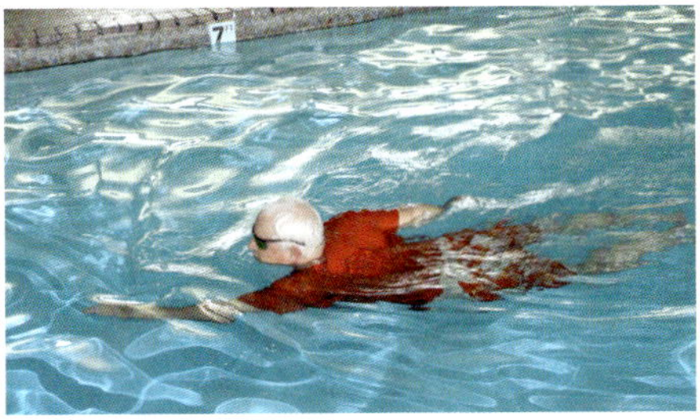

Auch Jahreskarten für das Hallenbad in der Nähe ermöglichen eine alternative sportliche Beschäftigung.

Finanzielle Zwänge

Und nicht zuletzt: Das liebe Geld! Klar sind einige Sportarten kostenintensiver als andere. Aber mit ein wenig Überlegung und Improvisationstalent findet man sicher eine Möglichkeit, die man sich auch leisten kann. Die sogenannten Hartz-IV-Kochbücher zeigen uns, dass sogar eine gesunde Ernährung mit wenig Geld möglich ist. Die Gebühr, die man für den Besuch eines Fitnessstudios entrichten muss, ist sicher ein nicht zu unterschätzender monatlicher Kostenfaktor. Die Mitgliedschaft in einem Sportverein ist da wesentlich güns-

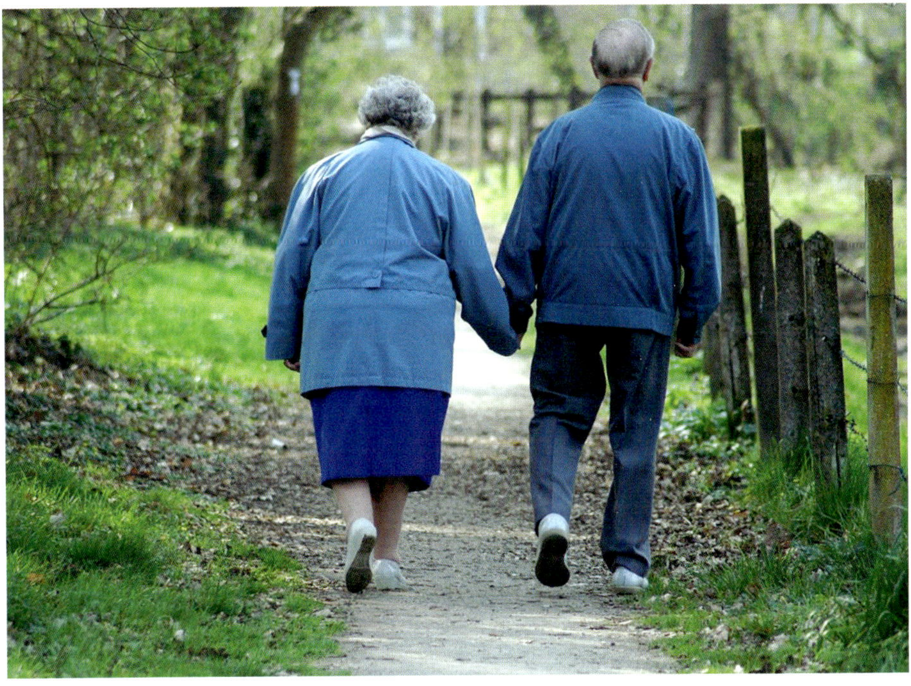

Für das Spazierengehen, Wandern oder Joggen in freier Natur brauchen Sie eigentlich nicht viel mehr als ein Paar gute Schuhe.

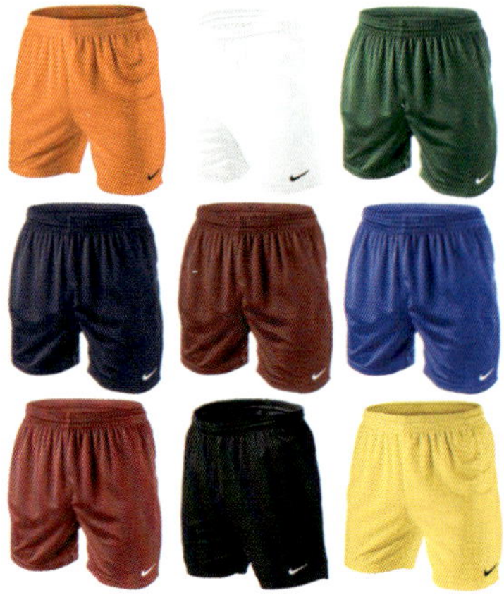

Für manche Sportarten sind nur ganz wenige Kleidungsstücke wie eine Hose und Schuhe nötig. Ein breites Angebot gibt es im Fachhandel.

tiger. Für einen Jahresbeitrag ab ca. 50 Euro kann man in vielen Vereinen zahlreiche verschiedene Kurse besuchen. Volkshochschulen bieten Kurse zu Bewegung und Gymnastik, Entspannung und Körperarbeit, Augen- und Sehtraining, Yoga und Meditation, Qigong, Nordic Walking und unzählige weitere an. Empfänger von Grundsicherung oder Wohngeld können bei Volkshochschulen oft eine 50-prozentige Ermäßigung auf die recht niedrigen Kursgebühren erhalten. Das Gleiche gilt sowohl für Einzel- wie auch für Jahreskarten in Hallenbädern. Oft gibt es auch niedrigere Preise für Rentner. Und nicht zu vergessen: Der Wald ist umsonst! Ein Besuch des Stadtparks kostet im Allgemeinen gar nichts!

Umfangreiche Literatur zu allen Sportarten führt jede Stadtbibliothek (Jahresgebühr ab ca. 10 Euro), und das Internet ist natürlich auch voll von nützlichen Hinweisen. Um Entspannungstechniken oder Gymnastik zu treiben, braucht man eigentlich lediglich bequeme Kleidung, die man schon im Kleiderschrank hat und sich vielleicht gar nicht anschaffen muss. Gymnastikschuhe gibt es für sehr wenig Geld in preiswerten Schuhgeschäften.

Für andere Sportarten ist lediglich eine einmalige Anschaffung von Kleidung oder Gerät nötig, um mehrere Jahre damit zu trainieren. Schon für ca. 40 Euro kann man Laufschuhe kaufen, die bei Warentests gute Noten erhielten. Wanderschuhe mit Testurteil „Gut" gibt es neu für 100 Euro, und im Internet findet man nie gebrauchte Langlaufski mit den dazugehörigen Schuhen für zusammen unter 100 Euro. Jogginghosen, Sport-Shirts, Gymnastikanzüge und Ähnliches werden auch von Bekleidungsdiscountern für wenige Euro angeboten. Erst vor Kurzem gab es im deutschen Fernsehen eine Reportage, in der nachgewiesen wurde, dass diese „Billig"-Sportkleidung oft gar keine schlechteren Eigenschaften als bekannte Markenprodukte (die mit den entsprechenden Aufdrucken oder Streifen) hat.

Beim Kauf eines guten Fahrrads wird es da schon schwieriger. Aber bei intensiver Suche lässt sich sicher ein ordentliches gebrauchtes Rad finden.

Ärgern Sie sich nicht, wenn wieder einmal einer dieser super-mega-gestylten topmodischen Radfahrer im Tour-de-France-Outfit mit einem 7000-Euro-Rennrad vorbeifährt. Schließlich wollen Sie ja etwas für Ihre Gesundheit tun und nicht unbedingt einen Mode- oder Prestige-Wettbewerb gewinnen, oder?

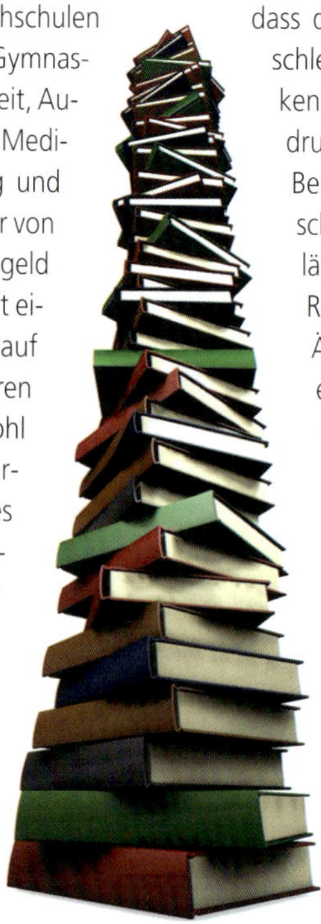

Umfangreiche Literatur zu allen Sportarten führt jede Stadtbibliothek (Jahresgebühr ab ca. 10 Euro), und natürlich ist das Internet auch voll von nützlichen Hinweisen.

Aufwärmen

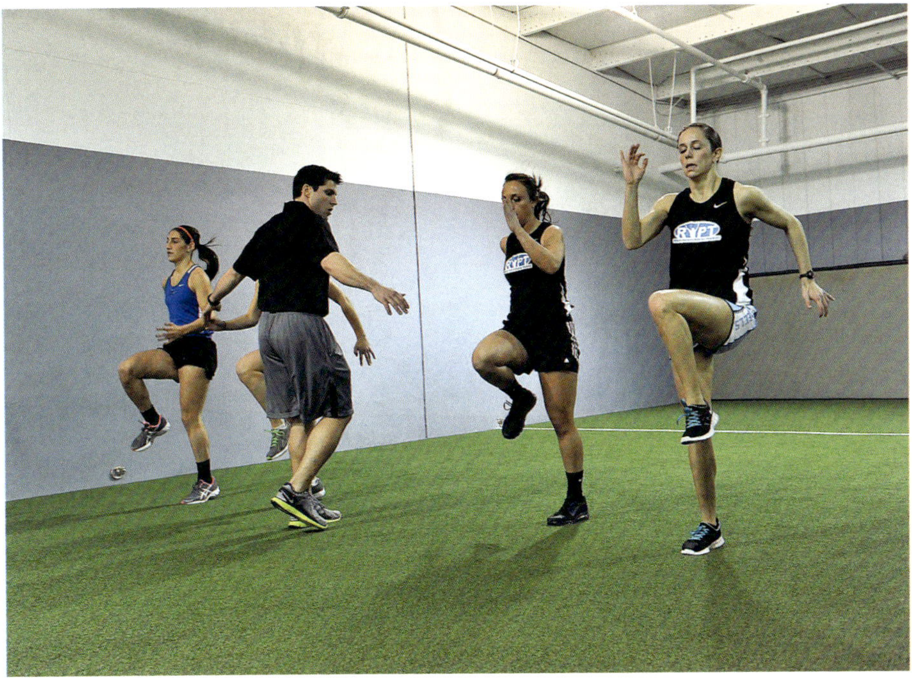

Das Aufwärmen sollte aus Übungen bestehen, die den Kreislauf anregen.

Die Muskulatur wird durch ein gutes Aufwärmen auf körperliche Leistung vorbereitet, sie wird biegsamer, und somit können etwaige Verletzungen im nachfolgenden Training vermieden werden. Außerdem wird durch das Aufwärmtraining auch die Ausgangslage für organische sowie seelisch-geistige Leistungen geschaffen.

Ein gezieltes Aufwärmtraining soll immer langsam beginnen. Durch zu hohes Tempo besteht die Gefahr, Muskulatur und Organismus zu übersäuern. Das wichtigste Ziel dabei ist, die für ein gutes Kraft- oder Ausdauertraining besonders günstige Körpertemperatur von 39 Grad Celsius zu erreichen. Durch den Anstieg der Temperatur wird in erster

Was ist Aufwärmen?

Das Aufwärmen ist mit dem Vorglühen bei einem Dieselfahrzeug vergleichbar. Bevor dieses gestartet wird, wartet der erfahrene Fahrer (besonders im Winter) ein wenig, bis der Motor die richtige Betriebstemperatur erreicht hat. Der menschliche Körper funktioniert sehr ähnlich. Der Sportler kann nicht erwarten, dass er aus dem Stand Höchstleistungen vollbringt.

Trotzdem ist dies oft der am meisten ignorierte Teil des Übungsprogramms.

Linie der Stoffwechsel angeregt. Das begünstigt den Muskelaufbau. Innerhalb der Muskeln wird die Menge an verfügbarer Energie gesteigert, und es kommt zu weniger Reibung von Muskeln, Bändern und Sehnen. Die Herstellung von Gelenkschmiere wird angeregt. Der Knorpel des trainierten Gelenks nimmt an Masse zu. Somit wird einem Verschleiß vorgebeugt.

Die Außentemperatur nicht vergessen! An warmen Sommertagen kann die optimale Aufwärmzeit natürlich kürzer sein als im Winter!

Aufwärmzeit

Die Aufwärmdauer hängt von mehreren Faktoren ab: Ältere Sportler müssen sich meist länger aufwärmen als jüngere. Die Aufwärmzeit kann im Alter bis zu 40 Minuten länger als bei Jugendlichen sein. Der Trainingszustand des einzelnen Sportlers ist ebenfalls zu beachten. Wenig Trainierte sollten eher langsam beginnen und sich schonen und es nicht so schnell angehen lassen, um sich nicht zu überanstrengen. Denn dann ist für das eigentliche Training vielleicht nicht mehr genug Kraft vorhanden. Außerdem steigt das Verletzungsrisiko, wenn man schon allein durch das Aufwärmen zu stark ermüdet ist. Auch die Tageszeit spielt eine große Rolle. Nach der nächtlichen Regenerationsphase braucht der Körper morgens Zeit, bis er voll leistungsfähig ist. Deshalb ist die Aufwärmdauer morgens länger als abends.

Vorteile von gezieltem Aufwärmen

- Die Durchblutung der Muskeln steigt um bis zu 400 %.
- Aufnahme und Transport von Sauerstoff werden verbessert.
- Die Fähigkeit der Muskulatur zu Dehnung und Kontraktion erhöht sich.
- Der Stoffwechsel wird schneller.
- Die Koordination fällt leichter.
- Das richtige Aufwärmen bereitet physisch und psychisch auf die sportliche Leistung vor.
- Es schafft Körperbewusstsein und beugt Muskelverkrampfungen vor.

Vorgehensweise

Das Aufwärmen muss schonend und langsam bei relativ niedrigem Puls erfolgen. Zunächst sollte man die großen Muskelgruppen aufwärmen, denn dadurch werden Herz-Kreislauf-System und Muskeln auf das bevorstehende Training zum Muskelaufbau vorbereitet. Die Pulsfrequenz wird langsam erhöht. Der Körper wird damit also auf eine für den Betrieb optimale Temperatur hochgefahren, denn durch die Arbeitsleistung der großen Muskelgruppen kommt es zu einer erhöhten Produktion von Wärme.

Nach ca. 20 Minuten ist die Körpertemperatur von 37 auf 39 Grad Celsius gestiegen.

Danach erfolgt das spezifische Aufwärmen, gezielt werden die Muskelgruppen aufgewärmt, die im darauffolgenden Training vorwiegend beansprucht werden. Genau diese sollten ja vermehrt durchblutet werden, und deshalb sollte Blut aus anderen Körperbereichen in die Arbeitsmuskulatur umgelagert werden. Eine erhöhte Körpertemperatur bedeutet nämlich nicht automatisch eine höhere Muskeltemperatur. Durch einen sinnvollen Aufwärmvorgang werden die zu trainierenden Muskelgruppen bestmöglich mit Blut, Sauerstoff und anderen positiven Substanzen angereichert.

Nach dem Aufwärmen sollte man sich eine kurze Verschnaufpause von möglichst nur fünf Minuten gönnen, denn nach 30 bis 40 Minuten ist der Aufwärmeffekt wieder vollkommen verschwunden. Die Muskeln sind dann wieder kalt, und ein optimales Training ist nur noch nach einer erneuten Aufwärmphase möglich.

Einige einfache und gelenkschonende Übungen:

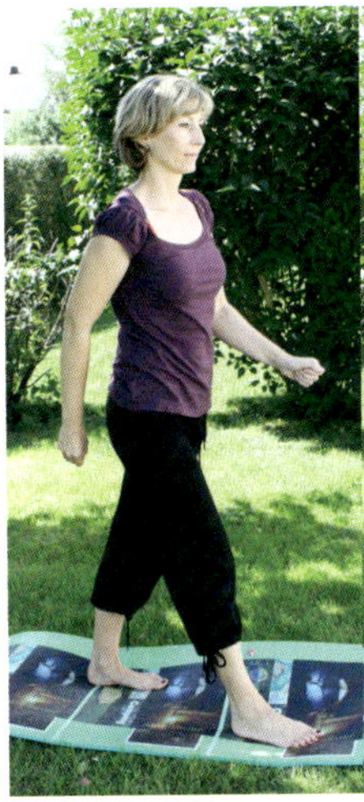

Marschieren Sie zügig mit natürlichem Armschwung auf der Stelle.

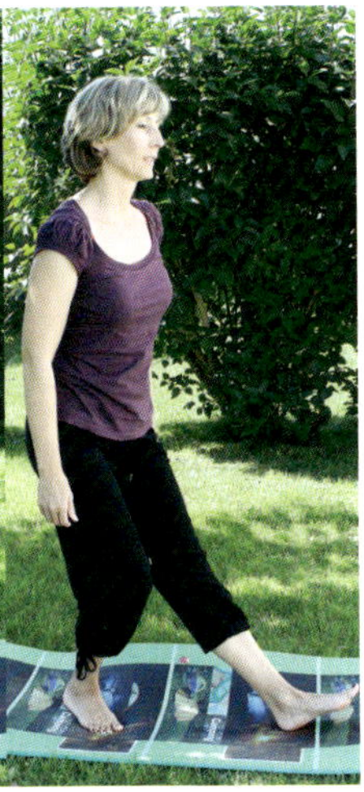

Fersenstoß: Tippen Sie mit der Ferse vor sich auf den Boden, so als würden Sie jemandem Ihre Fußsohle zeigen wollen. Gehen Sie dabei mit geradem Rücken leicht in die Knie.

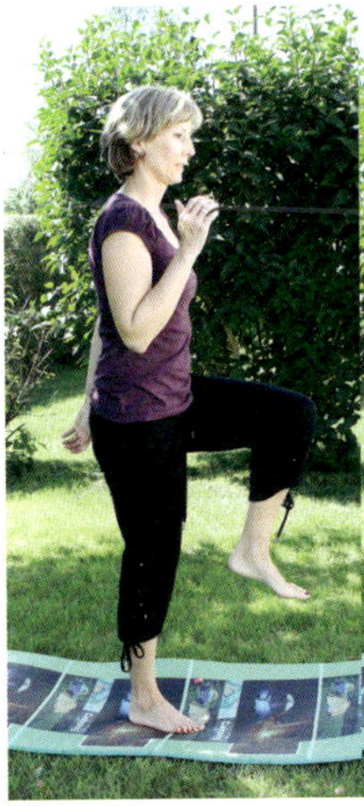

Anheben der Knie: Beim Marschieren auf der Stelle ziehen Sie die Knie hoch und nehmen die Arme mit.

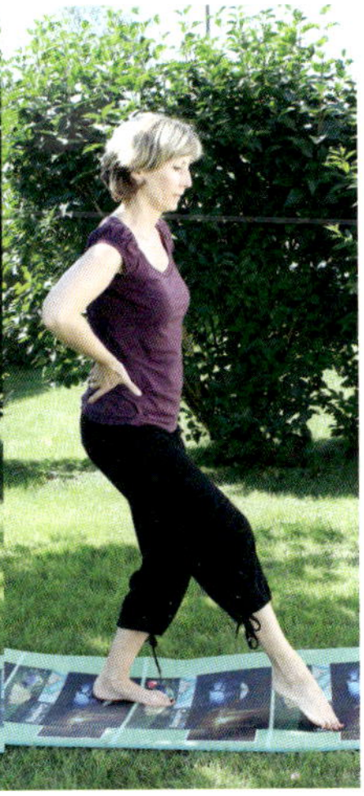

Strecken der Zehen: Gehen Sie leicht in die Knie und bleiben Sie im Rücken gerade.

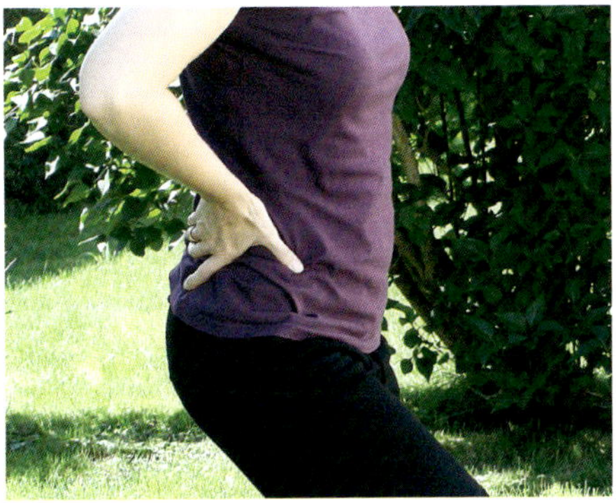

Strecken der Zehen: Stützen Sie die Hände in die Taille und tippen Sie rechts und links abwechselnd mit der Fußspitze auf den Boden.

Aufwärmspiele für Senioren

Im Alter lässt die Reaktionsfähigkeit nach, die Bewegungen werden langsamer. Damit Fitness im Alter nicht gleich Verletzungen und Krämpfe bedeuten, sollten die Aufwärmspiele für Senioren altersgerecht sein und dennoch Spaß machen.

Für Gruppen mit Teilnehmern, die schon ein sehr hohes Alter erreicht haben, sind Aufwärmspiele mit einem Ball (oder später auch gleichzeitig mehreren Bällen) sehr effektiv. Einfaches Werfen und Fangen von einem zum anderen lässt die Senioren spielerisch in Bewegung kommen.

Auch Tanzspiele eignen sich besonders gut. Dabei geht es nur um das Aufwärmen der Muskulatur, nicht um große Kunst. Die Senioren stehen mit genügend Abstand in einer oder mehreren Reihen nebeneinander. Einfache Tanzübungen mit Dehnungen und Streckungen in der Gruppe zu geeigneter Musik machen Spaß.

Einige Minuten auf der Stelle laufen, einige Minuten mit „Hopsern" oder rückwärts laufen, den Oberkörper kreisen lassen und gemäßigte Kniebeugen runden das Aufwärmen für sehr reife Personen ab.

Ein gemütlicher, langsamer Spaziergang von mindestens fünf bis zehn Minuten mit geradem Rücken und leicht schwingenden Armen ist das ideale Warm-up für ein gemäßigtes Lauftraining. Mit den richtigen Aufwärmübungen bleiben Sie gesund und geschmeidig und zeigen all den jungen Joggern im Park, dass das Alter nicht langsam machen muss!

Natürlich gibt es noch zahlreiche weitere Aufwärmtechniken. So wird im Fitnessstudio oft vor Beginn des Krafttrainings gern gemäßigt auf dem Standfahrrad geradelt, ein wenig auf dem Laufband „gewalkt" oder der Crosstrainer eingesetzt. Der Skilangläufer kennt andere Übungen als der Schwimmer. Wichtig ist lediglich, dass man nicht „kalt" trainiert. Für das eigene Wohlbefinden, einen guten Trainingserfolg und nicht zuletzt zur Vermeidung von Verletzungen muss man sich unbedingt genügend Zeit zum Warm-up nehmen!

Diese Aufwärmübungen für Ausdauersportarten sorgen für einen sehr guten Gleichgewichtssinn, für Schwung, Mobilisierung und Lockerung.

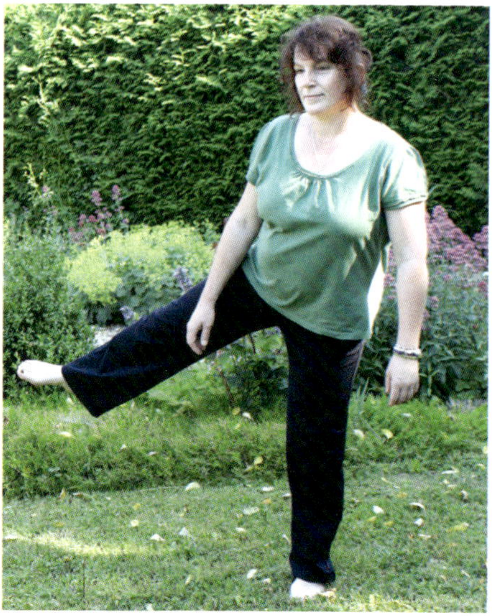

Stehen Sie auf einem Bein mit stabilem Oberkörper und beugen Sie das Standbein leicht. Das andere Bein schwingen Sie zunächst mehrere Male nach vorn, danach zur Seite, schließlich nach hinten.

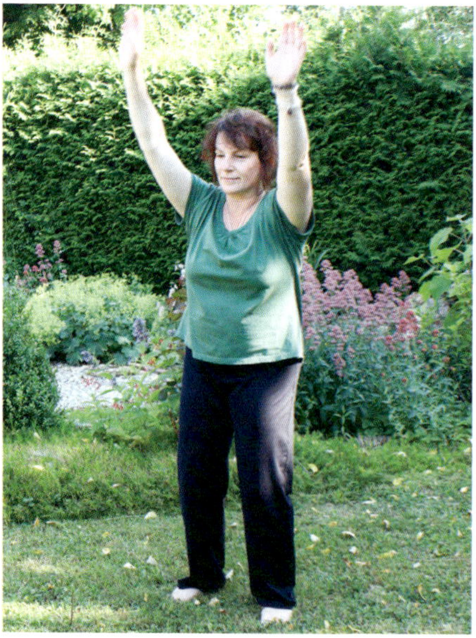

Stehen Sie mit leicht wippenden Knien, die Füße haben einen Abstand von ca. 40 cm zueinander, und schwingen Sie die Arme erst gleichzeitig von oben nach unten und dann diagonal von vorn nach hinten.

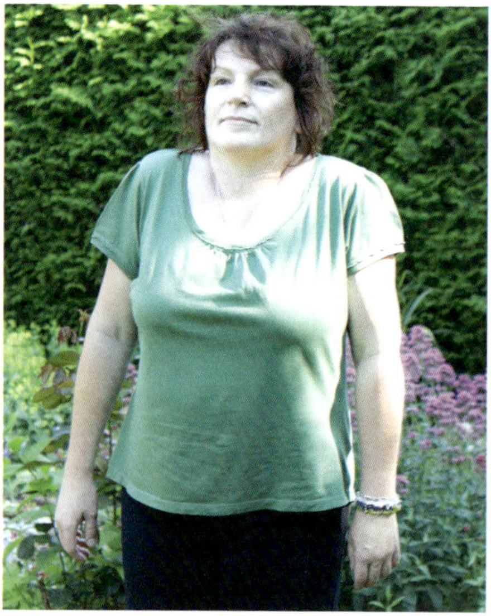

Kreisen Sie mit den Schultern, dann ziehen Sie die Schultern gleichzeitig von oben nach unten, als ob Sie mit den Achseln zucken wollen. Schließlich machen Sie die Bewegung diagonal, das heißt: wenn die rechte Schulter oben ist, ist die linke unten und umgekehrt.

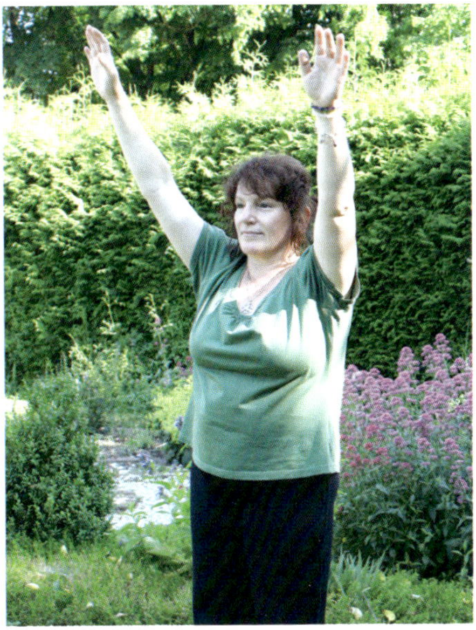

Halten Sie den Oberkörper stabil und beschreiben Sie mit beiden Armen große Kreise, erst beide Arme nach vorn, dann beide nach hinten.

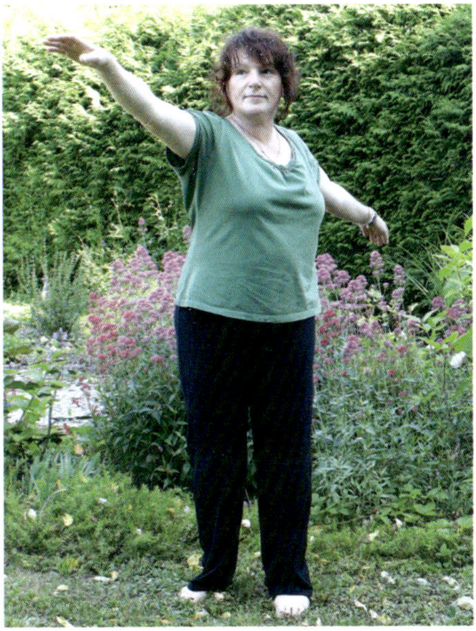

Kreisen Sie mit den Armen diagonal (rechter Arm nach vorne und linker nach hinten bzw. rechter Arm nach hinten und linker nach vorn).

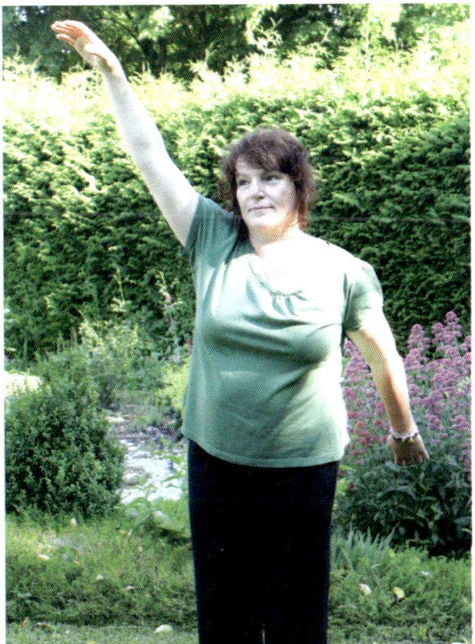

Versuchen Sie in der Luft zu „schwimmen“: beide Arme „kraulen“ nach vorn, dann beide nach hinten.

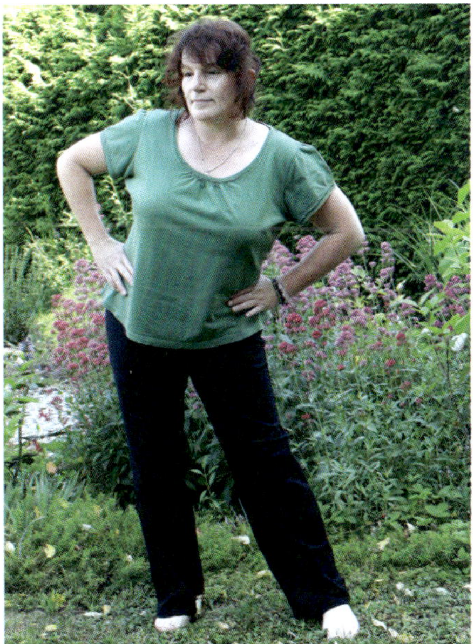

Kreisen Sie mit den Hüften, der Oberkörper bleibt dabei möglichst ruhig, und dann kreisen Sie andersherum!

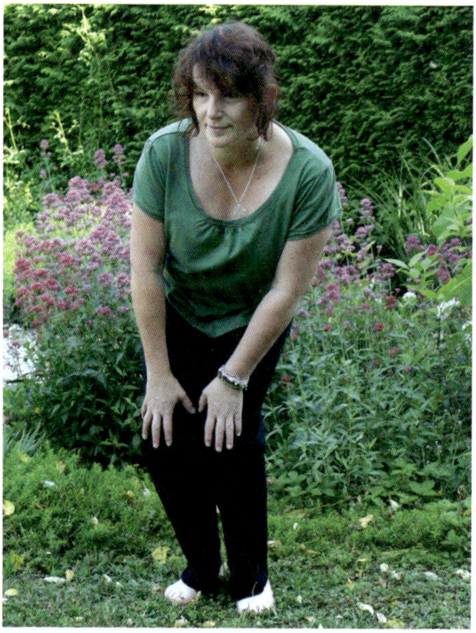

Beugen und strecken Sie die Knie, anschließend kreisen Sie mit ihnen abwechselnd rechts- und linksherum.

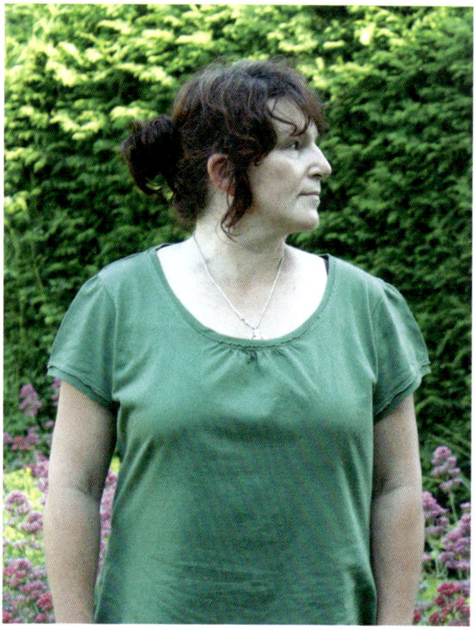

Sagen Sie: Nein, nein, nein! (Also schauen Sie abwechselnd nach links und rechts.)

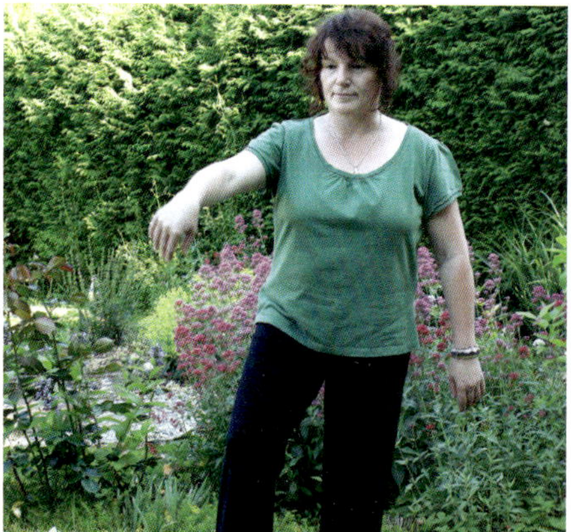

Stehen Sie einbeinig auf einem leicht gebeugten Standbein, dabei kreisen Sie mit dem Fußgelenk des freien Beines und gleichzeitig mit den Händen in den Handgelenken, während Sie weiter den Fuß kreisen lassen, kreisen Sie die Unterarme in den Ellbogengelenken. Jetzt wechseln Sie das Standbein.

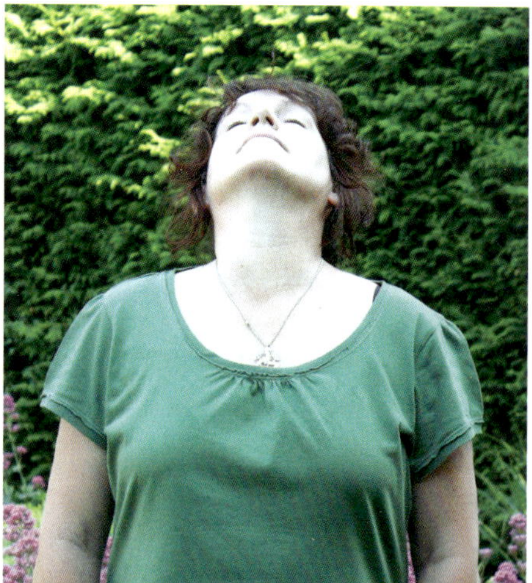

Sagen Sie Ja, ja, ja! (Also schauen Sie abwechselnd nach oben und unten.) Bitte den Hals dabei nicht so stark nach hinten biegen!

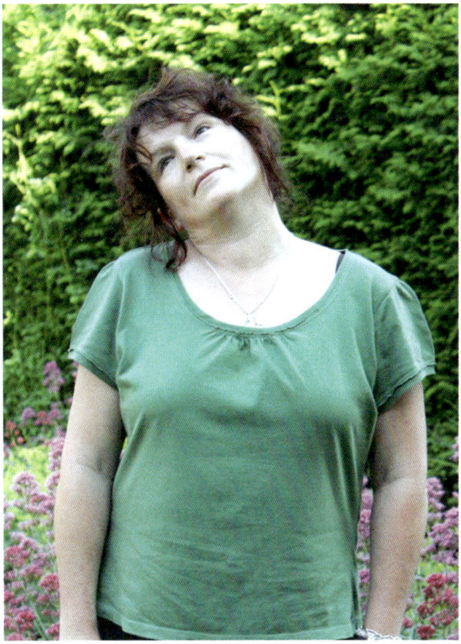

Legen Sie Ihre Ohren auf den Schultern ab, abwechselnd nach rechts und nach links, bitte ohne die Schultern dabei hochzuziehen.

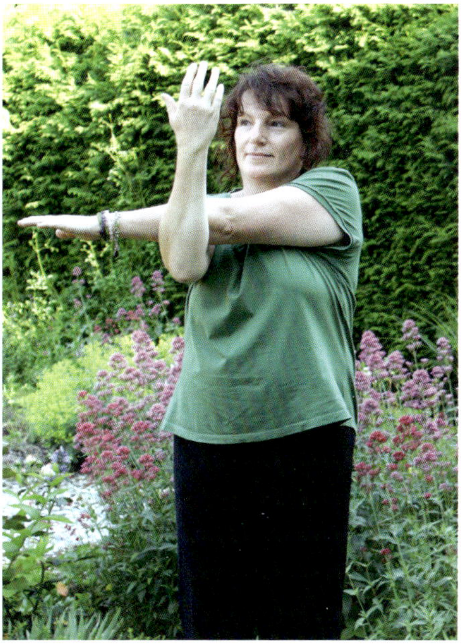

Strecken Sie einen Arm vor dem Körper zur anderen Seite, den anderen Arm winkeln Sie vor dem Körper mit der Hand nach oben und der Handfläche zu Ihnen ab und führen mit diesem Arm einen Gegendruck aus. Bitte ziehen Sie die Schultern dabei nicht hoch!

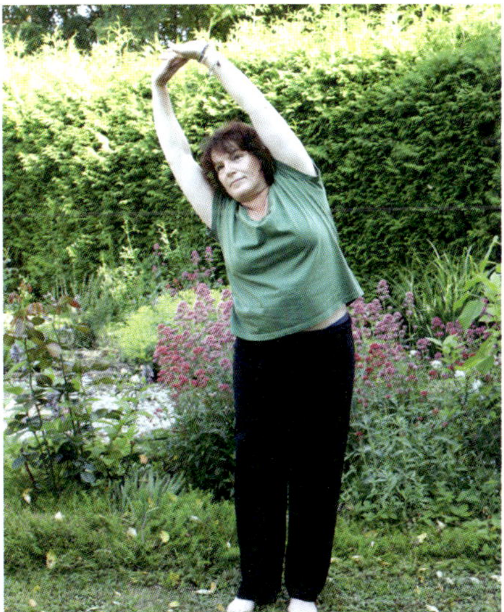

Strecken sie den Oberkörper und die Arme seitlich nach oben, dabei beugen Sie den Oberkörper nicht zu sehr! Sie verstärken diese Dehnung, wenn Sie die Beine kreuzen.

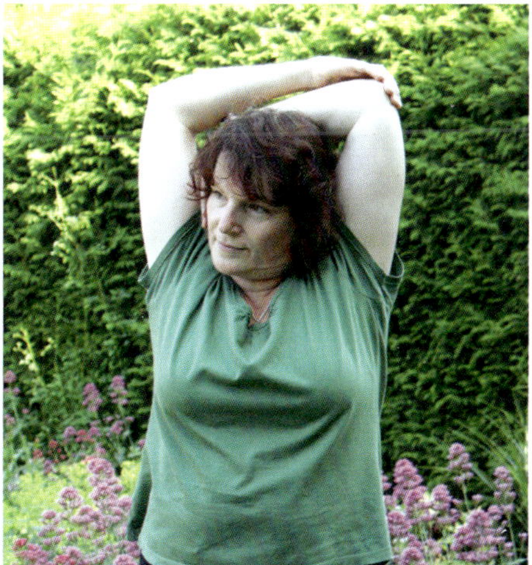

Legen Sie jeweils einen Arm hinter den Kopf und drücken Sie mit der anderen Hand am Ellbogen nach. Stehen Sie dabei aufrecht ohne Hohlkreuz!

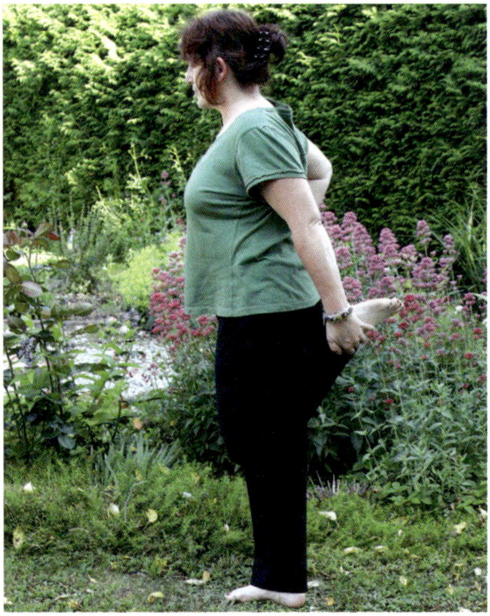

Stützen Sie die Hände in die Taille und winkeln Sie bei leicht gebeugtem Standbein die Beine abwechselnd nach hinten an, sodass die Fersen zum Po zeigen. Wenn Sie können, ziehen Sie mit den Händen nach!

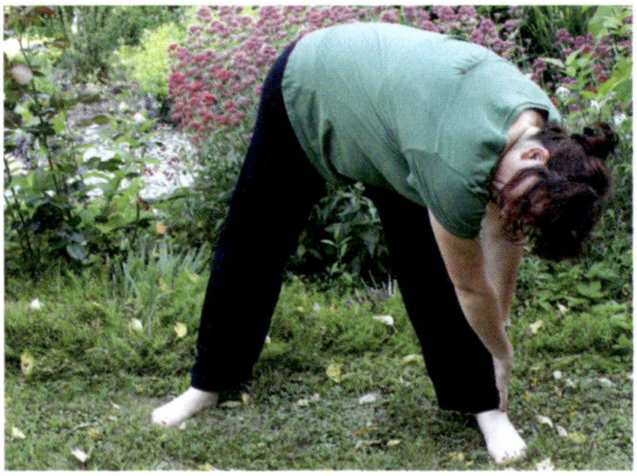

Grätschen Sie die Beine und bewegen Sie sich mit geradem Oberkörper erst zum rechten, dann zum linken Bein.

Dehnungsübungen zum Aufwärmen

Vorsicht! Das Dehnen oder neudeutsch „Stretching" sollte zum Aufwärmen gerade bei älteren Sportlern sehr sparsam und vorsichtig ausgeführt werden.

Länger und ausgiebiger kann man es nach dem Kraft- bzw. Ausdauersport betreiben, um sämtliche Bewegungsfunktionen flexibler zu machen. Genaueres lesen Sie dazu im Teil „Beweglichkeit" dieses Buches.

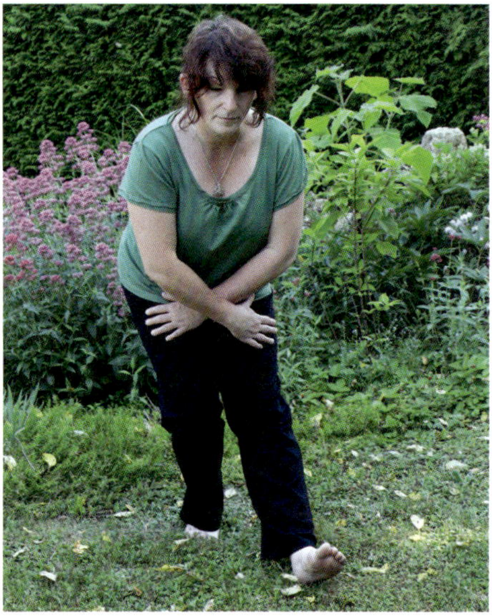

Strecken Sie jeweils ein Bein nach vorn und stellen Sie es auf der Ferse ab. Ziehen Sie die Zehen zu sich und bewegen Sie sich mit geradem Oberkörper nach vorn. Das Standbein ist dabei leicht gebeugt. Damit der Oberkörper gerade bleibt, schauen Sie bitte nicht nach oben!

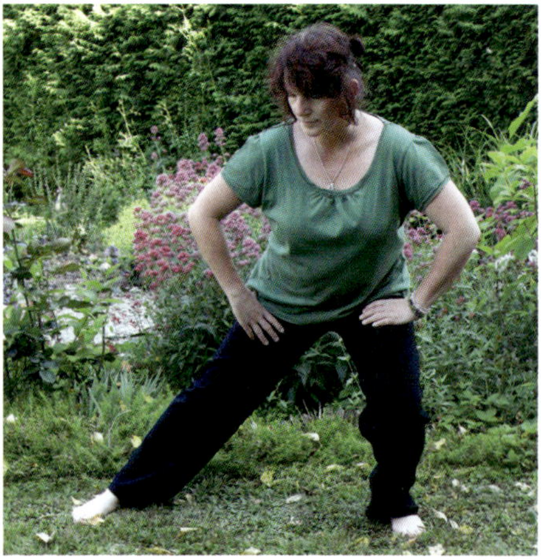

Stehen Sie in der Grätsche und verlagern Sie Ihr Gewicht auf eine Seite, dabei beugen Sie das belastete und strecken das andere.

Körperwahrnehmung

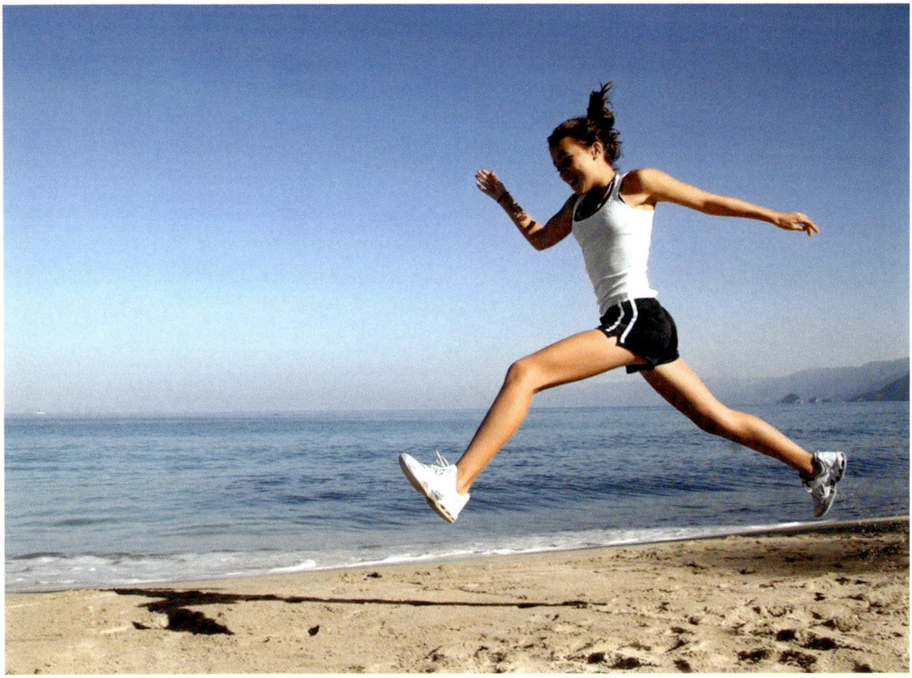

Wer schon in der Jugend sehr sportlich war, hat ein besseres Körpergefühl.

Wer älter ist, hat schon viele Jahre lang seinen Körper in einer bestimmten Weise bewegt und benutzt. Durch dauernd wiederholte Fehlhaltung und fest eingefahrene ungünstige Bewegungsmuster können schmerzhafte Veränderungen wie zum Beispiel starke Rückenschmerzen im Bewegungsapparat entstanden sein. Dann ist es sinnvoll, sich erst einmal vor Beginn irgendeines Trainings Gedanken darüber zu machen, ob man nicht lernen kann, diese Muster zu verändern, um Linderung zu erfahren und auch im weiteren Verlauf der sportlichen Aktivitäten sinnvoller zu trainieren. Hier sind verschiedene Körperwahrnehmungstechniken als mögliche Methode zu nennen, allen voran die Alexander- und die Feldenkrais-Technik, aber auch die Kinesiologie.

Was ist der Unterschied zwischen der Alexander-Technik und der Feldenkrais-Methode?

Diese beiden Techniken zur Verbesserung der Körperwahrnehmung werden oft als ähnlich angesehen. Beide lehren den Menschen, sein Bewusstsein und seine Koordination zu stärken. Aber während Alexander-Technik und Feldenkrais-Methode sehr ähnliche Ziele verfolgen, sind die Mittel, mit denen sie es tun, ganz verschieden.

Feldenkrais geht es um Bewegung, Alexander um den Moment, bevor die Bewegung beginnt. Das ist der entscheidende Unterschied.

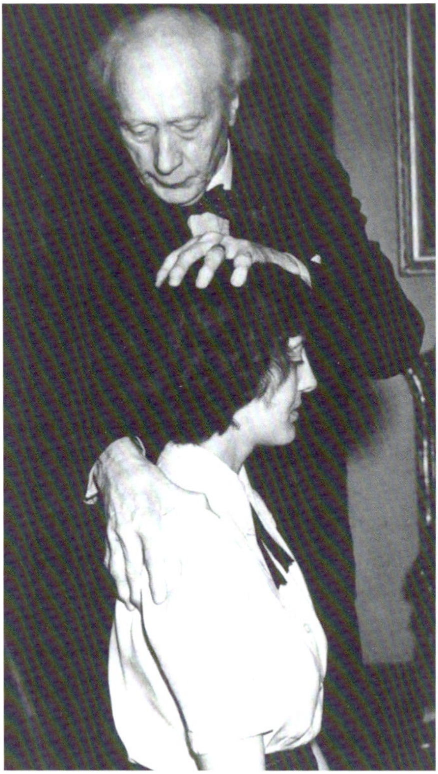

Die Alexander-Technik wird meist von gut ausgebildeten Lehrern im Einzelunterricht gelehrt.

Die Alexander-Technik ist eine der Grundlagen für Feldenkrais. Beide Therapieformen zielen darauf ab, „eingefahrene" und belastende Bewegungsmuster durch mentales Training zu verändern und so neue Bewegungsmuster zu schaffen, die dann für den Körper weniger belastend sein sollen.

Meistens werden diese Methoden von geschulten Lehrern im Einzelunterricht oder in sehr kleinen Gruppen vermittelt. Eine Einzelstunde kostet derzeit zwischen ca. 30 und 60 Euro, in der Gruppe wird es natürlich günstiger. Jedoch sind beides Methoden, die umso effektiver sind, je besser sich der Lehrer auf den jeweiligen Teilnehmer konzentrieren kann.

Die Kinesiologie hingegen beruht auf der Annahme, dass gesundheitliche Störungen aus der Schwäche bestimmter Muskelgruppen entstehen, und verwendet einen sogenannten Muskeltest als Diagnose.

Die Alexander-Technik

Die im englischsprachigen Raum weit verbreitete Methode wurde von Frederick Matthias Alexander (1869–1955) begründet, der in Australien geboren wurde. Er war ein kränkliches Kind und litt unter anderem stark unter Asthma.

Nach einer Ausbildung zum Schauspieler und Rezitator machte er sich in Australien als Vortragskünstler einen Namen. Doch bald traten während seiner Auftritte zunehmend Heiserkeit und Atembeschwerden auf. Schließlich wurden sie so stark, dass seine Karriere ernsthaft in Gefahr geriet. Schonung der Stimme und von Ärzten und Stimmtrainern empfohlene Therapien brachten keinen Erfolg. Alexander fasste schließlich den Entschluss, des Rätsels Lösung selbst zu finden. Das war der Beginn seiner einzigartigen wissenschaftlichen Arbeit, die nicht nur ihm selbst half, sondern auch ein umfassendes Lehrsystem entstehen ließ.

Alexanders Leitspruch war: „Wenn wir aufhören, das Falsche zu tun, geschieht das Richtige von selbst."

Durch intensive Eigenbeobachtung stellte er fest, dass die Kopf-Hals-Rücken-Beziehung der Schlüssel für eine gute Gesamtkoordination und die Beseitigung von Verspannungen ist.

Nach einer Weile war ihm klar, dass er während des Rezitierens und auch sonst im alltäglichen Leben nicht nur den Nacken versteifte, seinen Kopf nach hinten zog, seinen Kehlkopf zusammendrückte und die Luft immer sehr hörbar einzog, sondern er beobachtete auch ein Hochziehen seines Brustkorbs, eine Verkrümmung der

Wirbelsäule und eine Über-Anspannung seiner Beine. Außerdem drückte er ständig das Becken nach vorn und krallte die Füße in den Boden. Alle diese Faktoren beeinflussten sich gegenseitig und wirkten sich auf seine Bewegungen, sein Gleichgewicht und schlussendlich auch auf seine Stimme einschränkend aus.

Alexander nannte seine Methode „Denken in Aktivität": Im Kern geht es darum, bestimmte förderliche Ausrichtungen eher nur zu denken bzw. zuzulassen, als sie tatsächlich zu tun.

Alexander entdeckte, dass die Art und Weise, wie wir das tun, was wir tagtäglich tun, entscheidend für unser Wohlergehen ist, aber leider schenken die meisten von uns ihren alltäglichen Bewegungen und Haltungen wenig Aufmerksamkeit. Wir haben uns unbewusst an für uns schädliche automatisierte Bewegungen gewöhnt. Oft spannen wir unsere Muskeln unnötig stark an. Unbewusst ständig hochgezogene Schultern zum Beispiel führen fast zwangsläufig irgendwann zu Kopfschmerzen oder Verschleißerscheinungen.

Aus dieser Erkenntnis heraus entwickelte Alexander seine Trainingsmethode.

Für alles, was wir tun, für unser Denken und für unsere Tätigkeiten, für den Gebrauch unserer Sinne und sogar für das Fühlen brauchen wir unseren Körper. Er ist unser Instrument zum Leben. Die Alexander-Technik ist eine Art Gebrauchsanweisung für unser Körper-Instrument. Diese zeigt uns, wie wir den Körper am effizientesten einsetzen können und wie wir bestmöglich Kraft einsparen.

Im Laufe des Lebens haben wir Gedanken und Gewohnheiten entwickelt, die die Funktionen unseres Organismus beeinflussen. So entstehen zum Beispiel Rückenschmerzen nicht nur, weil unsere Muskeln eventuell zu schwach sind, sondern auch, weil wir unseren Organismus auf eine ganz bestimmte Art und Weise einsetzen. Dies gilt für Alltagstätigkeiten wie putzen oder am PC sitzen genauso wie beim Spielen eines Musikinstruments oder beim Sport. Deshalb kann es durchaus sein, dass Krafttraining, Gymnastik oder Schwimmen Rückenschmerzen nicht unbedingt beseitigen können, sondern dass es nötig ist, grundsätzliche langjährig eingeübte Bewegungsmuster zunächst einmal zu bedenken und gegebenenfalls zu ändern.

Alexander fand heraus, dass wir auf die Reize, die wir im Leben erfahren, in zweierlei Weise reagieren. Entweder verkrampfen wir uns (ziehen uns zusammen), oder wir bleiben locker (bewahren den Zustand der Ausdehnung). Das Verkrampfen bedeutet, dass der Körper übermäßig stark beansprucht wird. Das Ausdehnen aber ermöglicht dem Körper zu regenerieren. Ob wir so oder so auf die Reize reagieren, steuert unser Gehirn.

Wenn man also lernt, durch das Gehirn den Kör-

Für welche älteren Menschen ist die Alexander-Technik geeignet?

- für die, die ihre Haltung verbessern wollen und wieder beweglicher werden möchten
- die unter Beschwerden leiden wie z. B. Fehlhaltungen, Verspannungen, Rücken-, Schulter- und Kopfschmerzen, Arthrosen, psychosomatischen Störungen oder Atem- und Stimmproblemen
- die Krankheiten und Verschleißerscheinungen vorbeugen möchten
- die bewusster leben wollen
- die ihren Körper kennenlernen wollen
- die schlechte Gewohnheiten ablegen möchten
- die ihre Bewegungskoordination verbessern möchten
- die sich entspannen wollen
- die Beschwerden durch Stress haben

per zu lehren, Bewegungen rationeller auszuführen, nimmt man den Druck von Knochen, Gelenken, Muskeln und Organen. Das erhöht die Wachheit, Ruhe, Vitalität und die Lernfähigkeit.

Wir müssen also unsere Gewohnheiten ändern. Das ist schwierig, weil sich das Gewohnte „normal" anfühlt und das Neue zunächst fremd ist.

In der Alexander-Technik geht es deshalb zunächst darum, Reaktionen, die ungünstig sind, abzulegen. Man versucht, einschränkende Gewohnheitsmuster zu stoppen, damit sich der Organismus auf natürliche Weise entfalten kann. Der Fehlgebrauch soll mental beeinflussbar gemacht werden. Das ermöglicht bewusste Selbstkontrolle, was zu einer positiven Veränderung des Geistes und des Bewegungsapparates führt. Symptome und Probleme werden nicht direkt angegangen, vielmehr wird gelehrt, das Funktionieren unserer natürlich vorgegebenen mentalen Steuerung unseres Tuns nicht weiter zu stören.

Dann folgen die sogenannten richtunggebenden Anweisungen, vereinfacht gesagt sind das „mentale Tipps", die den Schüler der Alexander-Technik animieren, durch Loslassen die für ihn persönlich richtige Ausrichtung und Aufrichtung seiner Körperhaltung zu erspüren und seine eigene Balance zu finden. Durch bildhafte Beispiele wie zum Beispiel: „Stellen Sie sich vor, Ihr Kopf sei ein Ball, der mit beiden Händen heraufgeworfen wird!", verändert sich die eigene Haltung sofort, weil man sich aufrichtet, ohne dabei zu viel aktiv zu sein.

Irgendwann versteht man dieses Prinzip und kann dementsprechend Anweisungen an die verschiedenen Muskeln schicken. Wer Schmerzen hat, lernt, Positionen zu finden, in denen sich Schmerzfreiheit ergibt. Die Alexander-Technik wird an einfachen Vorgängen wie liegen, sitzen, aufstehen, stehen, gehen oder nach einem Gegenstand greifen trainiert.

Dabei weist der Lehrer sanft darauf hin, wo zu viel Spannung losgelassen werden kann, und leitet den Schüler vorsichtig mit seinen Händen.

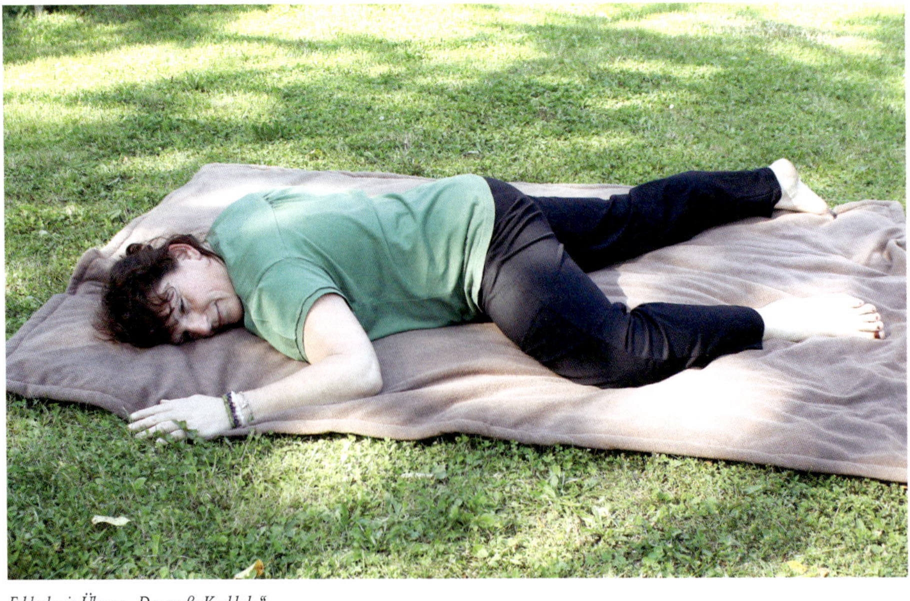

Feldenkrais-Übung: „Das große Krabbeln".

Feldenkrais-Methode

Feldenkrais wurde zwar von der Alexander-Methode stark beeinflusst und beide Techniken haben ähnliche Ziele, nämlich das Körperbewusstsein zu entwickeln und durch wirtschaftlicheren Krafteinsatz Erleichterung im Bewegungsablauf und Schmerzfreiheit zu erzielen. Beide verändern auf Dauer das Bewegungs- und Denkmuster.
Beide führen zu mehr Wohlbefinden und verbessern die Art, wie man sich für Handlungen organisiert.
Aber während (vereinfacht gesagt) in der Alexander-Technik das Gehirn vor der Bewegung in der Therapie erarbeitete Anweisungen an die verschiedenen Muskeln schickt, geht es in der Feldenkrais-Therapie darum, während der Bewegung zu fühlen und „auszuprobieren", was angenehm ist, und nach der Bewegung diesem nachzuspüren. Das Ziel ist, über das Element Bewegung Sinnesempfindungen, Gefühl und Denken zu verändern und zu entwickeln.
Wer Feldenkrais praktiziert, weiß mit der Zeit mehr über die Möglichkeiten des eigenen Körpers. Er lernt, anstrengende Bewegungen durch leichte zu ersetzen. Bewegungen werden einfacher. Allmählich werden Fehlhaltungen und Fehlbelastungen verbessert.

Moshé Feldenkrais (1904–1984)

Der israelische Physiker Moshé Feldenkrais (1904–1984) hatte eine scheinbar widersprüchliche Lebensgeschichte. Zunächst arbeitete er im Straßenbau, als Privatlehrer und lernte Jiu Jitsu, 1927 legte er sein Abitur ab und ging nach Paris. Dort studierte er Elektrotechnik, Mechanik und Physik bis zur Promotion. Während er als Nukleartechniker arbeitete, lernte er den Begründer des Judo kennen, wurde Judolehrer und erlangte 1936 als erster Europäer den schwarzen Gürtel. 1940 arbeitete er in Schottland im Bereich der Sonartechnik zur Erkennung von U-Booten. Nebenbei beschäftigte er sich mit dem neurologischen Aufbau des menschlichen Körpers, da ihn ein langjähriges schmerzhaftes Knieleiden nicht ruhen ließ und ihm kein Arzt wirklich helfen konnte. So entwickelte er seine eigene Trainingsmethode. Schließlich ging er nach Israel und gründete dort 1952 sein erstes eigenes Feldenkrais-Institut.

Gelegentlich hört man das Vorurteil, Alexander und Feldenkrais seien nur etwas für Esoteriker und „alternative Spinner". Das trifft absolut nicht zu. Vom Grundsatz her hat weder die eine noch die andere Methode etwas mit esoterischem Gedankengut oder irgendwelchen Ideologien zu tun. Gewisse alternative Strömungen haben sie lediglich für sich entdeckt und als zu ihren Vorstellungen passend identifiziert.
Gerade für ältere Menschen sind die beiden Techniken hervorragend geeignet, um jahrelange Fehlbelastungen im Bewegungsapparat zu erkennen und zu beheben. Somit sind sie eine sehr gute Voraussetzung für mehr Mobilität im Alter.

Wie funktioniert Feldenkrais?

Im Allgemeinen bewegen wir uns automatisch und sitzen, stehen oder gehen oft nicht optimal. In der Feldenkrais-Stunde macht sich der Trainierende die eigenen Bewegungen bewusst und findet so heraus, was anstrengend oder unangenehm ist. Jetzt wird ausprobiert, wie die Bewegungen einfacher und mit weniger Muskelkraft ausgeführt werden können. Das passiert ohne Stress und Druck. Zunächst erscheinen die Übungen fast zu einfach. Mit der Zeit wird aber durch die kleinen sanften Bewegungen der Körper gelöst, Schmerzfreiheit erreicht und Beweglichkeit gewonnen.

Oft liegt man dabei sehr gemütlich auf einer Matte, denn im Liegen ist der Körper besser bereit, sich auf eine Sache zu konzentrieren. Man führt langsame, manchmal seltsam anmutende Bewegungen aus. Diese erinnern manchmal an die kindliche Bewegungsentwicklung im Säuglings- und Kleinkindalter. Das nennt man „organisches Lernen". „Richtig" oder „falsch" gibt es dabei nicht. Immer wieder werden Pausen gemacht, um den Abläufen gedanklich nachspüren zu können.

Das Motto von Feldenkrais lautete: „Bewusstheit durch Bewegung".

Da Feldenkrais-Stunden sehr angenehm ohne überflüssige Anstrengung und vollkommen stressfrei ablaufen, sind sie besonders für Ältere und Untrainierte, aber auch für Sportmuffel geeignet.

Kinesiologie

Dieses alternativmedizinische Diagnose- und Behandlungskonzept verwendet manuelle sogenannte Muskeltests für eine Diagnose und eine nachfolgende Festlegung der Therapie. Die angewandte Kinesiologie geht dabei davon aus, dass die Muskelspannung ein Indiz für den Körperzustand liefert. Die Kinesiologie ist nicht durch anerkannte naturwissenschaftliche und medizinische Erkenntnisse begründet, beruft sich aber auf die Energielehre der traditionellen chinesischen Medizin. Leider ist ein Nachweis ihrer Wirksamkeit bisher nicht gelungen, und deshalb wird sie von Wissenschaftlern nicht anerkannt. Zudem ist eine einheitliche medizinische Mindestqualifikation für Kinesiologen nicht vorgeschrieben und die Bezeichnung „Kinesiologe" keine Berufsbezeichnung.

Die Kinesiologie selbst sieht sich als eine Methode, die den Menschen in seiner „Ganzheitlichkeit" wahrnehmen soll.

Kinesiologen nehmen an, dass ein Muskel auf Einflüsse in Form von Stress, einer Emotion oder einer Substanz mit einem Nachgeben reagiert. Die-

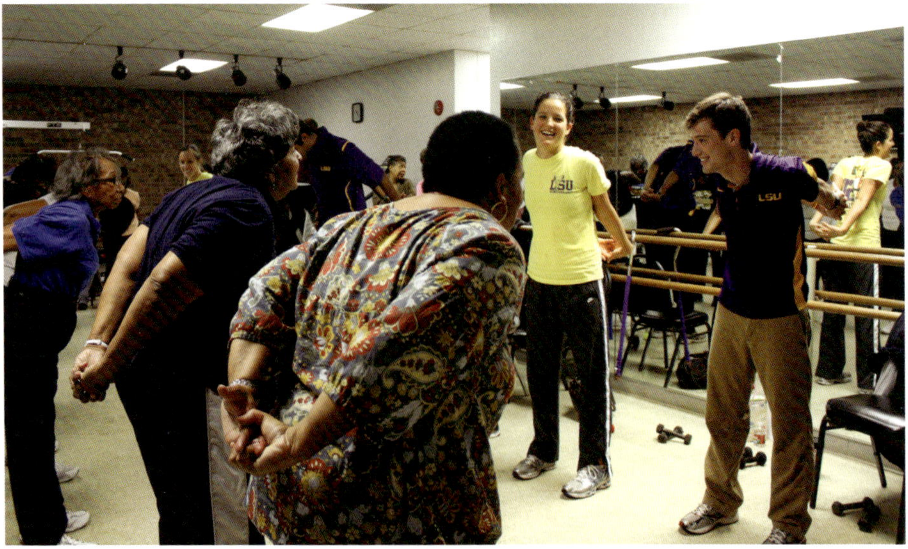

Die Kinesiologie verwendet manuelle Muskeltests für eine Diagnose.

se Erstreaktion des Muskels soll vom Nervensystem gesteuert und nicht willentlich zu kontrollieren sein.

Der zu Testende wird mit einer Substanz, Information oder Emotion konfrontiert, und der Muskeltest wird unmittelbar durchgeführt. Der Kinesiologe übt nun für einen Moment einen bestimmten Druck auf den Muskel des Klienten aus. Entweder bleibt der Arm fest oder er wird für einen Moment weich. Dabei bleibt die Interpretation der vom Untersucher gefühlten Muskelanspannung ihm und seiner Erfahrung überlassen.

Einfache Übungen sollen den Energiefluss im Körper anregen und so Stresssymtome abbauen. Selbstheilungskräfte sollen aktiviert und somit Beschwerden behoben werden. Der Körper soll in seine natürliche Balance zurückfinden.

Atmen

Vor Beginn der sportlichen Tätigkeit macht es Sinn, sich einige Gedanken über das Atmen zu machen. Normalerweise beherrschen wir den Vorgang des Ausatmens nicht bewusst. In Stresssituationen atmen wir unbewusst stark ein und pumpen die Lungen voll, während wir die Muskeln anspannen. Wenn man aber stattdessen bewusst langsam und gleichmäßig ausatmet, entspannt man sich schnell wieder. Eine Störung der natürlichen Atmung zieht erwiesenermaßen eine Störung des gesamten menschlichen Organismus nach sich.

Eine Möglichkeit gegen Anspannung oder schlechte Stimmung ist, bei nach hinten zusammengezogenen Schulterblättern vollständig, aber sanft auszuatmen und dann nach einer kurzen Pause ebenso sanft langsam tief einzuatmen. Danach folgt wieder ein langsames Ausatmen durch die Nase, ohne die Stellung der Schulterblätter zu ändern.

Richtiges Ausatmen macht uns den Atem bewusster und bringt eine bessere Körperhaltung mit sich. Man merkt, dass man nicht gleichzeitig verkrümmt sitzen und gut atmen kann. Eine aufrechte Haltung macht den Brustkorb offen, erhöht die Beweglichkeit des Zwerchfells und befreit den Bauch von unnötigem Druck.

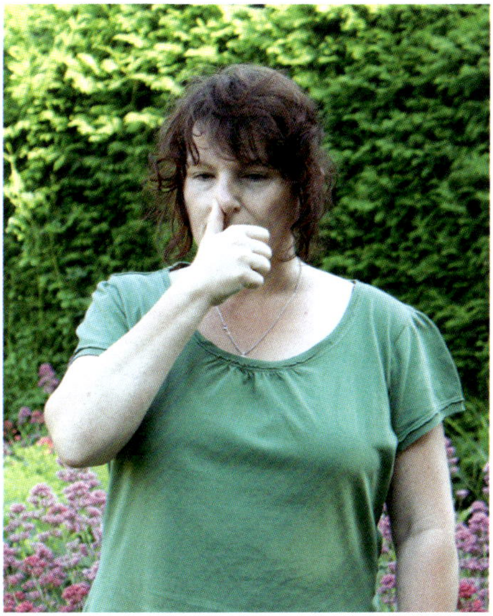

Die Wechselatmung aktiviert beide Hirnhälften.

Eine gute Atemübung vor dem Sport: Wechselatmung

Atmen Sie in aufrechter Haltung vollständig aus. Jetzt schließen Sie das rechte Nasenloch mit dem rechten Daumen. Atmen Sie durch das linke Na-

> Nach einer großen Anstrengung, die Sie aus der Puste gebracht hat, werden Sie Ihren Atem kaum durch eine gewaltsame Anstrengung wieder normalisieren.
>
> Folgende Technik beruhigt viel schneller: Hecheln Sie zunächst wie ein Hund für wenige Sekunden, atmen Sie dann einige Male tief und leicht ein, hecheln Sie nochmals und nehmen Sie dann ein paar tiefe Atemzüge.

Bauchatmung

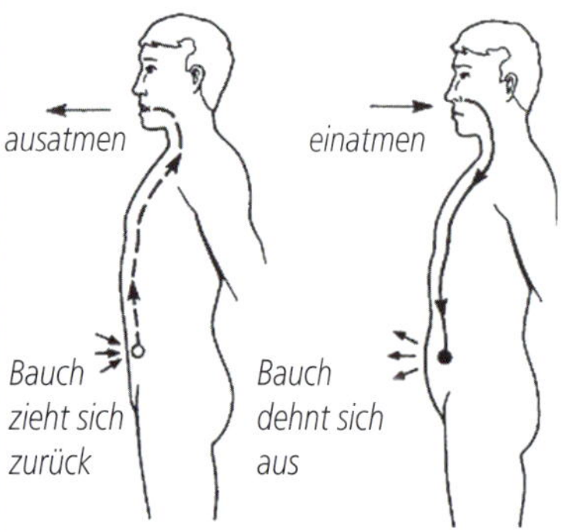

senloch tief in den Bauch ein. Stellen Sie sich dabei vor, dass Sie vom Nasenloch bis zur Fußspitze Energie aufnehmen. Jetzt schließen Sie beide Nasenlöcher mit Daumen und Ringfinger und pausieren kurz. Konzentrieren Sie sich dabei auf Ihre Nasenwurzel. Nach ein paar Sekunden öffnen Sie das rechte Nasenloch (Daumen weg!) und atmen vollständig aus. Dabei stellen Sie sich vor, dass Ihre ganze rechte Körperhälfte leer wird. Nun geht es umgekehrt weiter: Sie atmen durch das rechte Nasenloch tief in den Bauch ein, dann halten Sie für ein paar Sekunden beide Nasenlöcher zu und atmen anschließend durch das linke wieder aus (Ringfinger weg!).

Im Allgemeinen ist es uns nicht bewusst, dass wir ständig atmen. Der Atem wir durch das vegetative Nervensystem gesteuert und funktioniert meistens automatisch. Doch wenn wir uns erschrecken und uns plötzlich einmal der Atem stockt, oder wenn wir aus irgendwelchen Gründen keine oder nur schlechte Luft bekommen, merken wir, wie wichtig der Sauerstoff für unseren Körper ist. Stress und Panik können durch bewusste Steuerung des Atems gemindert werden. Dabei ist es wichtig, eine korrekte Bauchatmung zu lernen. Denn nur mit ihr lässt sich der Organismus optimal mit Sauerstoff versorgen.

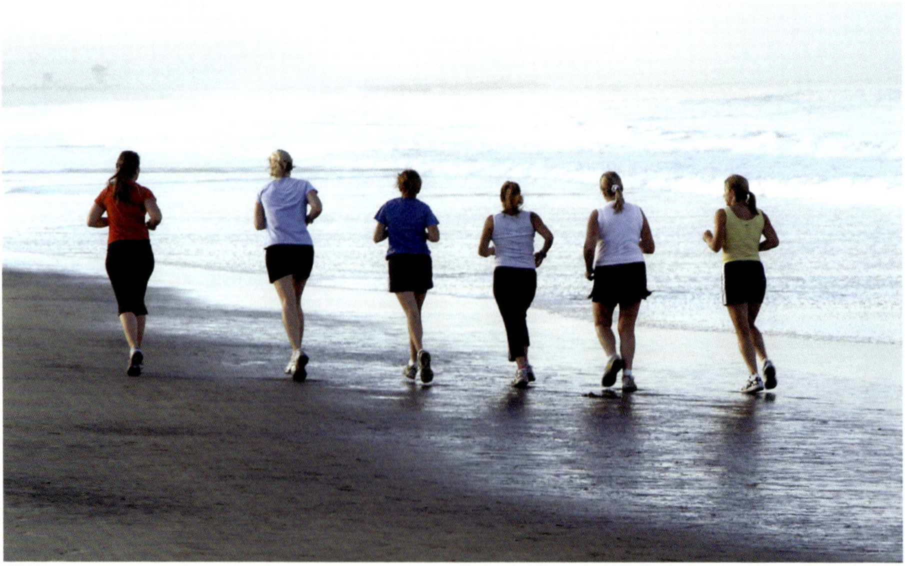

Bewegung tut an der frischen Luft besonders gut.

Walken, Wandern, Bergwandern und Gehen als Sport

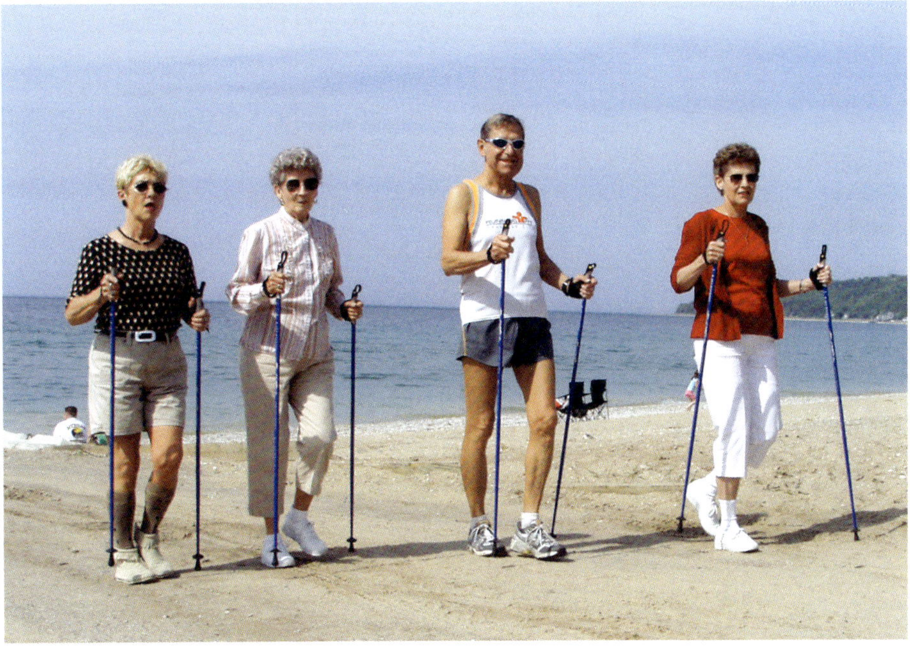

Walken in der Gruppe ermöglicht auch das eine oder andere interessante Gespräch.

Im Folgenden werden besonders für ältere Menschen geeignete Ausdauer-Sportarten vorgestellt, ohne natürlich einen Anspruch auf Vollständigkeit zu erheben. Die meisten kann man in der freien Natur ausüben. Wer bei jeder Witterung draußen ist, stärkt sein Immunsystem optimal. Dabei muss ein älterer Mensch stets darauf achten, dass er bei allen positiven Effekten für das Herz-Kreislauf-System seine Gelenke nicht vergisst und überfordert und die Leistungssteigerung immer sehr moderat erfolgt. Eine sorgfältige Überprüfung der Pulsfrequenz ist ein optimaler Schutz vor Überbelastung. Dafür gibt es zahlreiche verschiedene technische Möglichkeiten, die in jeder Preisklasse erhältlich sind. Außerdem finden sich auch viele verschiedene Formeln zur Bestimmung des richtigen Belastungspulses.

Erst spazieren gehen, dann walken, dann wandern und schließlich vielleicht auch auf den Berg!

Hier nur ein Beispiel für ein normales Gesundheitstraining:

Männer (220 – Alter – Ruhepuls (gemessen noch im Bett liegend vor dem Aufstehen)) x 0,7 + Ru-

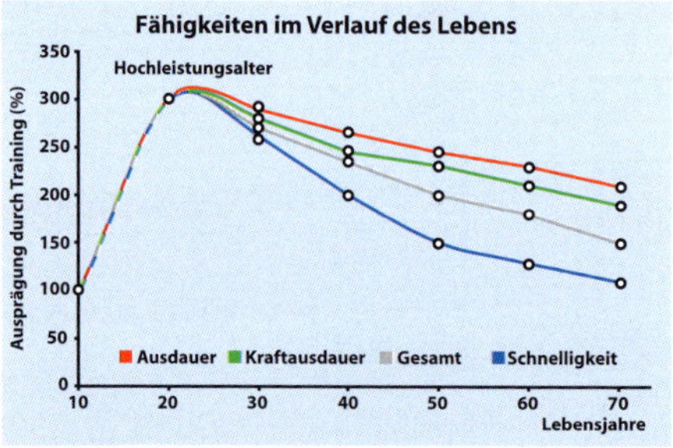

Die Ausdauer ist im Alter am besten trainierbar.

hepuls. Für Frauen das Gleiche mit 226.

Also gilt für eine 40-jährige Frau mit einem Ruhepuls von 70 Pulsschlägen pro Minute:

(226 – 40 – 70) x 0,7 + 70 = 128 Schläge pro Minute.

Seit Urzeiten, seit der Mensch auf zwei Füßen steht, ist seine natürlichste Fortbewegungsart das Gehen. Aber heutzutage könnte ein Außerirdischer, der die Erde besucht, den Eindruck bekommen, die natürliche Haltung des Menschen sei das Sitzen, selbst wenn er sich beim Autofahren fortbewegt. Wir sitzen beim Essen, bei der Arbeit und auf dem Weg dahin, vor dem PC und vor dem Fernseher.

Für Ältere, die ihr Leben lang absolute Sportmuffel waren, empfiehlt es sich, zunächst einmal mit gemütlichen Spaziergängen den Weg in die gehende Bewegung überhaupt wiederzufinden. Dann kann ins „Walken" übergegangen werden.

Walken

Walken ist nichts anderes als ein zügiges Gehen. Es ist zwar flott, aber man muss nicht rennen. Beim Walken kann man nichts falsch machen und braucht auch keine besondere Ausrüstung. Vorteilhaft ist, dass auch ungeübte oder übergewich-

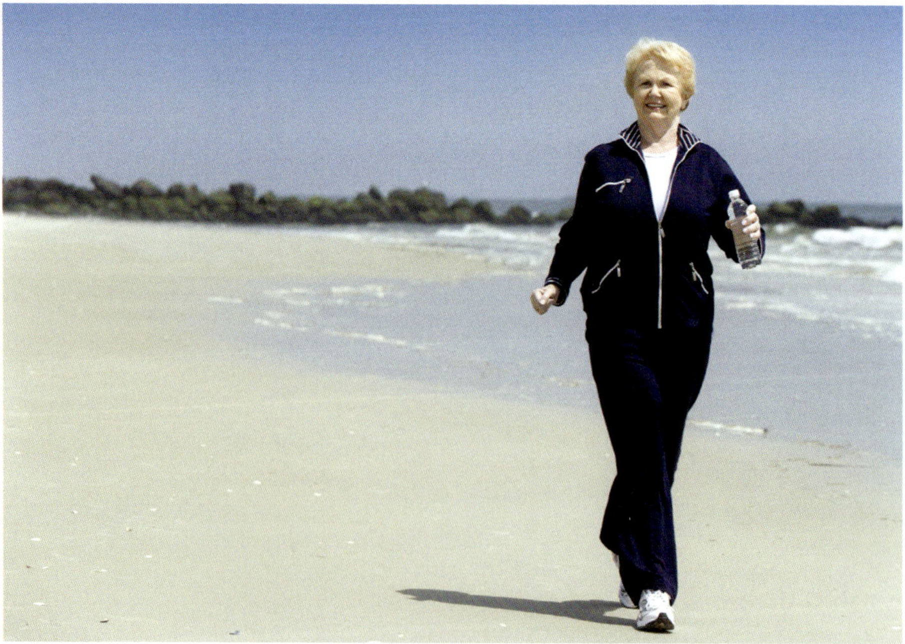

Wer allein sportelt, kann die Natur in Ruhe genießen.

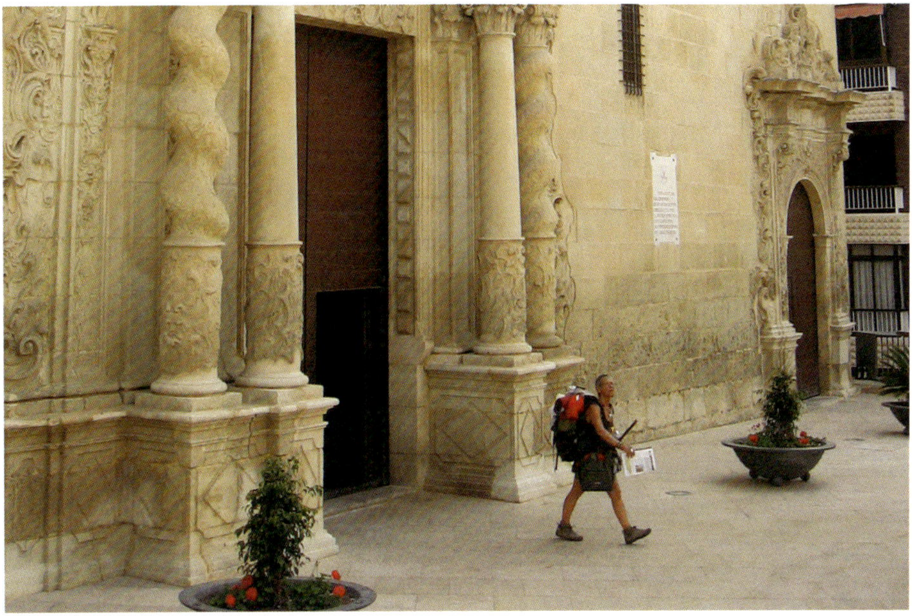

Wer allein wandert, sollte einige Vorsichtsmaßnahmen beachten!

tige Menschen nicht gleich außer Atem kommen. Erstmal kann man testen, wie schnell man gehen kann, ohne dass es unangenehm wird. Dabei soll man sich nie überfordern. Nach und nach wird die Trainingszeit gesteigert. Nach kurzer Zeit kommt es zu einer Leistungssteigerung, und das Walken wird immer einfacher.

Wandern liegt im Trend: In der Natur kann man dem Stress entgehen und seine Umwelt bewusst aufnehmen.
Wer wandert, muss keine Höchstleistungen vollbringen, stärkt aber sein Herz-Kreislauf-System, seine Abwehrkräfte und den Muskelapparat.
Wandern ist aktive Freizeitgestaltung. Durch regelmäßiges Wandern kann man ganzheitlich etwas Gutes für seine Gesundheit tun.

Beim Walken besteht so gut wie keine Verletzungsgefahr. Nutzen Sie auch die Zeit auf dem Weg zur Arbeit oder zum Einkauf zum Walken. Schnell werden Sie fit und können mit dem Wandern längerer Strecken beginnen.

Wandern

Wandern ist eine Form des Gehens, eine Ausdauersportart, die in der Natur ausgeübt wird. Ob in den Bergen, an einem Flussufer, im Wald, am Meer oder am Strand, der Weg sollte möglichst verkehrsarm sein, mit natürlichem Bodenbelag und in einer schönen Gegend liegen.
Aber schon bald darf dann das Tempo schneller werden, und aus dem Spaziergang wird eine zügige Wanderung.
Von Wandern kann man sprechen, wenn man mindestens 30 Minuten durchgehalten hat. Denn der Körper braucht schon allein 15 bis 30 Minuten, um sich der erhöhten Belastung anzupassen.

Richtig Wandern

Im Gegensatz zum gewöhnlichen Gehen werden die Arme aktiv eingesetzt und die Schrittfrequenz wird erhöht. Dabei sind die Arme rechtwinklig gebeugt und schwingen mit.

Bei sehr leicht nach vorn geneigtem Oberkörper richtet sich der Blick nach vorn.

Der Fuß setzt auf der Ferse auf und rollt dann harmonisch ab. Dabei sollte das Bein beim Fußaufsetzen nicht durchgestreckt werden.

Wandern eröffnet im wahrsten Sinne des Wortes neue Horizonte.

Ausrüstung

Unerlässlich ist der Weg in ein gutes Schuh- oder Sportgeschäft, um dort bei fachkundiger Beratung durch einen geschulten Verkäufer den richtigen Wanderschuh zu kaufen. Dies ist eine ganz wichtige Investition in Ihre Gesundheit, glücklicherweise hält ein guter Wanderschuh oft viele Jahre. Richtiges Schuhwerk beugt Knieproblemen vor! Laufen Sie den Schuh besonders gut ein, tragen Sie ihn vor der ersten längeren Wandertour bei alltäglichen Besorgungen oder bei Spaziergängen im Park. Bedenken Sie auch, dass spezielle Wandersocken (sie haben meist keine Nähte) Ihren Fuß vor Blasenbildung schützen und den Fußschweiß besser aufnehmen. Zur passenden Ausrüstung gehört ein Rucksack mit einer Regenjacke, Sonnenschutz und einer Kopfbedeckung. Wenn Sie stark schwitzen, nehmen Sie ein T-Shirt zum Wechseln mit. Denn schnell kann ein kühler Wind aufkommen und Ihnen in nassgeschwitzter Kleidung eine saftige Erkältung bescheren! Bei einer mehrstündigen Wanderung empfiehlt es sich eventuell auch, sowohl kurze als auch lange Hosen dabei zu haben, da

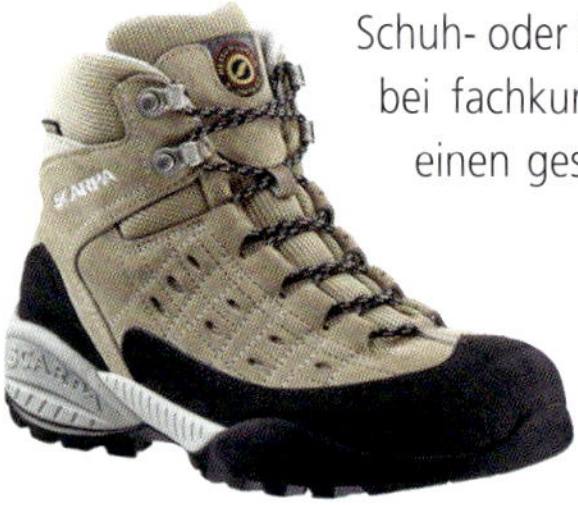

Der wichtigste Ausrüstungsgegenstand zum Wandern.

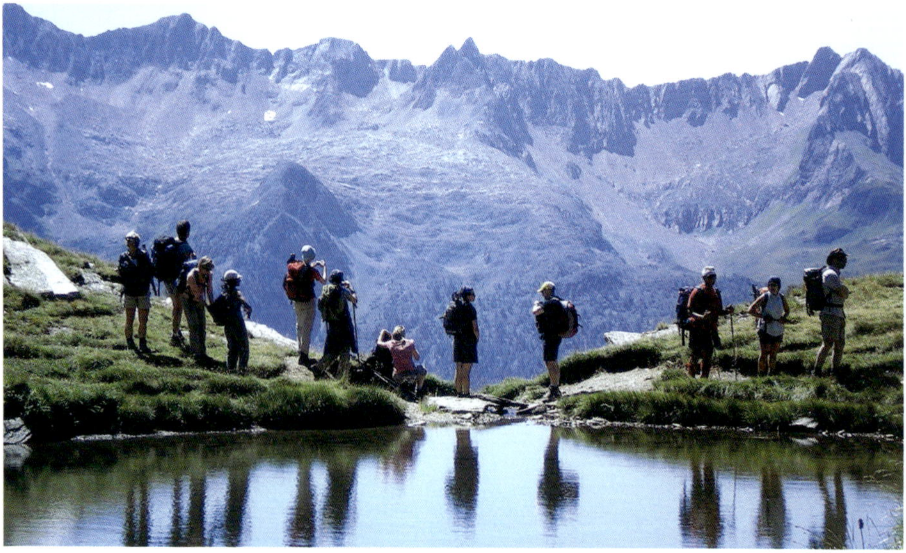

Beim Wandern am Berg erlebt man herrliche Ausblicke.

die Temperaturunterschiede im Tagesverlauf sehr groß sein können.
Auch das Handy muss mit! Außerdem sollte man unbedingt eine Trinkflasche und etwas Proviant bei sich haben. Es ist äußerst wichtig, immer genügend Flüssigkeit zu sich zu nehmen und zu trinken, bevor größerer Durst einsetzt. Gehen Sie nicht davon aus, an jeder Ecke ein Rasthaus zu finden. Wetterumschwünge können auch bewirken, dass Sie langsamer gehen müssen und somit mehr Zeit bis zur nächsten Wirtschaft brauchen, als Sie geplant hatten.
Auf längere Touren sollte man sich gründlich vorbereiten. Eine Wanderkarte des entsprechenden Gebiets oder ein Wanderführer der Gegend sind hilfreich, wenn man sich verlaufen hat. Das GPS des Mobiltelefons ist zwar auch sehr hilfreich, aber nicht überall hat man ausreichend Empfang.
Wenn man beginnt, zu wandern, sollte man zunächst mit einer kurzen Strecke beginnen und sich von Ortskundigen eine schöne und für Anfänger geeignete Tour zeigen lassen. Am besten sollte diese nur auf gut befestigten Wegen sein (wegen des Sturzrisikos) und nicht zu große Steigungen aufweisen. Immer gilt: Möglichst nie unter Zeitdruck wandern und ausreichend Pausen einlegen.

> Nehmen Sie unbedingt ein Mobiltelefon mit und lassen Sie es eingeschaltet. Selbst in Gebieten, in denen Sie kein Netz mehr haben, kann ein Rettungsteam Sie im Fall eines Unfalls anhand des Signals orten! Wenn Sie auf Nummer sicher gehen wollen, sollten Sie vor längeren Wanderungen eine vertraute Person informieren, wo Sie sich ungefähr befinden werden. Nach der Tour können Sie diese Person dann kontaktieren, um sich „abzumelden“ und gleich von Ihren Erlebnissen und den Naturschönheiten zu erzählen. Dies gilt besonders für allein wandernde Personen.

Zu Beginn sollte die Muskulatur genügend aufgewärmt sein. Dann bietet das Wandern als „sanfte“ Sportart zahllose positive Auswirkungen auf die Gesundheit.
Kondition und Koordination werden trainiert, und die Bein- und Pomuskulatur wird gekräftigt. Dabei belastet Wandern die Gelenke nicht so stark. Selbst für Menschen, die gesundheitlich eingeschränkt sind, ist Wandern als leichter Ausgleichssport zu empfehlen.
Knochenbau und Rücken werden gestärkt und die Nacken-Schulter-Partie entspannt sich.
Das Nervensystem wird angeregt, Botenstoffe zu produzieren, die zu einem schnelleren Reaktionsvermögen führen. Außerdem wir das „Glückshormon“ Dopamin bereitgestellt. Somit baut Wandern Stress ab und führt zu innerer Zufriedenheit. Es führt zu einer verbesserten Lungenfunktion und Sauerstoffversorgung. Davon profitieren sämtliche inneren Organe und der gesamte Stoffwechsel. Giftstoffe und Schlacken werden besser ausgeschieden. Wie bei allen Ausdauersportarten werden Kalorien schneller verbrannt, der Herzschlag und sowohl zu hoher als auch zu niedriger Blutdruck reguliert. Um diese Effekte zu erzielen, sollte man aber sehr regelmäßig wandern.

Bergwandern

Durch den Wechsel von Steigungen und abfallenden Wegen ist das Bergwandern deutlich anspruchsvoller als das normale Wandern. Aber wer schon eine gewisse Kondition erlangt hat, kann diese mit Bergtouren noch erheblich steigern. Außerdem hat das Bergwandern sehr viel für die Seele zu bieten. Der Ausblick vom Gipfel auf das Tal, auf weite grüne Flächen und die „Skyline“ der Berge ist oft atemberaubend schön. Unsere alltäglichen Probleme erscheinen angesichts solcher Naturschauspiele oft völlig unwichtig, unser Horizont weitet sich nicht nur nach außen, sondern auch innerlich. Deshalb ist dieser Sport für viele das Nonplusultra. Die herrlichen Panoramen und die

frische Luft können geradezu süchtig machen. Aber nichtsdestotrotz ist es auch eine unter Umständen gefährliche Sportart. Dabei muss man noch sorgfältiger bei der Zeit- und Streckenplanung vorgehen als beim Wandern. Denn wer den Gipfel erreicht hat, muss logischerweise auch genügend Zeit und Ruhe haben, um vor Anbruch der Dunkelheit wieder im Tal anzukommen. Deshalb starten Bergwanderer oft in aller Herrgottsfrühe.
Beim Bergwandern setzt man jeden Muskel im Körper ein. Dabei sollte man seine Pulsfrequenz im Auge behalten. Als Faustregel gilt: Wer sich noch ohne Schnaufen unterhalten kann, hat den richtigen Puls. Beim Beginn des Aufstiegs sollte man immer deutlich langsamer gehen, als man sich maximal zutraut. Nur wer am Anfang den Körper sehr langsam auf Touren bringt, hält später in größeren Höhen die gesteigerte Anstrengung mühelos aus und hat genügend Reserven, um bis zum nächstgeeigneten Rastplatz durchzuhalten. Im Gebirge oberhalb von 1500 m ist bereits der Einfluss eines geringeren Luftdrucks spürbar. Bei gleicher Belastung muss man dann mehr atmen als im Flachland, sonst wird das Blut nicht ausreichend mit Sauerstoff gesättigt.

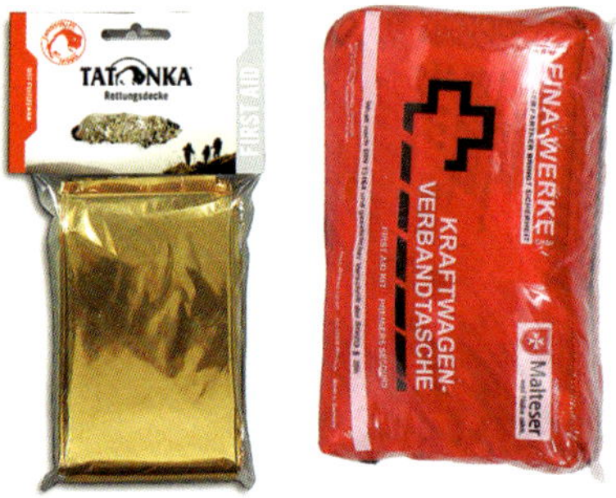

Bei Bergtouren unerlässlich: Erste-Hilfe-Set mit Thermodecke.

Der Abstieg nach erfolgreichem Gipfelsturm benötigt auch noch viel Kraft. Wer sich dann schon völlig ausgepowert hat, riskiert, zu stolpern, sich schwer zu verletzen und möglicherweise deshalb sogar abzustürzen.

Sorgfältig planen und richtig einschätzen

Selbstüberschätzung, auch an viel und gern besuchten Bergen, kann tödlich sein! Informieren Sie sich vor Beginn einer Bergtour unbedingt über den Schwierigkeitsgrad! Kletterpfade, steile Anstiege und sogenannte Jägerpfade sind nichts für Ungeübte! Beachten Sie bitte auch unbedingt während Ihrer Wanderung diesbezügliche Hinweisschilder! Extrem wichtig ist auch eine Beobachtung des Wetters im Gebirge. Sobald es zu regnen beginnt, kann ein vorher mühelos begehbarer Weg plötzlich zu einer sehr gefährlichen feuchtmatschigen Strecke werden. Spätestens dann bemerkt man, wie wichtig das richtige Schuhwerk ist. Turnschuhe zum Beispiel sind für solche Rutschpartien absolut ungeeignet. Auch muss das Wandertempo in solchen Situationen zur eigenen Sicherheit sehr gedrosselt werden. Also unbedingt genügend Zeit einplanen! Oft kann auch ab einer gewissen Höhe noch oder schon Schnee liegen und der Weg vereist sein,

Der geübte Bergwanderer rauft sich oft das Haar wegen folgender Situationen, die an bewirtschafteten Berghütten immer wieder zu beobachten sind: Eine Reisegruppe ist mit der Bergbahn zur Station nah bei der Hütte heraufgefahren, die Damen tragen schicke Stöckelschühchen, Flipflops oder Pumps. Die Herren haben lediglich das dünne Hemd dabei, das sie am Leibe tragen, und nach ausgiebigem Alkoholgenuss macht man sich laut lärmend zum Abstieg bereit (und zwar auf dem schlecht beschuhten Fuß), ohne einen einzigen Blick auf die heranziehenden dunklen Wolken zu werfen.
Fazit: Die Bergwacht bekommt vielleicht wieder etwas zu tun!

Für ältere Bergwanderer sollte nicht der Gipfel, sondern der Weg das Ziel sein. Wer merkt, dass ihn die Kräfte verlassen oder dass das Wetter erheblich umschwenkt, sollte unbedingt auf der Stelle (gegebenenfalls nach einer ausreichenden Pause) umdrehen und wieder hinabsteigen. Was nützt es, den schönsten Gipfel zu erklimmen, wenn man dann keine Kraft mehr hat, um herunterzukommen?

wenn es im Tal herrlich warm und sonnig ist und dort die Wiesen ganz grün sind und die Blumen blühen. Wenn man vom Schnee überrascht wird oder plötzlich auf ein Eisfeld stößt und keine Spezialausrüstung dabei hat, sollte man unbedingt sofort umkehren!

Menschen mit Knieproblemen sollten erst nach erfolgreicher Therapie bergwandern, denn gerade beim Abstieg ist die Belastung der Kniegelenke erheblich.

Immer wieder kann es während der Strecke in freier Natur zu einer Situation kommen, in der man zwangsläufig direkt steil nach unten schaut. Höhenangst sollte man also auch nicht haben, wenn man das Bergwandern als Sportart wählt.

Gehen als Sport

Das Gehen zählt zu den weniger populären leichtathletischen Sportarten. Die Besonderheit beim Gehen besteht im Vergleich darin, dass der Geher mit einem Fuß immer Kontakt zum Boden hat.

Im Gegensatz zum Walken oder Wandern geht man hier auf Zeit. Besonders in Großbritannien war das Gehen als Sport lange Zeit sehr beliebt. So gab es schon im 18. Jahrhundert entsprechende Wettbewerbe. Nach 1900 kam der Gehsport auch in das übrige Europa. 50-km-Gehen und 20-km-Gehen gehören zu den olympischen Disziplinen. Die

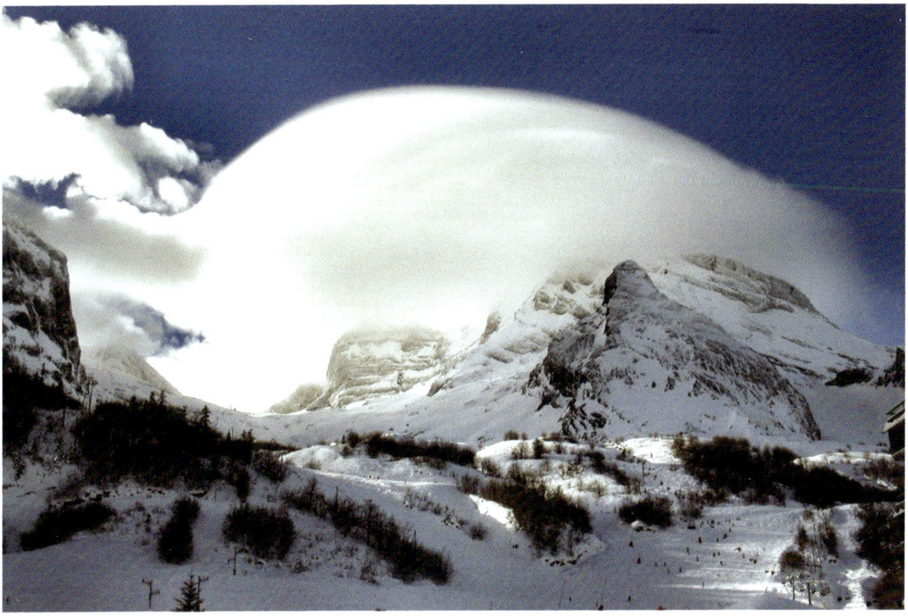

In den Bergen muss man darauf achten, wie das Wetter die Beschaffenheit der Wege verändert.

Laufbewegung der Geher sieht etwas künstlich aus. Der Bodenkontakt mit den Füßen muss ständig gewahrt bleiben und damit wackelt der Sportler scheinbar übertrieben mit dem Gesäß. Das kommt durch die starke Haftung der Fußsohlen am Boden. Der Geher läuft mit gestreckten Beinen und hält den Oberkörper gerade. Mithilfe der Hüftgelenke kompensiert er die schnellen Schritte. Die richtige Technik ist nicht so einfach zu erlernen und erfordert gesunde Hüften.

Gehen ist eine Sportart für Menschen, die gern leistungsorientiert trainieren.

Dabei werden Kreislauf- und Atemsystem aber nicht so stark beansprucht wie beim Joggen. Trotzdem zählt das Gehen zu den Ausdauersportarten. Wegen der recht schwierigen Technik sollte man sich an einen Sportverein wenden, um von erfahrenen Trainern zu erfahren, ob man körperlich dafür geeignet ist. Wenn ja, ist das sportliche Gehen eine gute Sportart für Ältere, die Spaß an Leistung und am Austesten ihrer Grenzen haben.

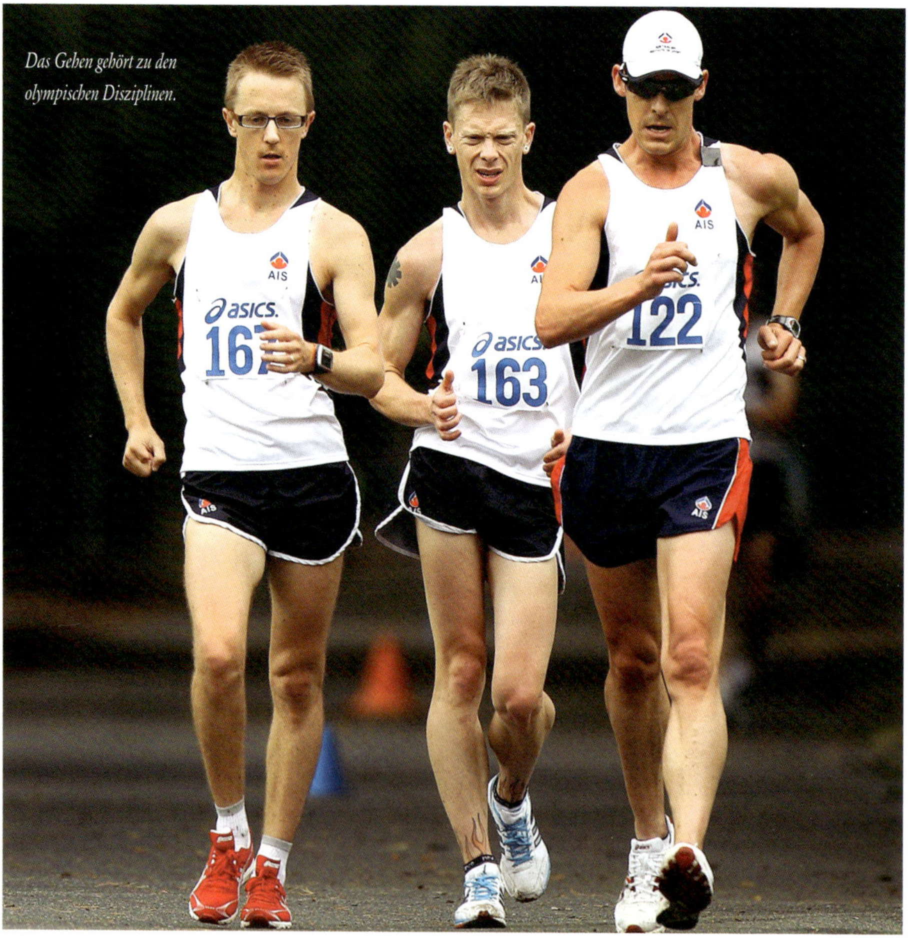

Das Gehen gehört zu den olympischen Disziplinen.

Skilanglauf und Nordic Walking

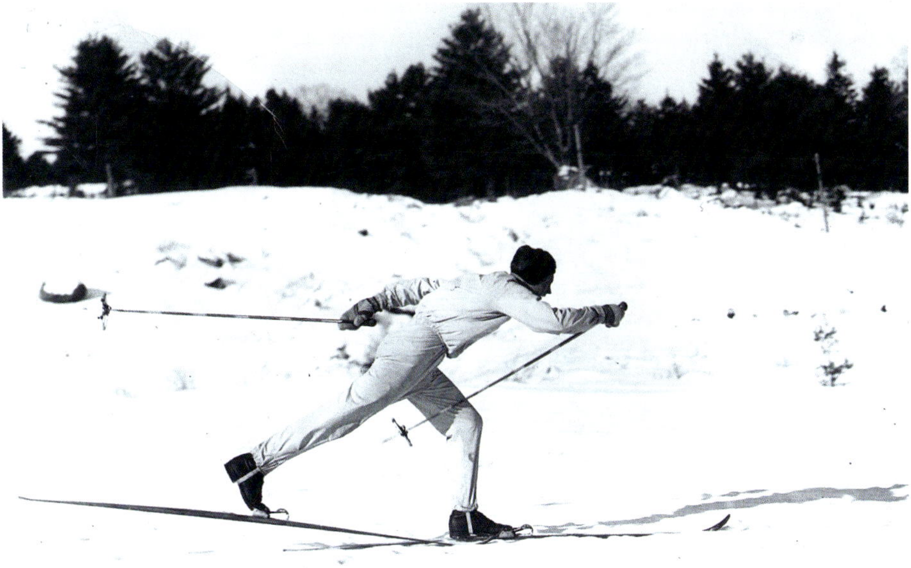

Skilanglauf ist ein traditionsreicher Ausdauersport.

Diese beiden Ausdauertrainingsformen werden hier gemeinsam behandelt, weil die eine aus dem Sommertraining der anderen entstanden ist und sie sich deshalb extrem ähneln.

Im Norden Skandinaviens waren Skier jahrhundertelang lebensnotwendig für die Jagd in schneereichen Gebieten. Höhlenbilder von Steinzeitmenschen, die auf Brettern fahren, fand man in Norwegen in über 3000 Jahre alten Höhlen.

Langlaufen ist preiswert, gesund für den ganzen Körper und führt uns oft durch idyllische Winterlandschaften.

In Schweden, Finnland und in Norwegen brauchte man den Skilanglauf vor der Erfindung von Autos und Flugzeugen zum Transport von Lebensmitteln und Getränken. Denn die riesigen Ebenen dieser Länder sind fünf Monate im Jahr schneebedeckt.

Nachdem im 19. Jahrhundert der Nordpolforscher Fridtjof Nansen seinen Reisebericht „Auf Schneeschuhen durch Grönland" veröffentlichte, wurde der Langlauf zum beliebten Volkssport für Fitness und Gesundheit in Skandinavien.

In Mitteleuropa dauerte es etwas länger. Erst 1963 bei einem Langlauf von Bad Tölz nach München wurde der Skilanglauf in Deutschland richtig populär. Aber er stand in Deutschland, Österreich und der Schweiz noch länger im Schatten des Alpinski.

Heute ist der Skilanglauf in Skandinavien Volkssport Nummer eins. Das zeigen auch zwei jährlich stattfindende Massenevents: Der Birkenbeinerlauf in Norwegen und der Wasalauf in Schweden.

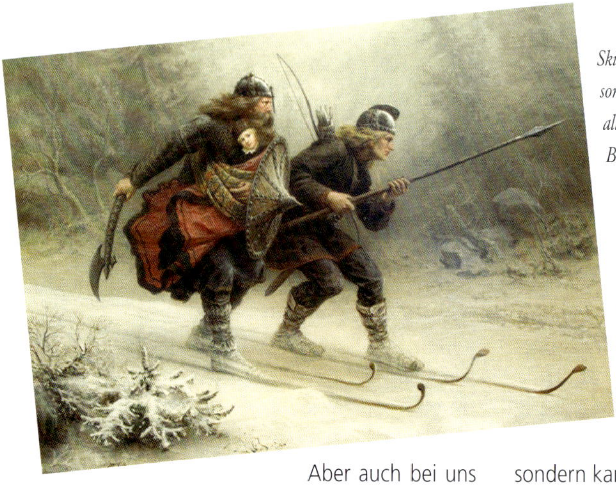

Skier waren nicht nur bei den Wikingern bereits bekannt, sondern man fand in norwegischen Höhlen jahrtausende alte Malereien von Steinzeitmenschen auf skiähnlichen Brettergebilden.

Aber auch bei uns ist er als winterliche Fitnesssportart sehr beliebt. Wintersportbegeisterte Menschen betreiben ihn nicht nur in den Alpen, sondern auch in den Mittelgebirgen.

Skilanglauf ist ein Sport mit Tradition. Vom rein praktischen Fortbewegungsmittel bis zum modernen Gesundheitssport war es ein langer Weg. Aber auch im olympischen Programm ist der Langlauf seit 1924 fest verankert.

Idealer Ausdauersport für Ältere, gesunde Bewegung auf Skiern

Nachdem die Schweizer 1969 den Slogan: „Langläufer leben länger!" erfunden hatte, wurden die positiven Auswirkungen auf Vitalität und Fitness bald anerkannt. Langlauf ist sehr entspannend, obwohl Herz, Kreislauf und Atmung angekurbelt werden und der Stoffwechsel angeregt wird. Fast alle Muskeln des Körpers werden beansprucht. Sogar Herzinfarkt- und Kniepatienten dürfen ihn praktizieren, weil er so schonend ist.

Zudem ist die Langlauftechnik einfach und leicht zu erlernen. Das Verletzungsrisiko ist äußerst gering. Trotz allem verbraucht man aber relativ viele Kalorien, nämlich 500 bis 800 Kalorien pro Stunde.

Es ist eine sehr erholsame Sportart, weil man im Gegensatz zum Alpinski auch oft sehr ruhige Strecken finden kann, wo einem nicht ständig andere Läufer in die Quere kommen.

Außerdem tut es der Seele gut, auf Skiern durch bildschöne stille Winterlandschaften zu gleiten.

Man gleitet nicht nur hangabwärts, sondern kann sich durch Rückstoß auch horizontal oder bergauf auf dem Schnee bewegen, und das meist in speziell präparierte Loipen (Das sind vorgefertigte Spuren, in die Sie nur Ihre Ski reinstellen müssen und loslaufen können.), aber auch querfeldein auf extra dafür entwickelten Ski. Das nennt man dann „Nordic Cruising".

Doch diese Differenzierung muss man nicht so eng sehen. Manche Läufer haben auch ihren Spaß daran, mit den normalen, schmalen Langlaufskiern ins freie Gelände zu fahren, während „Nordic Cruiser" gelegentlich auch in den Loipen üben.

Dabei wird oft vom Sprint oder Dauerlauf bis zum

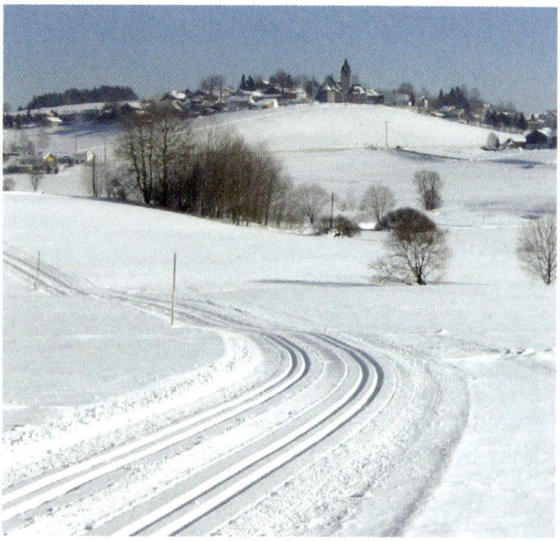

Loipe in verschneiter Winterlandschaft.

gemütlichen Wandern oder Spazierengehen durch verschneite Landschaften beliebig variiert.
Langlauf ist eine Kombination aus Ausdauer und Muskelkraft, bei der der ganze Körper in Bewegung ist und alle Muskeln gefordert werden. Für Anfänger kann das durchaus sehr anstrengend sein. Denn außer den Beinen werden auch die Arme und der Rumpf stark beansprucht. Die Geschwindigkeit kommt aus den Armen. Deshalb sollten es ältere Sportler zunächst langsam und mit viel Geduld angehen lassen. Manchmal verleiten die nicht allzu schwere Technik und die romantisch verschneite Loipe dazu, sich zu überfordern. Wenn man die Leistung aber erst nach und nach steigert, wirkt der ständig gleiche Bewegungsrhythmus äußerst beruhigend. Wenn es gemächlich dahingeht, kann man sehr gut abschalten, der Kopf wird frei.
Dabei gibt es verschiedene Techniken, wobei wohl die klassische Technik und die seit Ende der 70er-Jahre häufig verwandte Skating-Technik die gebräuchlichsten sind.

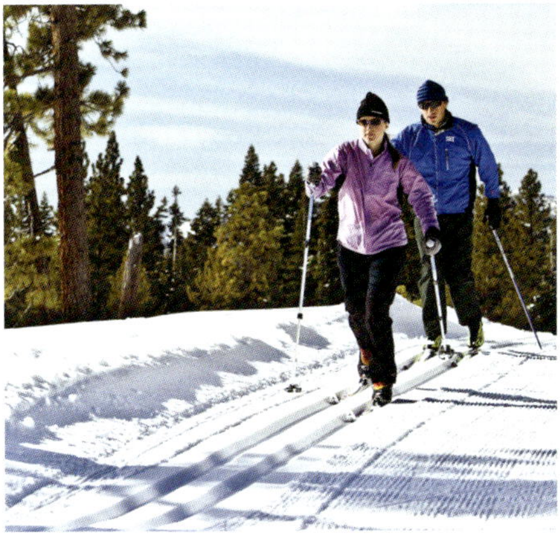

Der Diagonalschritt: Man sagt über den Skilanglauf: „Das Laufen beginnt in den Daumen und endet in den Füßen."

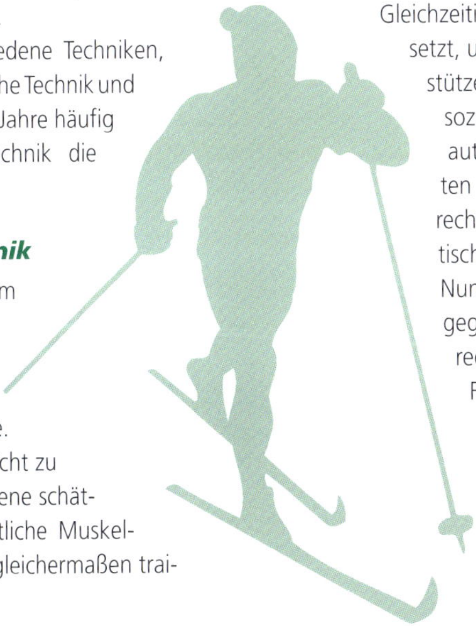

Klassische Technik

Die klassische Technik im Langlauf besteht aus Diagonalschritt, Doppelstockschub und Stockhebelbremse.
Sie ist für Anfänger leicht zu erlernen. Fortgeschrittene schätzen an ihr, dass sämtliche Muskelgruppen des Körpers gleichermaßen trainiert werden.

Der Diagonalschritt

Wie bei der natürlichen Laufbewegung ohne Skier bewegt man hier abwechselnd ein Bein und den gegenüberliegenden Arm nach vorn. Die Beinarbeit trägt aktiv zur Gleitbewegung bei.
Der rechte Fuß wird abstoßbereit aufgesetzt. Gleichzeitig wird der linke Stock eingesetzt, um den Körper aktiv zu unterstützen. Man drückt sich mit ihm sozusagen ab. Der linke Fuß, der automatisch nach hinten geglitten ist, löst sich vom Boden, die rechte Hand (ebenfalls automatisch hinten) öffnet sich.
Nun vollzieht man die Bewegung gegengleich: linker Fuß stößt ab, rechte Hand nach vorn, rechter Fuß (hinten) löst sich, linke Hand (hinten) öffnet sich.
Damit die Bewegung rhythmisch bleibt, sollte der Abstoß von Fuß und Hand immer gleichzeitig erfolgen.

Doppelstockschub

Die Stöcke werden parallel links und rechts vor dem Körper in den Schnee gestochen, der Oberkörper leicht nach vorn gebeugt und das Körpergewicht wird darauf verlagert. Jetzt stößt man sich mit aller Kraft ab und richtet den Körper wieder auf. Dadurch entsteht ein Gleiten im

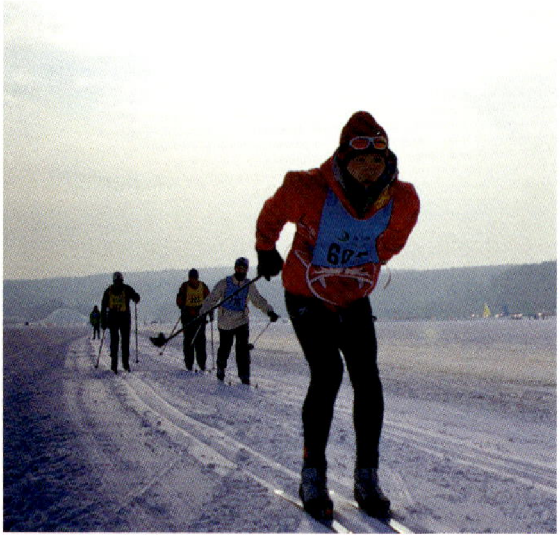

Doppelstockschub

Schnee. Wieder werden die Stöcke eingesteckt und man stößt sich erneut ab und so fort. Also besteht der Doppelstockschub aus Schubphase, Gleitphase und Schwungphase.

Stockhebelbremse

Die Stöcke werden mit Druck der Handballen in den Schnee gekrallt bzw. zwischen den Beinen gehalten und dann zum Körper gezogen.

Freie Technik, auch Skating genannt

Diese erst in den letzten Jahrzehnten häufig angewandte Technik wird auch „Schlittschuhschritt" genannt. Man erreicht damit ein höheres Lauftempo als bei der klassischen Variante.

Sie ist für ältere Menschen und Menschen mit Gelenkproblemen weniger empfehlenswert, da die Anforderungen deutlich höher als bei der klassischen Technik sind. Deshalb wird sie hier nur kurz erklärt. Bei der Skating-Technik richtet sich der Beinabstoß nicht nach vorn, sondern seitlich zur Laufrichtung vom seitlich gekanteten Ski. Dadurch wird die Geschwindigkeit nicht vermindert. Bei jedem oder bei jedem zweiten Beinabstoß gibt ein Doppelstockschub zusätzlichen Schwung. Wenn man zwischendurch die Arme entlasten oder eine leichte Abfahrt schnell durchlaufen will, klemmt man die Stöcke wie beim Abfahrtslauf unter die Achseln, bleibt ruhig und beugt den Oberkörper nach vorn.

Spurwechsel

Wenn beim Langlauf in einer Loipe ein anderer Läufer entgegenkommt oder man einen anderen Läufer überholen möchte, muss man in der Lage sein, die Spur problemlos wechseln zu können. Dies funktioniert auf zweierlei Weise:

1. Man setzt aus dem Doppelstockschub oder dem Diagonalschritt heraus einen Ski parallel aus der Spur und verlagert das Gewicht auf das ausgestellte Bein. Dann setzt man den zweiten Ski daneben. Das wiederholt man so lange, bis sich beide Skier auf der neuen Spur befinden.
2. Wenn mit höherer Geschwindigkeit oder bergab gefahren wird, schert man mit einem Ski in die neue Richtung aus und gleitet direkt in die neue, verlagert das Gewicht und zieht dann das andere Bein nach. Dabei gleitet der erste Ski direkt in die neue Spur, der andere wird nachgezogen.

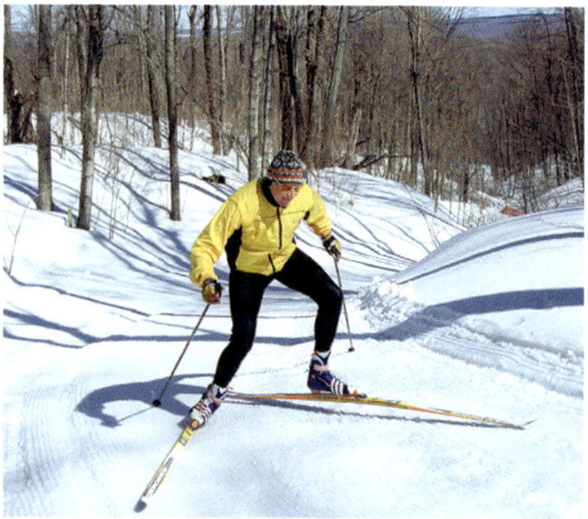

Die freie Technik beim Langlauf wird auch „Skating" genannt.

Die Ausrüstung

Ski: Eine Ausrüstung für den alpinen Ski wiegt oft bis zu 10 kg, eine für den Langlauf nur etwa 3 kg. Langlauf-Skier sind schon lange nicht mehr aus Holz, sondern aus Kunststoff und modernen Hightech-Fasern.

Sie haben vorn eine nach oben gebogene Spitzen und durch eine Krümmung nach oben in der Mitte des Skis entsteht Spannung. Dieser mittlere Bereich ist beim klassischen Langlauf-Ski die sogenannte Steigzone. Beim Skating-Ski ist die Innenkante wegen der erhöhten Beanspruchung verstärkt. Sie sind kürzer, weniger gekrümmt und haben keine Steigzone.

Stöcke: Die Stöcke für die klassische Technik sollten etwa bis zur Achsel reichen, für die Skating-Technik sind sie etwas länger und reichen bis zum Kinn. Hier lautet die Formel: Körpergröße x 0,90.

Schuhe: Der Langlaufschuh sitzt im Gegensatz zum Abfahrts-Skischuh nur vorn in der Bindung. Damit bleibt die Ferse frei und beweglich.

Für Skater gibt es wieder einen anderen Schuh, denn hier müssen Sie den Fuß ja seitlich abdrücken.

Kleidung: Die Kleidung kann natürlich speziell für diese Sportart im Fachgeschäft gekauft sein, dies muss aber nicht sein. Die Hauptsache ist, dass sie atmungsaktiv und wasserabweisend ist. Außerdem gehören Mütze, Handschuhe, Stirnband und eine Sonnenbrille dazu.

Nordic Walking

Die relativ neue Trendsportart Nordic Walking spaltet die sportliche Nation. Während die einen geradezu enthusiastisch darauf schwören und sie als die optimale Methode ansehen, im Freien bis zu 90 Prozent der Muskulatur sozusagen „in einem Aufwasch" zu trainieren, sind die anderen absolut genervt durch das ständige Geklappere der Stöcke, besonders in den Bergen, wo das Geräusch sehr stark hallt.

Hier ist Toleranz von beiden Seiten gefragt. Der

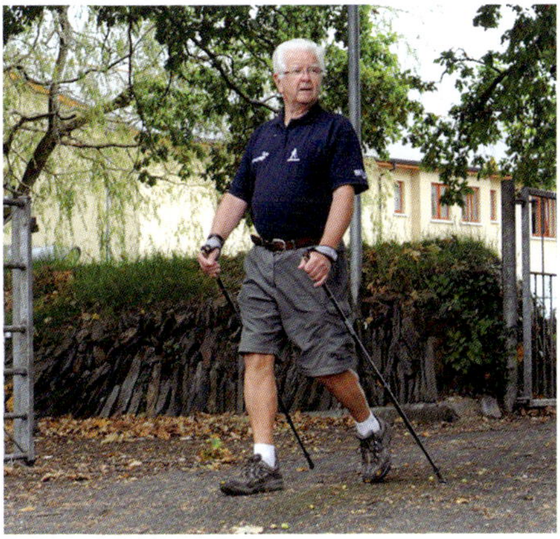

Die Stocktechnik beim Nordic Walking entlastet die Gelenke bei Übergewicht.

Wanderer oder Jogger ohne Stöcke sollte Verständnis für den Wunsch des Nordic Walkers aufbringen, auch den oberen Teil des Körpers beim Sport zu fordern.

Dem Nordic Walker sei dringend und unbedingt empfohlen, sich die Technik, auch wegen der eigenen Gesundheit, nicht in Eigenregie anzueignen. Wer das Nordic Walken von fachkundigen Trainern gelernt hat und wirklich beherrscht, ist in der Lage, das aufdringlich nervtötende Klappergeräusch auf ein Minimum zu reduzieren und somit die Entspannung und Ruhe suchenden Mitmenschen zu schonen.

Klappern gehört zum Handwerk. Dies sollte aber nicht für das Nordic Walking gelten. Man kann auch sogenannte Asphalt-Pads auf die Spitzen stecken, um den Lärm zu vermeiden. Aber hauptsächlich ist das Klappern ein Zeichen für eine schlechte Technik. Die Ursache liegt darin, dass der Rhythmus beim Kreisen und Loslassen der Stöcke nicht stimmt. Wer den Stock in der Schwungphase zu spät greift, lässt die Spitze zu Boden fallen. Das Ergebnis: ein lautes „Klack". Wenn man den Stock nach vorn schwingt, muss man ihn rechtzeitig greifen. Dann kann man die Stockspitze kontrolliert absetzen und die Geräuschbelästigung vermeiden.

Leider lässt sich in Nordic-Walking-Ratgebern noch dazu tatsächlich der Ratschlag finden, dass „sich über Belangloses unterhalten und ratschen" während dieser Sportart sogar erwünscht sei. Auch das ist in einer etwas gedämpften Lautstärke vor allem während Wanderungen am Berg (besondere akustische Gegebenheiten) sicher rücksichtsvoller.

Nervtötendes Lärmen in der Natur oder optimales Ganzkörpertraining? Nordic Walking sieht jeder aus einem anderen Blickwinkel.

Geschichte des Nordic Walkings

Schon 1950 benutzten die Profi-Skilangläufer auch im Sommer ihre Skistöcke, um mit ihnen Sprung-, Geh- und Lauftechniken zu trainieren. Nach und nach entdeckten auch die Amateure die Stöcke für sich, denn beim Bergabwandern ist das Gehen mit Stöcken weniger belastend für die Kniegelenke, bergauf kann man sich mit ihnen abdrücken und man tut sich beim Wandern leichter. Doch die üblichen Langlaufstöcke waren dafür nicht optimal, weil zu lang. Findige Sportartikelhersteller witterten ihre Chance und entwickelten Stöcke, die sich ideal fürs Walken eignen. So breitete sich das Nordic-Walking ab 1996 von Finnland nach Mitteleuropa aus und wurde eine neue Trendsportart. Schulen und Kurse schießen seitdem überall wie Pilze aus dem Boden.

Warum Walken mit Stöcken?

Durch das aktive Einsetzen der Arme wird Nordic-Walking zum Ganzkörpertraining. Arm-, Schulter- und Rückenmuskeln sind im Gegensatz zum Walken ohne Stöcke ebenfalls aktiv. Die Befürworter fühlen sich auch schwungvoller und besser „aufgerichtet". Die Bewegungen dieser Sportart tun besonders denen gut, die Probleme an der Bandscheibe oder an den Gelenken haben. Sie ist nach

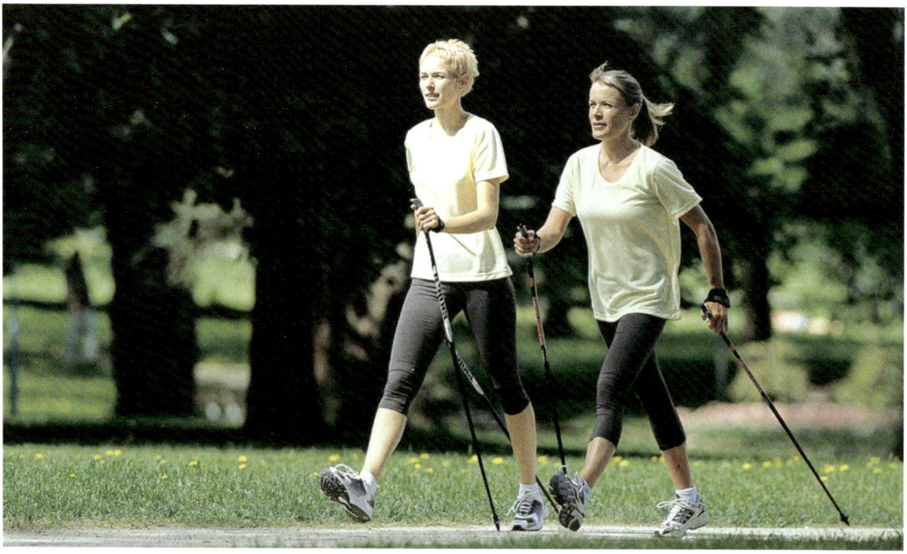

Die Grundtechnik des Nordic Walkings ist leicht zu erlernen.

Stocklänge

Die Formel für die richtige Länge der Stöcke lautet: Körpergröße in cm x 0,7 – 5 cm= richtige Stocklänge in cm. Also für einen Mann von 1,76 m: 176 cm x 0,7 – 5 cm = 118,2 cm.

einem entsprechenden Okay des Arztes sogar für Rehapatienten geeignet. Es existiert auch eine auf Senioren extra abgestimmte Form des Nordic Walkings. Die Teilnehmer empfinden dieses Training als äußerst angenehm, nicht anstrengend oder überlastend. Zum Beispiel während eines Kuraufenthalts wird diese schonende Bewegungsform den Patienten oft nahegebracht. Nordic Walking wird auch gern als Light-Sport bezeichnet und ist auch für höhere Jahrgänge geeignet.

Beim Nordic Walking sollte Klappern nicht zum Handwerk gehören.

Die Ausrüstung

Stöcke: Gute Nordic-Walking-Stöcke sind leicht und gleichzeitig stabil. Sie sind entweder aus Fiberglas, Aluminium oder Carbon. Manchmal werden die Materialien auch gemischt. Sie sind in festen Längen, aber auch als ausziehbare Teleskopstöcke erhältlich. Wichtig ist, dass sich die Stöcke beim Walken nicht verbiegen und beim Aufsetzen auf den Boden möglichst wenig Vibrationen auf die Gelenke übertragen. Die Stockspitze muss sehr spitz sein, damit sie auf weichem Untergrund wie zum Beispiel Wiesen guten Halt gibt. Gute Stöcke haben auch Gummipads. Diese setzt man beim Walken auf harten Böden wie zum Beispiel Asphalt auf die Stahlspitzen auf. Sie verbessern die Haftung der Spitze auf dem harten Boden und dämpfen die Erschütterung des Aufpralls, was den Gelenken sehr zugutekommt. Außerdem wird dadurch das Walken nahezu lautlos. Sie lassen sich auch leicht wieder für den Weg auf weichem Untergrund entfernen. Der Griff ist ergonomisch geformt, und an seinem oberen Ende sind Handschlaufen befestigt, die den Stock in einer günstigen Stellung am Handgelenk fixieren. Dadurch ist es möglich, den Stock auch loszulassen, ohne ihn dabei zu verlieren. Für diejenigen, die an den Händen leicht Blasen bekommen, eignen sich spezielle Nordic-Walking-Handschuhe.

Schuhe und Kleidung: Grundsätzlich kann man Schuhe und Sportkleidung auch anderen Sportarten entnehmen wie zum Beispiel dem Joggen.

Diese Muskelgruppen werden beim Nordic Walking trainiert:

- Oberschenkel
- Waden
- Brust
- Arme
- Po und Hüfte
- Rücken
- Schultern

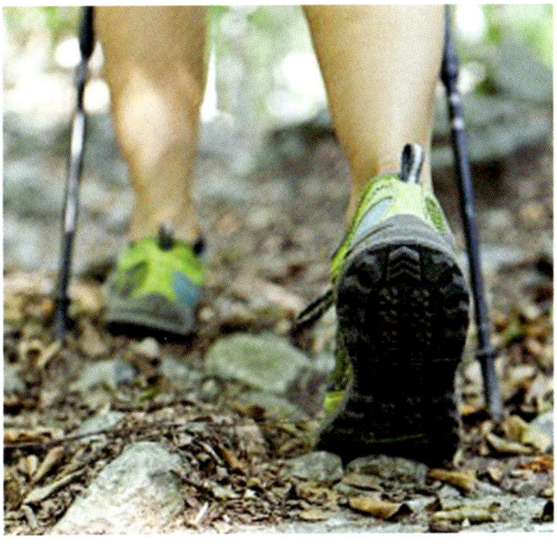

Aber natürlich gilt wie bei allen, dass man, sofern man es sich leisten kann, in jedem guten Sportgeschäft auch besondere Textilien und Schuhe bekommt, die dem Träger gerade für den Gebrauch in dieser oder jener Sportart besonders viele Vorteile versprechen.

Das sinnvollste Accessoire außer einem gut ausgewählten Schuh ist wie bei jedem Training, das draußen absolviert wird, eine gute, leichte Regenjacke, möglichst aus einer modernen Microfaser.

Grundtechnik

Die Grundtechnik des Nordic Walkings ähnelt dem Diagonalschritt des Skilanglaufs. Da die Stöcke aber kürzer sind, sind die Schwünge der Arme merklich weniger ausgreifend.

Zu Anfang steht man auf dem linken Bein. Dieses ist bereit zum Strecken und zum Abstoß. Der rechte Fuß geht nach vorn und beginnt mit flach aufgesetzter Ferse einen neuen Schritt. Dabei ist der linke Arm leicht gebeugt vorm Körper. Er hält den Stock mit lockerer Faust. Der rechte Arm befindet sich seitlich hinter dem Körper. Die Spitze des darin gehaltenen Stockes zeigt schräg nach hinten unten.

Jetzt setzt der linke Stock auf dem Boden auf und gleichzeitig der ganze rechte Fuß. Der leicht gebeugte Oberkörper wird durch den Abdruck des Stockes nach vorn geschoben, und das Körpergewicht ruht einen Moment lang nur auf dem rechten Fuß. Das linke Bein hängt leicht gebeugt daneben. Der rechte Arm macht sich inzwischen auf zur gebeugten Haltung vorm Körper.

Wenn der linke Arm nun vollständig hinter dem Körper gestreckt ist, öffnet sich die linke Hand in der Schlaufe. Ellbogen und Handgelenk zeigen gestreckt nach hinten. Derweil beugt sich die rechte lockere Faust nach vorn oben, bereit zum nächsten Abstoß. Das rechte Bein streckt sich und der linke Fuß beginnt den nächsten Schritt. Jetzt wird das Körpergewicht auf das linke Bein verlagert und so fort.

Walken am Berg

An Steigungen wird der Oberkörper stärker nach vorn gebeugt und die Schrittlänge verkürzt. Mit den Stöcken zieht man sich nach vorn.

Den Berg herab werden die Schritte ebenfalls verkürzt. Die Knie sind immer gebeugt. Man sollte immer etwas „o-beinig" gehen, also rotieren die Beine leicht nach außen, auch die Fußspitzen zeigen nach außen.

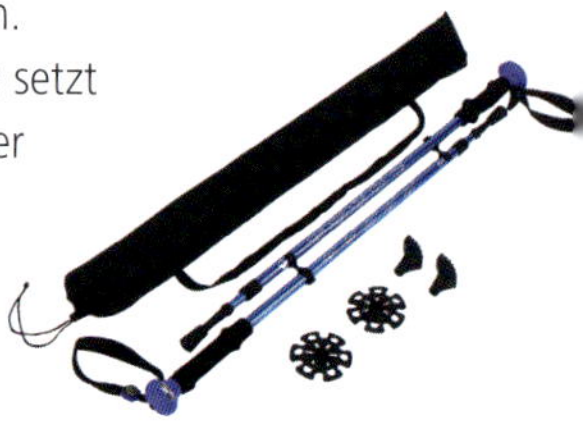

Die Spitzen der Stöcke setzt man bergab neben oder hinter dem Körper auf. So wird das Körpergewicht abgestützt. Die Oberschenkelmuskulatur spannt sich an, der Oberkörper wird leicht nach hinten gelehnt. Für die Berge gibt es spezielle Stöcke (siehe Abbildung).

Kann man im hohen Alter noch joggen? Man kann!

Joggen im Alter? Viele Oldies trauen sich das nicht mehr zu. Zu Unrecht! Auch Ältere mit 50, 60 oder 70 Jahren können noch damit beginnen. Wer so-

Die häufigsten Fehler beim Nordic Walking

1. Das vordere Knie wird beim Aufsetzen durchgestreckt.
2. Die Ferse wird zu steil aufgesetzt.
3. Die Schultern werden hochgezogen.
4. Die Stöcke werden falsch eingesetzt. Folgen sind ein falsches Bewegungsmuster und lästiges Klappern.
5. Die Hüfte wird seitlich weggekippt.
6. Der Kopf wird nach unten geneigt.
7. Der Oberkörper bleibt steif.

wieso schon sein Leben lang gejoggt ist, hat überhaupt keinen Grund, als Senior/-in damit aufzuhören, außer man hat schwerwiegende Knieprobleme. Gerade das Joggen kann für Senioren viel mehr als eine nette Freizeitbeschäftigung sein. Diese Ausdauersportart wird immer beliebter bei Älteren. Sie stärkt neben Beweglichkeit und Fitness auch das Selbstbewusstsein.

Wer mag, kann sogar an Wettbewerben wie zum Beispiel Marathonläufen teilnehmen.

Am Beispiel Joggen kann man die positiven Effekte von Ausdauersport besonders gut erkennen. (Die gleichen Effekte gelten aber größtenteils auch für anderweitiges Ausdauertraining im Freien wie zum Beispiel Nordic Walking, Langlauf, Wandern und Radfahren.)

Training in frischer Luft mobilisiert die Fettverbrennung, sofern man es ruhig und maßvoll angeht. Herzinfarktprävention, Stoffwechselaktivierung und Verringerung des Körpergewichts, Vorbeugung vor Schlaganfällen und Diabetes, Stärkung des Immunsystems , das sind nur die deutlichsten Resultate des regelmäßigen Laufens. Durch regelmäßiges Joggen kann man die Fehler, die man in den Jahren vorher gemacht hat, ein wenig wiedergutmachen. Ungesunde Lebensweise, schlechte

Besonders für ältere Läufer zu beachten

Im Alter bauen die für den Stoffwechsel zuständigen Zellstrukturen in den Muskeln ab.

Dadurch verzögert sich der Milchsäureabbau. Milchsäure ist ein Stoffwechselendprodukt, das bei intensiven Muskelbelastungen entsteht. Die Arme und Beine werden schwer und müde. Bei Älteren dauert es länger, bis die Milchsäure wieder abgebaut wird, also sind längere Regenerationszeiten als bei jüngeren Sportlern zu beachten.

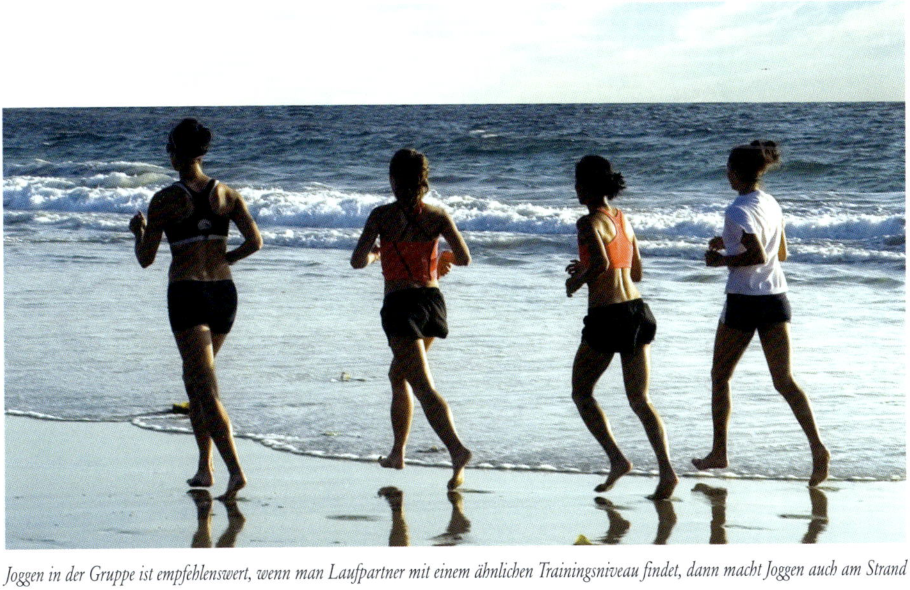

Joggen in der Gruppe ist empfehlenswert, wenn man Laufpartner mit einem ähnlichen Trainingsniveau findet, dann macht Joggen auch am Strand Spaß.

4 Beispiele für Spät-Marathonläufer/-innen

1) Nachdem Ruth Radeck sich mit 45 Jahren das Schwimmen selbst beigebracht hatte und somit den Sport in ihr Leben integrierte, lief sie mit 55 Jahren ihren ersten Marathon.
2) Sigrid Eichner ist 1940 geboren und begann mit dem Laufen erst mit 39 Jahren. Mittlerweile hat sie über 1000 Marathons bzw. Ultraläufe absolviert und schaffte schließlich einen Super-Marathon von 790 km in 13 Tagen vom Schwarzwald bis zum Brandenburger Tor.
3) Gladys Burril aus den USA ist die älteste Marathonläuferin der Welt. Mit 92 Jahren schaffte sie den Honolulu-Marathon! Sie lief die 42 km in knapp zehn Stunden.
4) H. Preisler hat bis zu seinem 70. Lebensjahr über 1304 Marathonläufe absolviert. Sein Laufpensum bewegte sich da immer noch bei 6000 km pro Jahr.

Ernährung und Mangel an Bewegung haben im Laufe der Zeit vielleicht Beschwerden wie Bluthochdruck, Gefäßverkalkung und Übergewicht verursacht. Außerdem kommt es ab den mittleren Lebensjahren zu Wasserverlusten in Bandscheiben und Knorpeln. Deshalb klagen viele Senioren über Gelenkbeschwerden. Sehnen und Bänder verlieren an Elastizität, und dadurch wird das Verletzungsrisiko erhöht. Zudem begünstigt auch der Anstieg des Körpergewichts das Risiko für Gelenkbeschwerden. Leider verliert man aber auch dann Muskelmasse, wenn man schlank geblieben ist. Das können in zehn Jahren bis zu fünf Prozent sein. Die schwindende Muskelmasse wird durch Fett ersetzt. Gegen das alles hilft ein gutes Training. Eine britische Zwillingsstudie ergab, dass Joggen den Alterungsprozess verzögert und die Lebenserwartung steigert. Die Zwillinge, die wöchentlich dreimal eine halbe Stunde liefen, hatten ein geringeres biologisches Alter als ihre nicht joggenden Zwillingsgeschwister.

Dabei wurde auch belegt, dass Laufen hilft, Osteoporose vorzubeugen, dass es die Durchblutung des Gehirns fördert, dass es gegen Altersdepressionen wirkt und die motorischen Fähigkeiten bis ins hohe Alter erhält.

Manche Forscher sagen, die allgemeine Leistungsfähigkeit des Menschen würde ab dem 30. Lebensjahr um etwa ein halbes Prozent abnehmen. Auch die Maximalfrequenz des Herzschlags soll um einen Schlag pro Lebensjahr sinken, genau wie die maximale Menge, die wir an Sauerstoff aufnehmen können. Aber wer regelmäßig joggt, kann diesem Leistungsabfall merklich entgegenwirken.

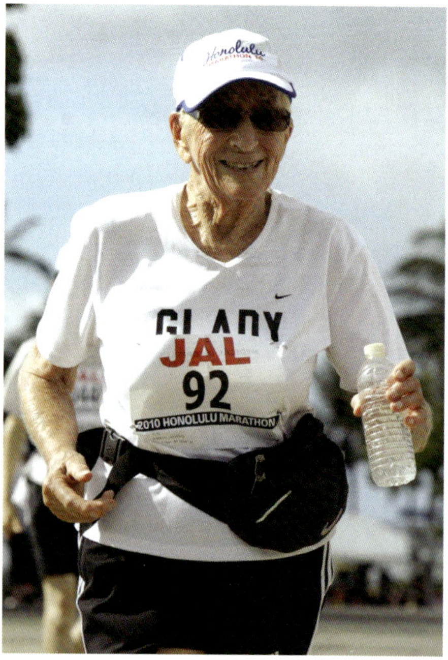

Gladys Burril schaffte den Honolulu-Marathon mit 92 Jahren in zehn Stunden.

Sportlich aktive Menschen sind im Allgemeinen gesünder und leben länger. Sofern man die für das Joggen wichtigen körperlichen Voraussetzungen hat, ist es nie zu spät, damit anzufangen. Auch jenseits der 50 ist das nach einem guten Gesundheitscheck mit positivem Ausgang eigentlich kein Problem. Ältere, die das Laufen gewohnt sind, wollen nicht darauf verzichten, und manche planen, mit dem Joggen erst in der zweiten Lebenshälfte zu beginnen. Je älter und untrainierter man ist, desto sorgfältiger sollte jedoch der Trainingsplan gestaltet sein. Dann kann das Joggen auch viel Spaß machen, zumal es ja auch den Vorteil hat, dass man fast überall laufen kann.

Herz-Kreislauf-System beim Laufen

Der Herzmuskel kann schwach oder relativ stark sein. Das kann man am Ruhepuls erkennen, also dem Puls, den wir kurz nach dem Aufwachen noch im Bett liegend messen können. Wenn man sich körperlich fordert, passt der Herzmuskel sich an, um das Blut kraftvoller in die geforderten Körperregionen zu pumpen.

Durch's Joggen wird das Herz besser durchblutet. Somit vergrößert sich die Pumpleistung pro Pulsschlag und die Anzahl der Herzschläge verringert sich. Pro Minute werden also weniger Herzschläge benötigt, um die üblichen Körperanforderungen zu erfüllen. Also wird das Herz, das ja eine begrenzte Lebensdauer hat, geschont. Aber man sollte sich unbedingt nicht überfordern! Eine Kontrolle des Pulses durch ein tragbares Messgerät ist sehr sinnvoll.

Typische Fehler beim Joggen

- Der Oberkörper wird zu stark nach vorn gebeugt.
- Die Arme schwingen seitwärts und nicht nach vorn.
- Die Hände sind zur Faust geballt.
- Die Schultern werden hochgezogen.
- Der Kopf wird eingezogen.
- Es wird unwirtschaftlich „getrippelt".

All das sollte man vermeiden und seinen eigenen lockeren Laufstil finden. Dabei sollten Sie darauf achten, bei jedem Schritt gerade nach vorn und nicht mit nach rechts oder links gekantetem Fuß aufzukommen. Die Arme schwingen gegengleich zu den Beinen an der Körperseite im rechten Winkel gebeugt mit.

Erfinder des Joggings

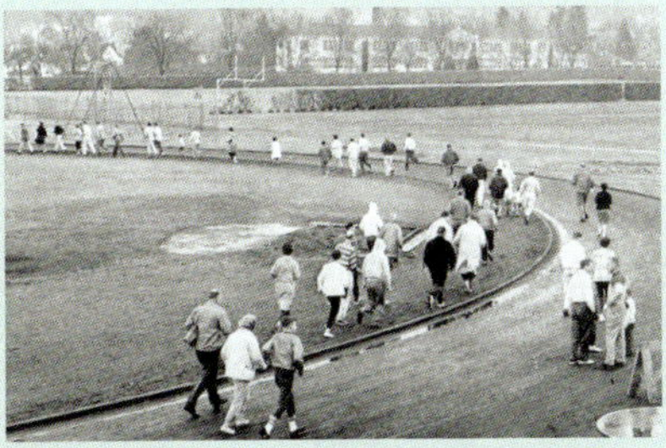

Bill Bowerman war ein amerikanischer Leichtathletiktrainer, Konstrukteur und Unternehmer. In den 1960er-Jahren war er an der Gründung des späteren Sportartikel-Weltkonzerns Nike beteiligt. Während eines Besuchs in Neuseeland im Jahr 1962 entdeckte Bowerman das Jogging als Fitnessübung bei einem seiner Freunde, der ein Fitness-Center betrieb. Das „Bowerman-Jogging" wurde schnell zum Volkssport (Bild oben).

Erst zum Arzt!

Wer erst spät im Leben zu laufen beginnt, sollte vorher unbedingt einen Arzt aufsuchen und sich gründlich durchchecken lassen. Bei diesem Besuch sollte man dem Doktor erzählen, was man vorhat, denn erhebliches Übergewicht oder bereits bestehende Gelenkprobleme könnten gegen die Aufnahme eines Lauftrainings sprechen. Sobald der Arzt sein Okay gegeben hat, kann's losgehen.

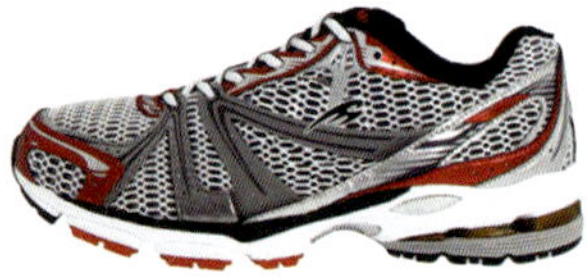

Das wichtigste Accessoire: der richtige Schuh.

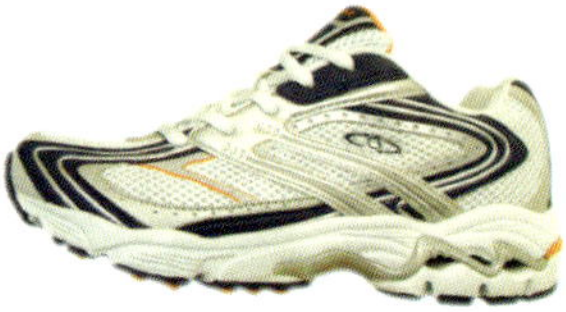

Trainingsbeginn

In einem guten Fitnessstudio kann man sich einen persönlichen Trainingsplan erstellen lassen, aber auch bei den Krankenkassen wird man beraten, und in entsprechender Literatur kann man Empfehlungen für ältere Läufer/-innen finden.

Laufeinsteiger sollten vielleicht zunächst mit einem schnellen Gehen beginnen und nur wenige Minuten in einem sehr mäßigen Laufschritt trainieren. Wichtig ist es, sich auf gar keinen Fall zu überschätzen. Das gilt auch besonders für ältere Jogger, die längere Zeit sportlich inaktiv waren. Eine gelegentliche Gehpause, also ein Weitergehen im Schritttempo, senkt die Herzfrequenz und ist anfänglich unbedingt zu empfehlen. Wenn es also anstrengend wird und man sich nicht mehr wohl fühlt, sollte man unbedingt das Tempo herausnehmen und einige Schritte gehen (aber nicht ganz stehen bleiben oder gar hinsetzen!). Sollten Herzstiche, Schwindel oder Muskelschmerzen auftreten, muss man sofort das Lauftraining unterbrechen, langsam weitergehen und ruhig und gleichmäßig atmen. Wenn die Beschwerden nicht nachlassen, sollte man dringend einen Arzt aufsuchen. Bei den Anzeichen einer Erkältung oder Magen-Darm-Infektion ist das Joggen gerade für die Gesundheit älterer Läufer eher gefährlich.

Nach einer längeren Eingewöhnungsphase schafft man dann vielleicht schon fünf Minuten im langsamen Lauftempo. Lassen Sie sich viel Zeit mit der Steigerung der Trainingseinheiten! Es darf ruhig pro Woche, in der man ca. dreimal laufen sollte, nur eine oder zwei Minuten länger dauern als die Woche davor.

Regelmäßiges Laufen wirkt wie ein Jungbrunnen.

Ausrüstung

Für das Joggen braucht man eigentlich nichts außer qualitativ hochwertigen Laufschuhen. Das ist aber besonders wichtig, weil man im Alter verletzungsanfälliger ist und auf einen guten Halt für die Fußgelenke unbedingt zu achten ist.

In guten Sportgeschäften wird Ihr Fuß vermessen, und Sie werden fachgerecht beraten.

In der Gruppe laufen?

Generell wird empfohlen, dass Laufanfänger ihr Lauftraining erst mal allein absolvieren sollten, weil man sich nicht einem schnelleren Lauftempo anpassen muss, nur um mit den anderen Gruppenteilnehmern mitzuhalten. Das ist für Anfänger gar nicht empfehlenswert. Wenn man dann ein gewisses Trainingsniveau erreicht hat, kann man später immer noch eine Laufgruppe aufsuchen. Wenn man nicht allein laufen möchte, entweder weil man sich allein nicht wohl fühlt oder weil man Angst hat, durch unbekannte Parks oder Wälder zu laufen, ist es eine gute Alternative, entweder mit einem einzelnen Laufpartner zu trainieren, der ungefähr das gleiche Trainingsniveau hat, oder einen folgsamen, gut erzogenen Hund mitzunehmen. Wer sich nicht gut fühlt oder vielleicht von einer Erkältung heimgesucht wird, bleibt zu Hause.

Geeignetes Gelände

Um eine gute Laufstrecke zu finden, empfiehlt es sich, diese zunächst in ausgedehnten Spaziergängen zu erkunden. Für Ungeübte ältere Sportler sollte sie keine größeren Steigungen aufweisen. Für die erste Zeit ist es auch wichtig, dass der Weg zwar nicht überwiegend asphaltiert (schlechte Dämpfung, Überbelastung der Gelenke), aber trotzdem möglichst eben ist. Deshalb sind für den Anfang Wege im Park besonders geeignet. Feld- und Waldwege weisen naturgemäß öfter Unebenheiten auf. Um dort Verletzungen zum Beispiel durch Umknicken zu vermeiden, braucht es schon eine gewisse Elastizität und Kräftigung der Fußmuskulatur und der Sehnen und Bänder. Mit einem gut trainierten Fuß wird es später kein Problem sein, auch mal über „Stock und Stein" zu laufen. Aber seien Sie geduldig! Der Aufbau der Fußmuskulatur braucht seine Zeit.

Ihre Laufstrecke sollte möglichst weitab vom Autoverkehr liegen, denn beim Joggen pumpt man deutlich mehr Luft in die Lungen, und diese sollte ja möglichst frei von Abgasen sein.

Joggen am Strand macht zwar sehr viel Freude, aber bedenken Sie, dass es im Sand sehr viel anstrengender sein kann.

Um Ihre Trainingserfolge zu kontrollieren, können Sie sich Punkte an der Wegstrecke merken wie einen besonderen Baum, ein Haus, ein Schild oder eine Kreuzung. Dann sehen Sie schnell, dass Sie nach einiger Zeit schon viel längere Wegstrecken absolvieren können.

Das Fahrrad als Fortbewegungsmittel und als Sportgerät

Fahrradfahren erweitert den persönlichen Aktionsradius und ist außerdem eine prima Sportart gerade für ältere Menschen, da es Kreislauf und Herz stärkt, Muskeln und Bindegewebe trainiert, das Immunsystem positiv beeinflusst und die Beweglichkeit der Gelenke steigert. Dabei ist die Kontinuität wichtiger als die Schnelligkeit oder Intensität. Die individuellen Möglichkeiten und Bedürfnisse bestimmen die Sportlichkeit der Aktivität Radfahren.

Radfahren ist weniger anstrengend als das Zufußgehen, da die Gelenke entlastet werden, obwohl sie in Bewegung sind. Diese schöne Freizeitbeschäftigung ist gleichzeitig ein Gewinn an Mobilität und lässt sich auch wunderbar in den Alltag einfügen.

Das Fahrrad als Fortbewegungsmittel und als Sportgerät tut gleichzeitig auch noch etwas für die Umwelt, wenn man zum Beispiel auf der Fahrt zum Supermarkt auf das Auto verzichtet und stattdessen radelt.

Der geübte Radler hat auch die Möglichkeit, seine Urlaubsreisen ganz anders zu gestalten. Auf einer mehrtägigen Radtour erlebt man die Welt nach langen Jahren im Auto wieder ruhiger, langsamer und beschaulicher im wahrsten Sinne des Wortes.

Das richtige Rad

Die Sicherheit steht an erster Stelle, auch bei der Fahrradausstattung. Die Lichtanlage muss einwandfrei funktionieren. Das Fahrrad muss in jeder Situation sicher beherrschbar sein. Ein wesentlicher Punkt bei der sicheren Handhabung des Fahr-

Fahrradfahren als Ausdauersport

Wie bei allen anderen Ausdauertrainingsformen gilt natürlich auch beim Radeln: Überfordern Sie sich nicht! Steigern Sie Ihre Trainingsintensität langsam! Üben Sie regelmäßig und kontrollieren Sie Ihren Puls! Wenn Sie das Radfahren sportlich betreiben, achten Sie auf Kleidung, die den Schweiß gut aufnimmt und gleichzeitig Luft an den Körper lässt.

Im Fachhandel erhältliche Radlerhosen und Radlerschuhe sind für den Sportradler Pflicht. Die Hosen sind oft gepolstert. Damit gehören „Popo-Schmerzen" nicht mehr zum Radeln zwangsläufig dazu. Eine wetterfeste Regenjacke und etwas zu Trinken sollte man immer dabei haben, genau wie das Handy, um Hilfe zu holen, wenn doch einmal etwas passiert ist.

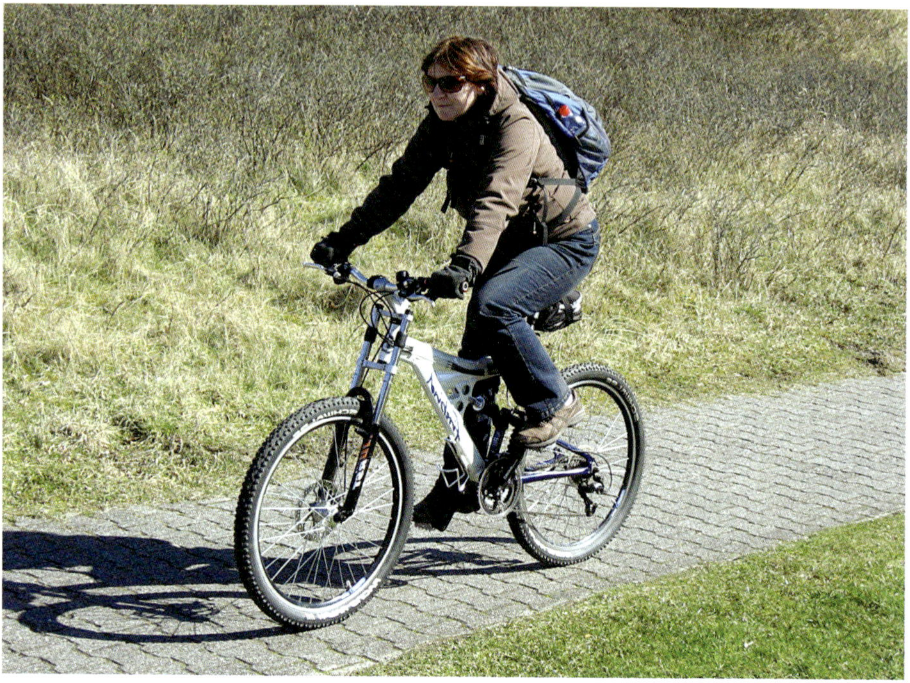

Beim sportlichen Radfahren sollte für den Leistungsstand die richtige Ausrüstung gewählt werden.

rades ist die Federung. Eine Vollfederung ist nicht nur bequem, sondern sie hilft auch, das Rad besser zu kontrollieren. Der Fahrer kann sich voll auf die Verkehrssituation konzentrieren, ohne von jeder Delle oder jedem Schlagloch aus dem Gleichgewicht gebracht zu werden.

Die Wahl des richtigen Fahrrads sollte altersgerecht sein, und man sollte sich darauf sicher und wohl fühlen. Kraftverlust und Gleichgewichtsprobleme sollten beim Kauf des Fahrrades unbedingt beachtet werden, denn auch dafür gibt es im Fachhandel geeignete Alternativen zum „normalen" Rad. Die eigene Konstitution muss man richtig und ehrlich einschätzen.

Ein tief heruntergezogenes Hauptrahmenrohr, ein sogenannter Tiefeinsteiger, erleichtert etwa den Aufstieg auf das Fahrrad. Ein Komfortrad hat einen etwas zurückversetzten Sattel und der Abstand zwischen Pedalen und Sattel, ist größer, sodass man sich beim Starten und Anhalten mit beiden Füßen am Boden abstützen kann und dabei nicht absteigen muss.

Wer schwere Gleichgewichtsstörungen hat kann ein Dreirad oder ein Liegerad wählen.

Gerade das Liegerad hilft der Balance, denn es hat drei Räder. Man entlastet den Rücken durch das Zurücklehnen des Oberkörpers und hat einen freien Blick auf die Landschaft, ohne dass der Nacken weh tut.

Die Sitzschale beim Liegerad ist ergonomisch geformt, und bei längeren Touren fühlt sie sich angenehmer an als der übliche Fahrradsattel. Ein Elektrofahrrad ist sinnvoll, wenn die Kraft schon sehr nachgelassen hat, denn sein kleiner elektrischer Motor unterstützt den Fahrer. Bei Bedarf ist er zuschaltbar und bietet verschiedene Arten der

Unterstützung. Ein guter Fahrradhelm ist natürlich Pflicht. Er schützt beim Sturz vor schweren Kopfverletzungen. Heute haben die Helme gute Belüftungssysteme. Man schwitzt unter ihnen sehr wenig.

Ältere Radfahrer sollten einige Dinge regelmäßig kritisch überprüfen, um sich selbst ihrer Fahrtüchtigkeit sicher zu sein.

Dazu gehört der sichere und bequeme Sitz. Möglicherweise müssen Lenker und Sattel neu eingestellt werden. Gelegentlich sollte man eine Vollbremsung üben. Wenn die Bremsen nicht mehr griffig genug sind, sollten sie nachjustiert oder gegebenenfalls ersetzt werden.

Hat man Schwierigkeiten beim Überfahren von Kanten und Schwellen, helfen ein vollgefedertes Rad und ein ausreichend steiler Anfahrtswinkel. Reflektoren am Rad und eine einwandfrei funktionierende Beleuchtungsanlage sind Sicherheitsfaktoren beim Fahren in Dämmerung und Dunkelheit.

Die Schaltung sollte man intuitiv bedienen können. Und last but not least: Genau wie für Autofahrer sollte ein regelmäßiger Seh- und Reaktionstest beim Arzt zum Routineprogramm gehören.

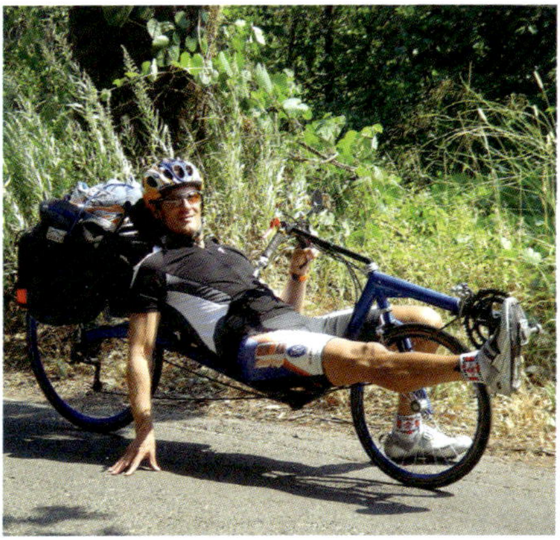

Das Liegefahrrad, eine gute Alternative bei Gleichgewichtsproblemen im Alter.

Liegerad-Typen:

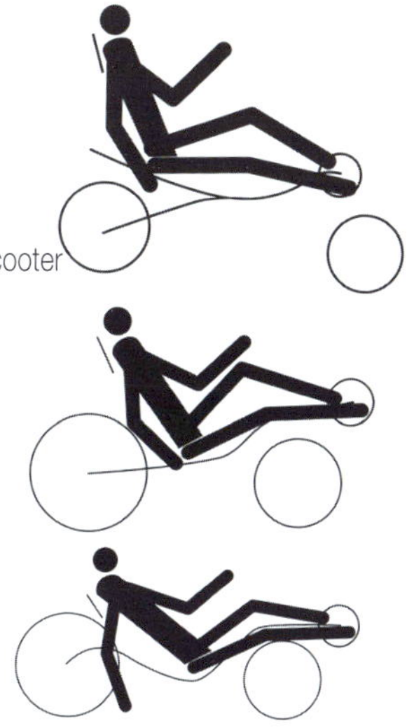

Sesselrad, Scooter

Kurzlieger

Tieflieger

Fahrrad fahren lernen im Alter

Was tun, wenn man noch gar nicht Rad fahren kann?

Vor 50 Jahren lernte nicht jedes Kind wie selbstverständlich das Fahrradfahren. Deshalb gibt es viele ältere Menschen, die es nicht können. Aber die Überwindung, die man braucht, um sich Hilfe zu holen und im Alter noch Radfahren zu lernen, lohnt sich.

Radfahren macht fit und mobil. Radtouren sind eine ideale Betätigung für Senioren, am Wochenende kann man dann auch mal einen Ausflug ins Grüne machen oder gelegentlich an einer geführten Radwanderung teilnehmen. Es eröffnet ganz neue Blickwinkel, die nähere und weitere Umgebung mit dem Rad zu erkunden.

Es existiert ein umfangreiches Kursangebot für Senioren, die das Radeln bei geschulten Lehrern noch erlernen möchten (zum Beispiel beim Allgemeinen Deutschen Fahrrad Club – ADFC). Sogar einige Polizeistationen bieten ein Winter-Fahrsicherheitstraining an. Aber vielleicht findet sich ja auch im Familien- oder Freundeskreis jemand mit Erfahrung und Geduld.

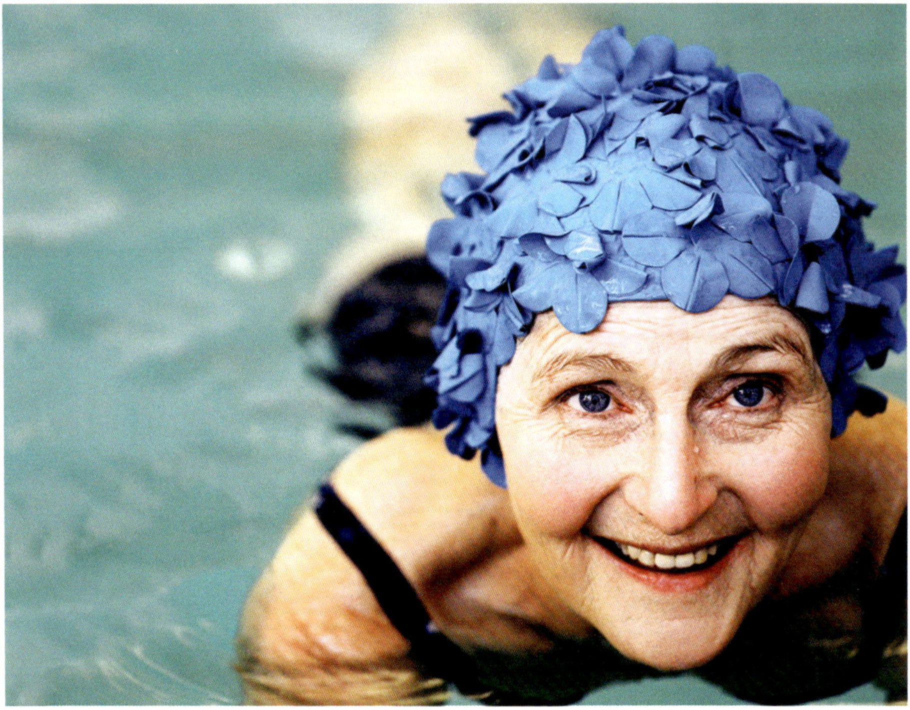

Bewegung im Wasser wirkt sich wohltuend auf Muskeln und Gelenke aus.

Schwimmen wie ein Fisch im Wasser

Schwimmen hält jung und beweglich und gibt echte Lebensqualität. Es ist eine Sportart, die man in jedem Alter betreiben kann und somit auch besonders für ältere Menschen geeignet ist. Besonders der Rücken profitiert durch die Entlastung beim Schwimmen, und es ist deshalb besonders gut für die Wirbelsäule. Der Auftrieb des Wassers bewirkt sozusagen eine Schwerelosigkeit, was bei gleichzeitiger Bewegung von Armen und Beinen hilft, Rückenschmerzen zu verringern. Fast jeder Muskel des Körpers wird trainiert, wobei man durch den Widerstand des Wassers mehr Kraft aufwenden muss als an Land. Die Muskeln an Armen, Beinen, Bauch, Po und Rücken werden gekräftigt. Also übt man beim Schwimmen sowohl Ausdauer als auch Kraft, und das viel müheloser als auf dem Trockenen. Alle Problemzonen werden dabei massiert, und das mit viel weniger Gelenkbelastung als zum Beispiel beim Joggen, Nordic Walking, Wandern oder Radfahren. Sogar Menschen, die an Land gehbehindert sind, können im Wasser ohne Probleme oft erstaunliche Leistungen vollbringen.

Schwimmen ist für Senioren die vielleicht unproblematischste Ausdauersportart.

Kraulen oder Rückenschwimmen ist dabei besonders ideal für Senioren, da die Pendelbewegung der Beine aus der Hüfte heraus erfolgt. Das ist gut für Menschen mit Beeinträchtigungen an Hüfte, Knie und Rücken. Diese Wassersportart macht

Spaß, egal ob man nur brustschwimmt oder auch krault. Es tut der Nackenmuskulatur gut, wobei man beim Brustschwimmen darauf achten muss, den Kopf im Nacken nicht zu überstrecken, denn dadurch verspannt sich die Muskulatur leicht. Schwimmen wirkt sich positiv auf den Kreislauf und die Atmung aus, die Durchblutung wird gefördert, und das Herz-Kreislauf-System wird in Schwung gebracht.

Schwimmen bei Bluthochdruck

Schwimmen hilft auch nachweislich gegen einen hohen Blutdruck. Eine amerikanische Studie bewies, dass regelmäßiges Schwimmen, nämlich drei- bis viermal pro Woche 45 Minuten, bereits nach drei Monaten den Blutdruck senkt und die Arbeit der Blutgefäße fördert. Dabei sind die Effekte deutlich besser als zum Beispiel bei Entspannungsübungen.

Schwimmen bei Übergewicht

Außerdem verbrennt man pro Stunde bis zu 1.000 Kalorien. Das ist nicht der einzige Grund, warum

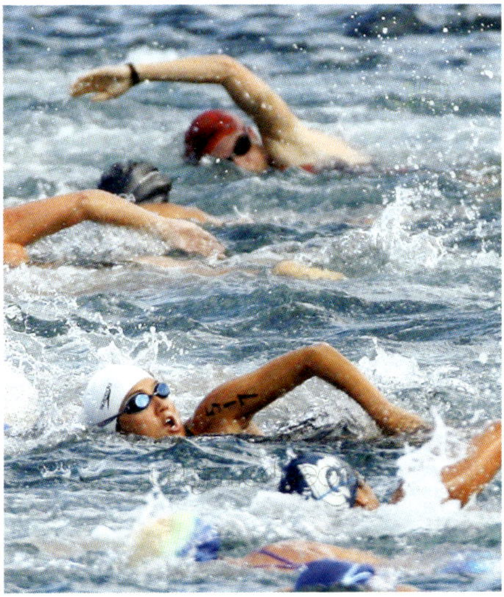

Kraulen ist hervorragend für die Wirbelsäule.

Schwimmen in Naturgewässern

Vorsicht: Wasser ist tückisch und oft gefährlich. Die meisten tödlichen Unfälle ereignen sich an unbewachten Seen und Flüssen. Das Risiko, dort zu ertrinken, ist sehr viel höher als an bewachten Badestellen oder in Schwimmbädern, also sollte man an unbewachten Stellen nur schwimmen, wenn man sich sehr sicher und möglichst nicht allein ist.
Beim Bad in unbekannten Gewässern sollte man sich bei einheimischen Fachleuten über besondere Gefahren und die Notrufmöglichkeiten vor Ort informieren (Handy mitnehmen!).
Warnhinweise müssen unbedingt beachtet werden. Man sollte seine eigene Leistungsfähigkeit kritisch einschätzen und nicht übermütig werden.
Baden in sehr kaltem Wasser kann zu Unterkühlung, Herzproblemen oder Krämpfen führen und somit lebensgefährlich sein.
Besonders ältere Menschen sollten sich sehr, sehr langsam an die kalten Temperaturen gewöhnen. Bis der Kreislauf sich angepasst hat, zunächst erst mal lange nur im Wasser waten, sich nach und nach befeuchten und erst nach mehrmaligem Untertauchen bis zur Schulter mit dem Schwimmen beginnen. Natürlich ist das Springen im Ufer- und Flachwasserbereich von unbekannten Gewässern absolut zu unterlassen.
Schwimmen in Flüssen ist besonders gefährlich wegen der Strömungen, Brückenpfeiler, Sogwirkungen, Unterwasserhindernisse und Fahrrinnen mit Freizeit- und Berufsschifffahrt.
Beim Baden im Meer ist zu bedenken, dass Gezeiten, nicht erkennbare Strömungen und Unterströmungen sowie starke Winde Lebensgefahr bedeuten können. Man sollte vor dem Bad niemals Alkohol trinken oder zu viel essen. Denken Sie daran, Wasser kann lebensbedrohlich sein. In Deutschland sterben jährlich mehr als 400 Menschen durch Ertrinken, davon 343 nicht im Meer.

Schwimmen auch für Menschen mit Übergewicht sehr geeignet ist, denn durch den Auftrieb des Wassers spürt man sein eigenes Körpergewicht kaum und der Druck auf Knochen, Gelenke und Organe wird minimiert. Das bringt ein Gefühl von Leichtigkeit und Wohlbefinden. Also ist diese Wassersportart auch hervorragend für ältere Menschen geeignet, die abnehmen wollen. Nach dem Training kann man sich dann auch noch im Whirlpool entspannen. Das tut auch der Seele gut. Also macht Schwimmen in jeder Hinsicht locker.

Zudem kann man im Schwimmbad soziale Kontakte knüpfen. Dort trifft man immer andere Menschen, egal, ob man allein hingeht oder sich mit Gleichgesinnten verabredet hat.

Dieses optimale Ausdauertraining kostet nicht mal viel Geld.

Schwimmen kann man im Hallenbad oder Freibad, aber auch in Seen, Flüssen und natürlich im Meer. Einige Vorsichtsmaßnahmen sind aber besonders in natürlichen Gewässern zu beachten.

Im Freibad oder im Hallenbad gilt, wer ernsthaft schwimmen möchte, sollte sogenannte „Spaßbäder" meiden und sich lieber ein ruhiges Schwimmbad suchen, um in aller Ruhe Bahnen schwimmen zu können. Idealerweise sollten diese 50 Meter lang sein.

Schwimmen nach jahrelanger Pause

Ältere Menschen, die erst wieder mit dem Schwimmen beginnen, sollten es nicht sofort übertreiben. Wenn man sich beim Baden noch problemlos unterhalten kann, ist das Trainingsniveau optimal. Nach kurzer Zeit ist es dann möglich, 30 Minuten oder länger am Stück zu schwimmen.

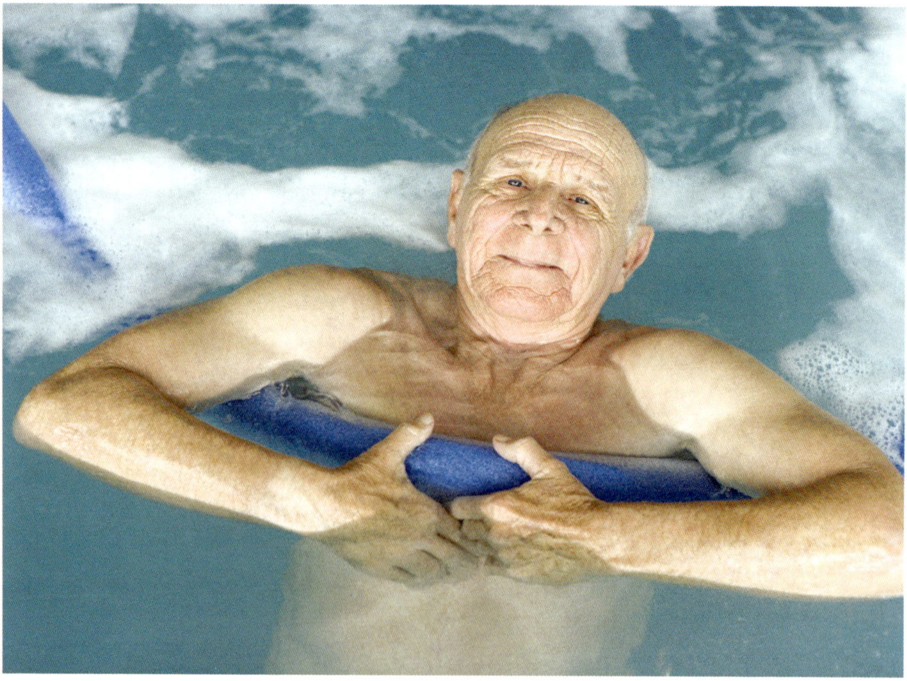

In Schwimmkursen lernt man zunächst die richtigen Bewegungsabläufe mit Hilfsmitteln.

Schwimmen lernen im Alter

Wollten Sie vielleicht schon Ihr ganzes Leben lang das Schwimmen lernen und sind nie dazugekommen? Auch im Rentenalter ist es noch nicht zu spät dazu.

Aber sich privat von Bekannten, Freunden oder Familie das Schwimmen beibringen zu lassen, erfordert besonders viel Mut, da man auf die öffentlichen Badezeiten in den Schwimmbädern angewiesen ist. Deshalb schämen sich viele Ältere und möchten dies nicht auf sich nehmen.

Viele Sportvereine bieten jedoch Senioren-Schwimmkurse an, oft auch außerhalb der normalen Öffnungszeiten. So bleibt man unter sich. Die Gruppen sind klein und übersichtlich, da sich Erwachsene erfahrungsgemäß beim Schwimmenlernen schwerer tun.

Zu Beginn der Kurse steht die Wassergewöhnung. Hier geht es zunächst darum, Scheu und Angst vor dem Element zu verlieren. Meist passiert das in einem Becken mit geringer Wassertiefe. Erst später geht es an die ersten Schwimmzüge, dies zunächst mit Hilfsmitteln. Sobald Sie diese weglassen können, werden Sie merken, dass Sie Selbstvertrauen bekommen, dass Ihnen das Wasser keine Angst mehr macht, und Sie werden großen Spaß an dieser Form der Bewegung finden!

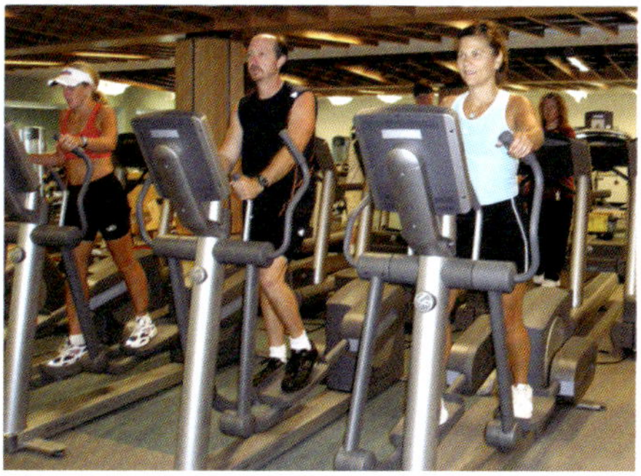

Trainieren mit einem Freund oder einer Freundin motiviert und macht mehr Spaß.

Geräte für die Steigerung der Ausdauer

Ach ja, das Wetter ... Oft ist es einfach gar nicht möglich, im Freien zu trainieren, weil die Witterungsverhältnisse nun gar nicht dafür geeignet sind. Eine gute Alternative für das Sporttreiben im Winter bei eisglatten Wegen und klirrender Kälte oder im Sommer bei Gewittern mit Blitz, Donner und sintflutartigen Regenfällen sind Fitnessgeräte, die man zu Hause oder im Studio benutzen kann.

Der Besuch eines Fitnessstudios empfiehlt sich, wenn man fachgerechte Beratung bei der Bedienung der Geräte sucht. Zu Hause lässt es sich auch dann fein trainieren, wenn man schlichtweg einfach keine Lust hat, nach draußen zu gehen.

Es gibt zahlreiche verschiedene Geräte für das Ausdauertraining daheim oder im Fitnessstudio. Hier einige Beispiele:

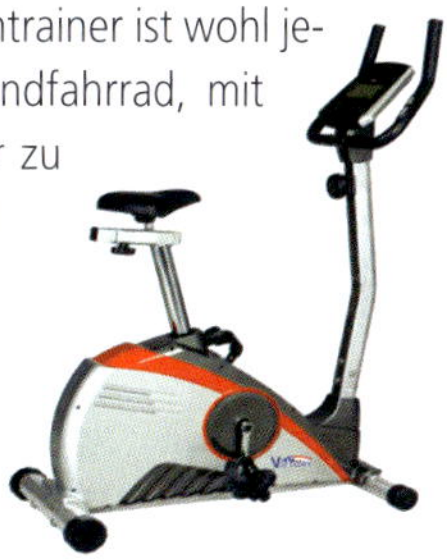

Der Heimtrainer: Der Heimtrainer ist wohl jedem wohlbekannt: ein Standfahrrad, mit dem man bei jedem Wetter zu Hause trainieren kann. Oft hat er eine Kalorienverbrauchsanzeige. Leider bewegt man sich darauf ziemlich einseitig, sodass es sinnvoll ist, noch ein zweites Gerät zu haben oder zusätzlich Übungen ohne Geräte zu machen. Ein bequemer Vorteil ist, dass man beim Radeln daheim sogar lesen oder fernsehen kann.

Der Ergometer ist eigentlich fast das Gleiche wie der Heimtrainer mit dem Unterschied, dass hier über ein computergesteuertes Cockpit Kalorienverbrauch, Leistung in Watt und Pulsfrequenz angezeigt werden.

Auch kann die Trainingsfrequenz eingestellt werden. Der Tretwiderstand verringert sich, wenn man zu kräftig in die Pedale tritt und umgekehrt. Also kann man hier das Training besser und wirkungsvoller steuern. Das Ergometer gehört üblicherweise deswegen zur Ausrüstung der Sportmedizin, weil der Arzt so die Leistungen analysieren und das Training optimal überwachen kann.

Indoor Cycles funktionieren auch im Prinzip wie der Heimtrainer, nur ohne technische Spielereien. Deshalb sind Indoor Cycles oft günstiger.

Der Crosstrainer wird oft auch Ellipsentrainer genannt. Die Bewegung auf dem Crosstrainer ähnelt sehr der des Laufens: Arme und Beine trainieren gleichmäßig über Kreuz („cross"). Dabei ist das sehr gelenkschonend, und es entstehen keine Belastungen durch Stöße, weil die Bewegung sehr rund abläuft.

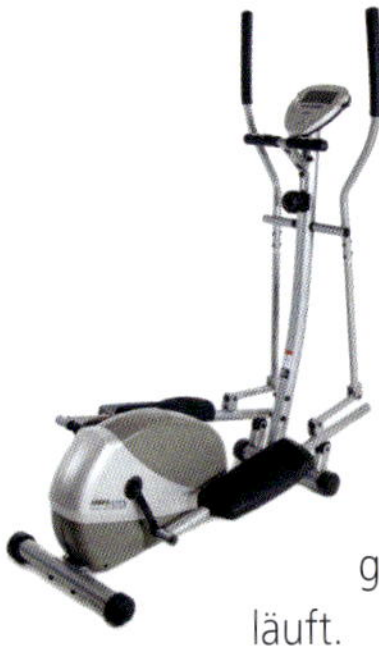

Das Laufband: Laufbänder gibt es in ganz verschiedenen Preis- und Qualitätsstufen. Die besseren sind mit einem guten Motor bestückt und haben auch ein Bremssystem. Bei den billigen muss man das Band erst selbst zur Bewegung bringen. Also sollte man darauf achten, dass das Laufband mindestens einen guten Motor hat.

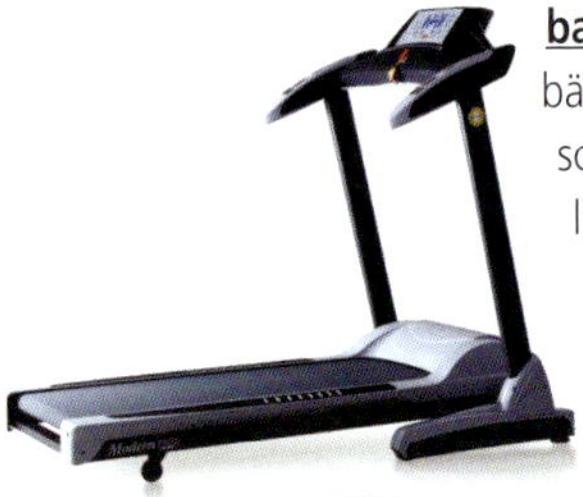

Das Rudergerät: Beim Rudergerät wird zusätzlich zu den Beinen auch die Rücken- und Schultermuskulatur trainiert. Es ist sehr effektiv und beliebt und ideal, um Ausdauer- und Krafttraining zu kombinieren.

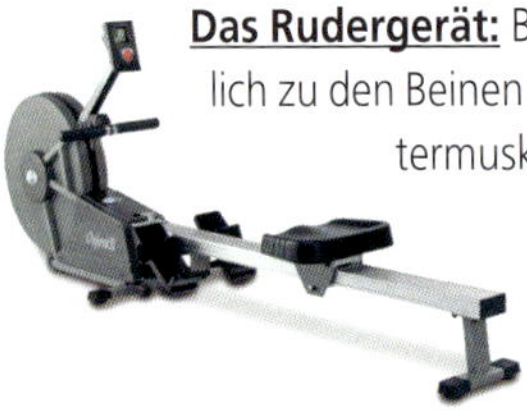

Der Stepper: Auf dem Stepper werden überwiegend Beine und der Po trainiert, da er nach dem Prinzip „Treppensteigen" funktioniert. Deshalb kann seine Benutzung bei anfälligen Personen leider auch zu Knieproblemen führen. Die Belastung ist sehr einseitig und deshalb für Senioren weniger zu empfehlen.

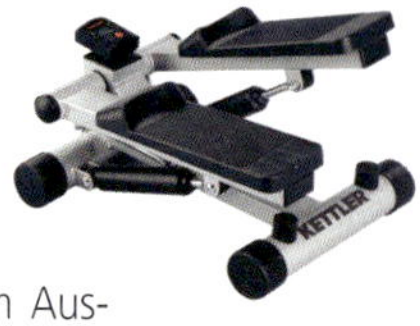

Eine Trainingseinheit auf einem Ausdauerfitnessgerät sollte mindestens 30 bis 40 Minuten dauern und (sofern man nicht auch im Freien sporteln kann) mindestens dreimal pro Woche stattfinden. Die Wirkung des Ausdauertrainings kann man am besten an der Herzfrequenz erkennen, und deren Kontrolle stellt die sicherste Methode dar, die Intensität des Trainings zu steuern. Gerade dafür eignet sich das Training auf Geräten besonders gut. Einige verfügen über ein pulsgesteuertes Programm, das den Herzschlag misst, wenn man sich mit den Händen festhält. Bei anderen trägt man einen Brustgurt, in dem Elektroden die Herzfrequenz messen und drahtlos an die Anzeige des Sportgerätes oder an eine Uhr am Handgelenk übertragen.

Auch schlechtes Wetter ist keine Ausrede für Sportmuffel.

Weil das Herz dann die Belastung des Gerätes steuert, trainiert man ständig mit optimalem Belastungspuls. Das Ausdauergerät, welches am besten zu Ihnen passt, finden Sie am leichtesten, wenn es Bewegungen simuliert, die Sie ohnehin schon gern ausführen. Der Radfahrer wird den Heimtrainer wählen, der Jogger das Laufband, der Nordic Walker den Crosstrainer und so weiter.

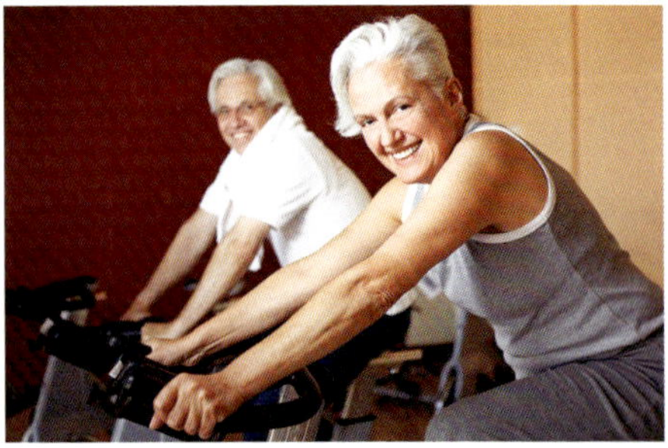

Nicht im Freien zu trainieren hat den Vorteil, dass man dabei lesen oder sogar fernsehen kann.

Warum Krafttraining?

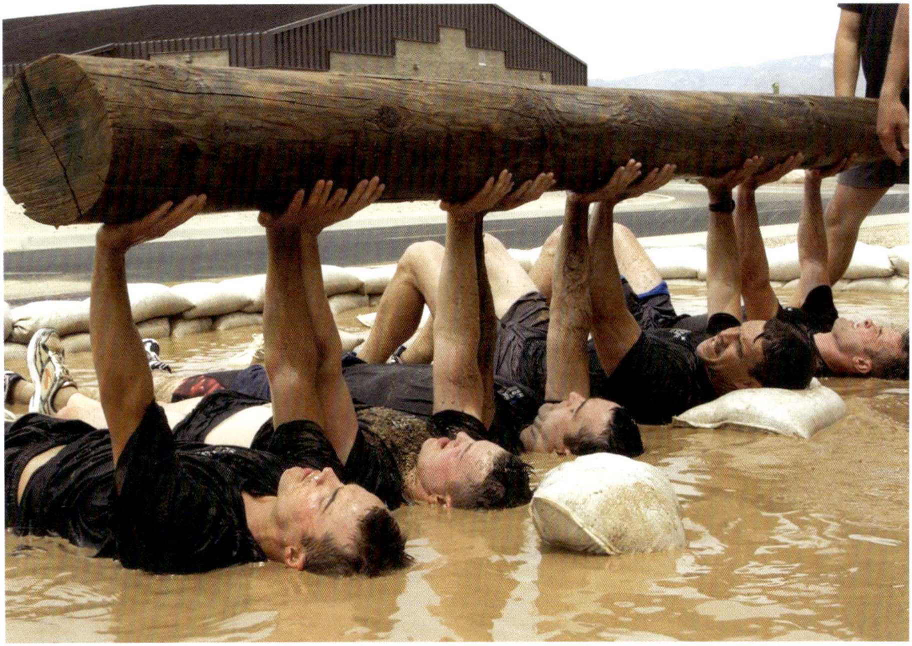

Auch im Alter lässt sich die Leistung der Muskulatur durch gezieltes Krafttraining entscheidend verbessern.

Leider ist die Natur schonungslos. Der Körper baut schon ab dem 30. Lebensjahr ständig Muskelmasse ab, nach dem biologischen Grundprinzip, dass nur die Funktionen des Körpers, die regelmäßig eingesetzt und trainiert werden, auch aufrechterhalten werden. Muskelmasse wandelt sich in Fettgewebe um. Das heißt, dass man schon ab dem 30. Lebensjahr aktiv gegen den Kraftabbau der Muskeln angehen sollte. Mit steigendem Alter wird das dann immer wichtiger, weil es irgendwann nicht mehr nur um eine rein äußerlich ästhetische Formung des Körpers geht, sondern auch um die Erhaltung von Beweglichkeit in alltäglichen Situationen und somit auch um die allgemeine Lebensqualität. Im hohen Alter können kräftige Muskeln sogar schwerwiegenden Verletzungen vorbeugen. Man sollte also sportlich tätig werden, um körperlich leistungsfähig zu bleiben.

Die bittere Wahrheit: schon ab dem 30. Lebensjahr geht's abwärts mit unserem Körper, wenn man nicht gegensteuert.

Das ist die beste Chance für ein biologisch jüngeres Alter als das, welches dem tatsächlichen Lebensalter entspricht. Ein sportlich aktiver älterer Mensch kann ein um bis zu 20 Jahre jüngeres biologisches Alter haben. Also kann ein 75-jähriger Mensch die messbaren Körperfunktionen eines 55-jährigen aufweisen. Sogar bei denjenigen, die auch noch im hohen Alter von über

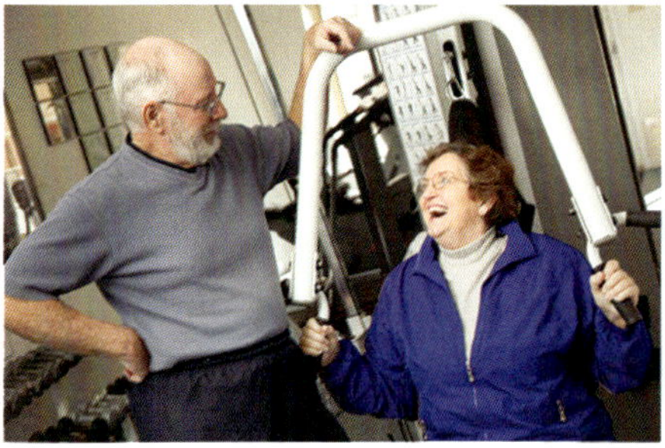

Maßvolles Krafttraining ist bis ins höchste Alter sinnvoll.

75 regelmäßig (und mäßig) Sport treiben, kann man einen günstigen Einfluss auf den Organismus und dessen Leistungsvermögen feststellen. Um damit zu beginnen, ist es nie zu spät, denn gesunde ältere Menschen reagieren auf Trainingsanreize genauso wie jüngere. Natürlich muss man eine altersgerechte Form des Krafttrainings finden, welches auch dem eigenen Fitnessgrad entspricht. Und dieser differiert gerade bei Senioren sehr stark, abhängig davon, ob sie ihr Leben lang schon gesportelt haben oder erst im fortgeschrittenen Alter damit anfangen und wie viel sie bisher trainiert haben. Bei sinnvollem Training werden sie dann mit einem viel geringeren Unfallrisiko als dem nichtsportlicher Altersgenossen belohnt.

Starke Muskeln sorgen für eine gute aufrechte Haltung. Gerade die Bauch- und Rückenmuskulatur ist zuständig dafür, dass der Rücken nicht rund wird, der Brustkorb nicht eingeengt wird und die Schultern nicht nach vorn hängen. Das wirkt einer ungleichmäßigen Belastung von Bandscheiben, Wirbeln und Gelenken entgegen und hilft Verspannungen und Schmerzen zu vermeiden.

Starke Muskeln für starke Knochen

Etwa 206 Knochen stabilisieren und stützen den menschlichen Körper. Sie müssen elastisch bleiben, um bei Biege-Zug- oder Druckbelastungen nicht zu brechen. Knochenzellen werden während des jungen Lebens ständig neu aufgebaut. Bis etwa zum 40. Lebensjahr wird jährlich 0,5 kg bis 1 kg Knochensubstanz erneuert. Dann wird mehr ab- als aufgebaut. Man verliert Jahr für Jahr ein Prozent der Knochenmasse. Das kann sich im schlimmsten Fall zu der Krankheit Osteoporose entwickeln. Davon ist leider in Deutschland die Hälfte aller über 70-jährigen Frauen betroffen. Aber auch Männer leiden darunter, bis zu einem Drittel der Osteoporose-Patienten ist männlich. Die Folge sind Knochenbrüche, häufig von Handgelenk, Oberschenkeln oder Oberschenkelhals.

Gezieltes Muskeltraining hilft nachweislich dagegen, weil bei Bewegung die am Knochen befestigten Sehnen Druck und Zug auf diese ausüben und diese Impulse den Knochen zum Aufbau neuer Substanz anregen.

Muskeln und Gelenke

Ein Gelenk, welches von kräftigen Muskeln umgeben ist, ist besser vor Verschleiß geschützt und weniger verletzungsanfällig.

Die Knorpelmasse im Gelenk verringert sich mit der Zeit. Dann reibt Knochen auf Knochen, und das kann äußerst schmerzhaft sein. Das nennt man dann Arthrose. Meistens erkranken daran die

Gymnastik bei Arthrose-Beschwerden

Im Verlauf der Arthrose-Erkrankung nimmt die Gelenkknorpelschicht langsam ab und kann letztendlich ganz aufgebraucht sein. Diese Schicht wird nämlich nicht über eigene Blutgefäße, sondern durch die Nährstoffe versorgt, die sich in der Gelenkflüssigkeit befinden. Je mehr Be- und Entlastung ein Gelenk erfährt, desto besser ist das für den Stoffwechsel des Knorpels, denn er wird wieder mit Gelenkflüssigkeit durchtränkt und ernährt. Regelmäßige Gymnastik sorgt für die notwendige Bewegung.

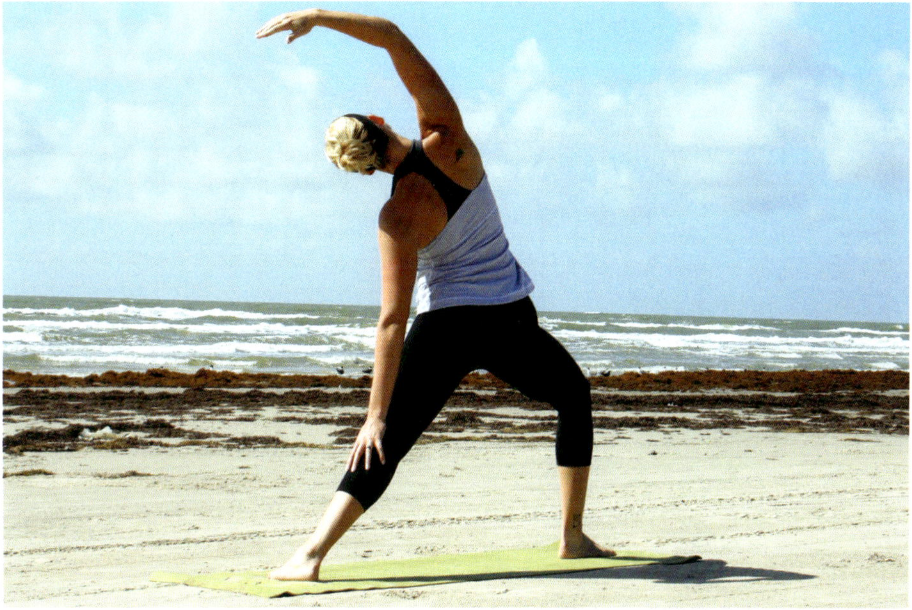

Bei Arthrose-Schmerzen ist statt Schonung gezielte Bewegung angesagt.

gewichtsbelasteten Gelenke, also Knie, Füße und Hüfte, die für alltägliche Tätigkeiten wie Gehen und Treppensteigen zuständig sind. Nicht immer merkt man die Abbauvorgänge in den Gelenken sofort und hat Schmerzen. Oft schreitet die Arthrose schleichend voran. Um das Voranschreiten von Arthrose zu verlangsamen, muss der Patient aktiv mitmachen.

Gymnastik für „Super-Oldies"

Für echte Senioren ab 65, 70 oder gar ab 80 Jahren, die nicht sonderlich trainiert sind, ist Sitzgymnastik eine geeignete kraftfördernde Sportart. Gymnastik im Sitzen kann für betagte Menschen mit und ohne Einschränkungen eine gute Möglichkeit sein, beweglich zu bleiben oder wieder beweglicher zu werden, sich fit zu halten und die Muskeln aufzubauen. Die meisten Übungen lassen sich ganz ohne Hilfsmittel durchführen, aber es gibt auch welche, für die Bälle, Stangen oder Tücher gebraucht werden. Ein stabiler Stuhl oder Hocker wird natürlich immer gebraucht. Er darf nicht wackeln und sollte auf ebenem Boden guten Halt haben.

Beispiele für Sitzgymnastik-Übungen:

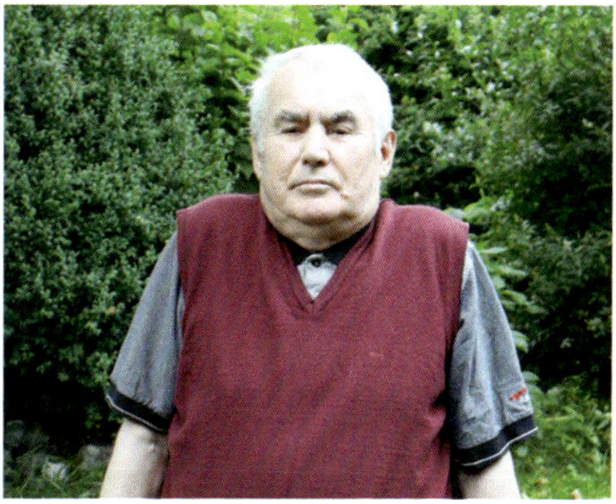

Zunächst die Arme ausschütteln, dann mit den Schultern vorwärts und rückwärts kreisen. Anschließend die Schultern hochziehen und wieder senken.

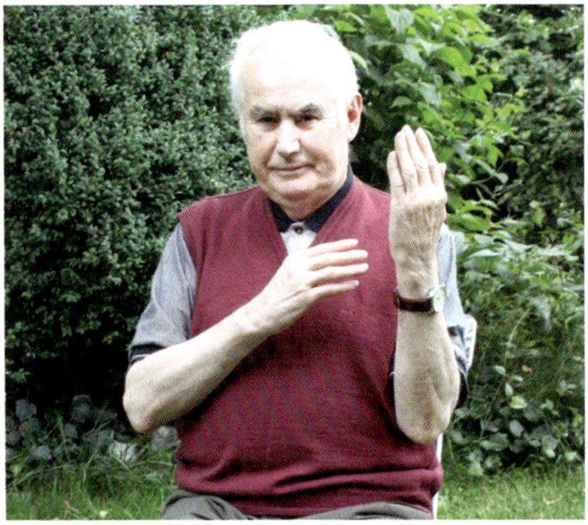

Die Unterarme kreisen vor dem Körper umeinander und dann vorwärts, rückwärts, gleichzeitig und abwechselnd neben dem Körper.

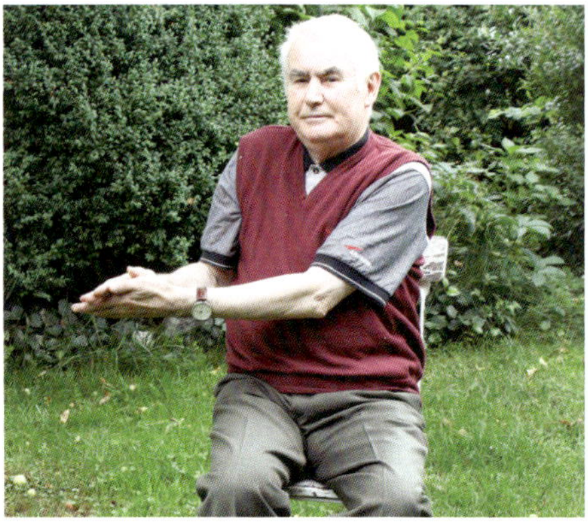

Man klatscht in die Hände, auch hinter dem Rücken, über dem Kopf und rechts und links vom Körper. Anschließend die Hände ausschütteln.

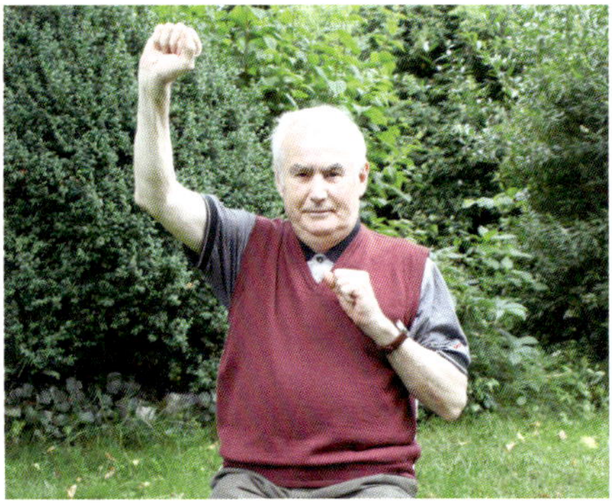

Mit den Armen klettert man, als würde man eine Leiter hinaufklettern, und greift dann mit den Armen nach weit entfernten gedachten Gegenständen.

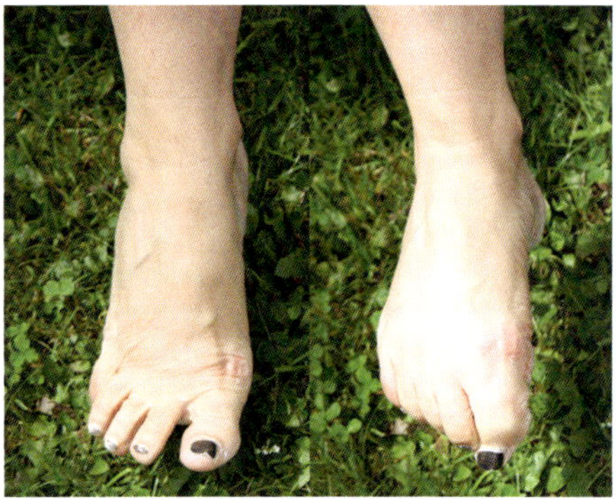

Man zieht die Schuhe aus und rollt die Zehen zusammen, anschließend spreizt man sie weitmöglich.

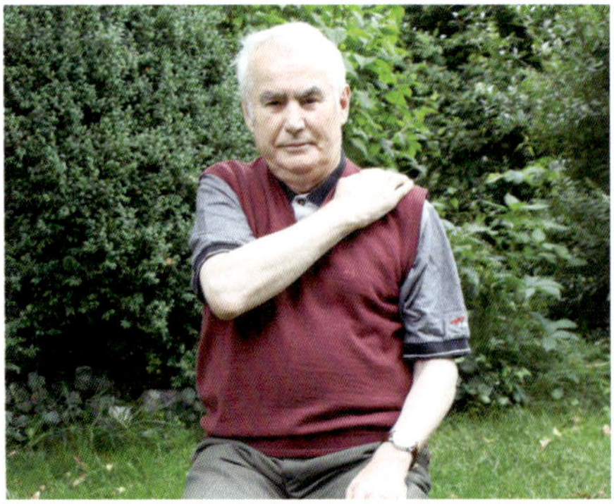

Man tippt mit der Hand auf die eigene Schulter.

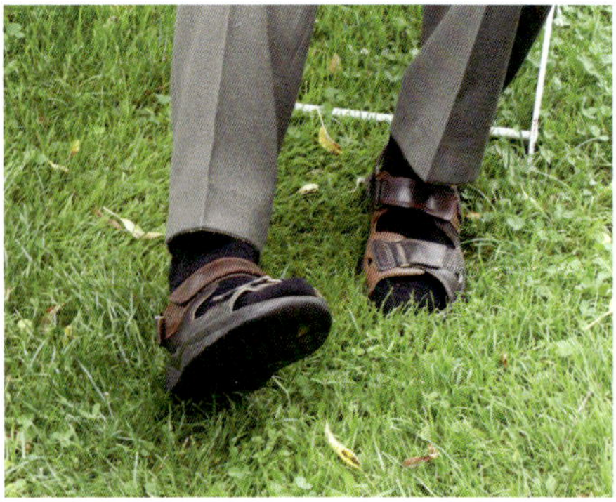

Man hebt ein Bein und lässt den Fuß kreisen, erst linksherum, dann rechtsherum, dann abwechselnd.

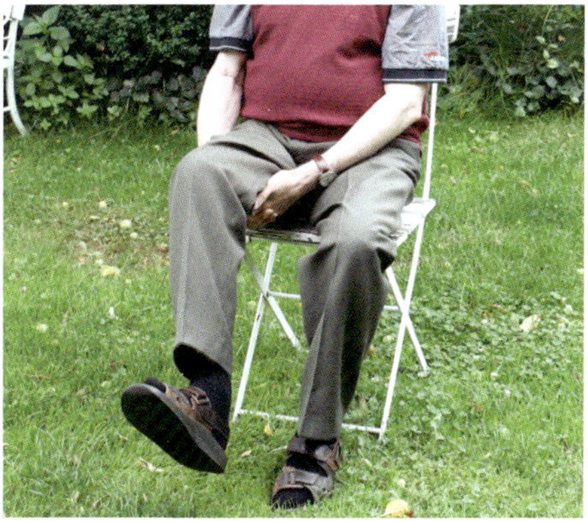

Man streckt ein Bein und lässt es nach links und rechts schwingen. Dann hebt man es und malt mit dem Fuß Kreise in die Luft.

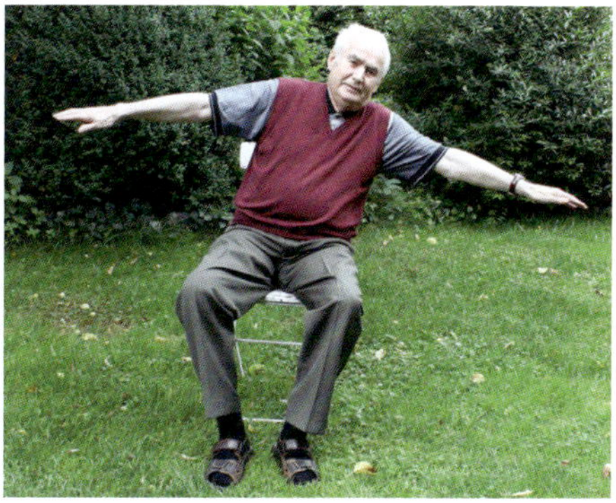

Man kreist mit dem Oberkörper. Dann streckt man die Arme seitlich aus und neigt den Oberkörper von links nach rechts.

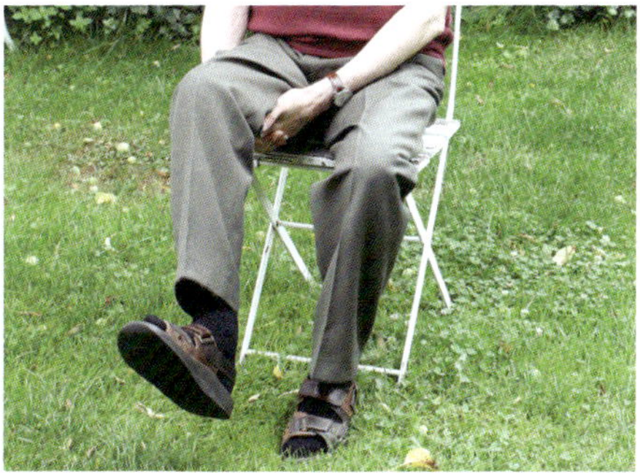

Man hebt einen Oberschenkel an und hält ihn mit den Händen fest. Dann wird der Unterschenkel gehoben und gesenkt, anschließend mit dem Unterschenkel in der Luft kreisen.

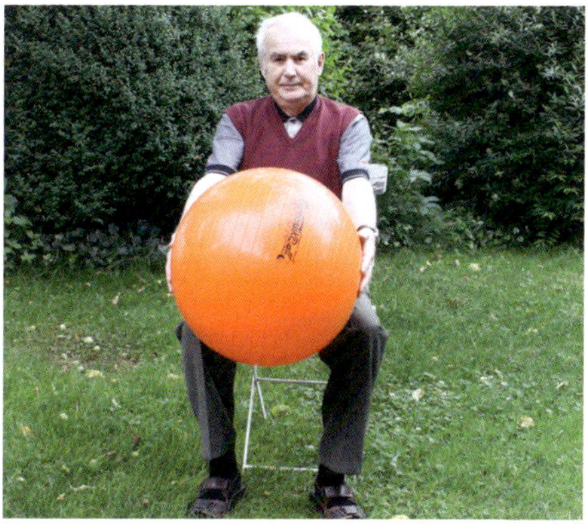

Einen größeren Gymnastikball vor dem Körper von oben nach unten und wieder zurück heben.

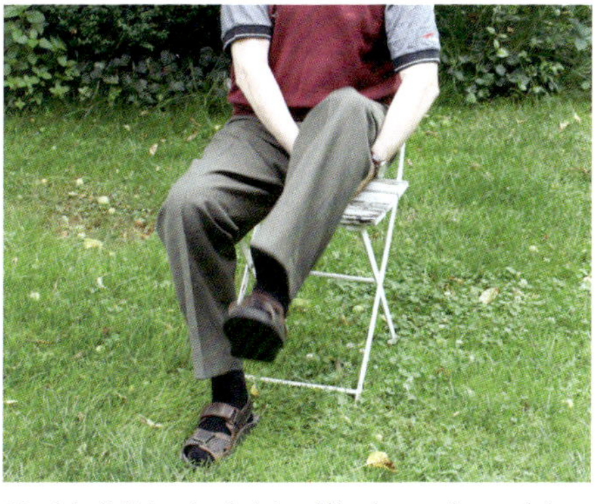

Man hebt die Beine abwechselnd und klatscht unter dem angehobenen Bein.

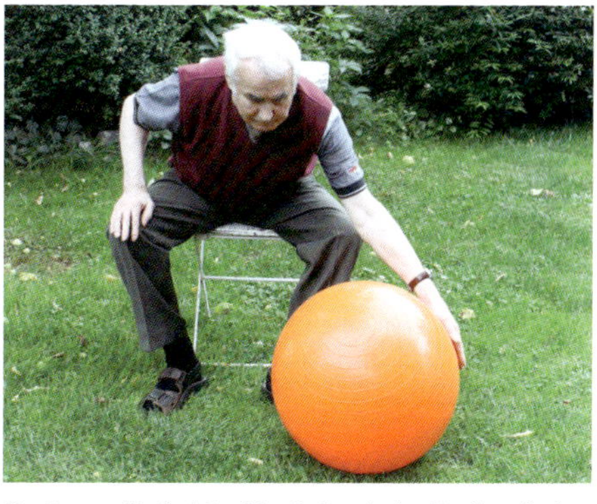

Der Gymnastikball wird auf dem Boden mit einer Hand um die eigene Achse gedreht, dann wir die Hand gewechselt.

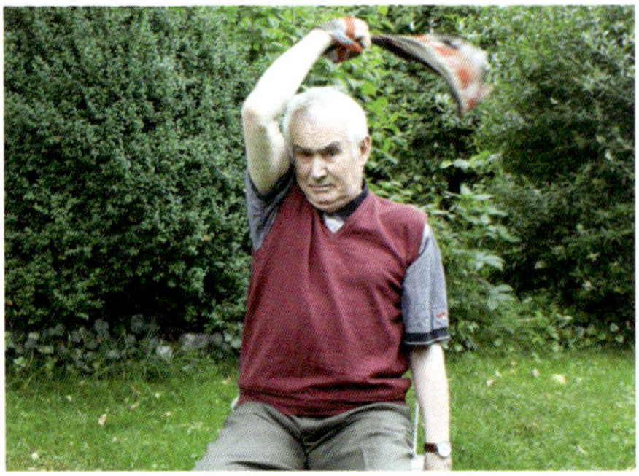

Ein Tuch wird in die Hand genommen und über dem Kopf geschwenkt, auch mit beiden Händen, dann vor dem Körper hin- und herschwenken.

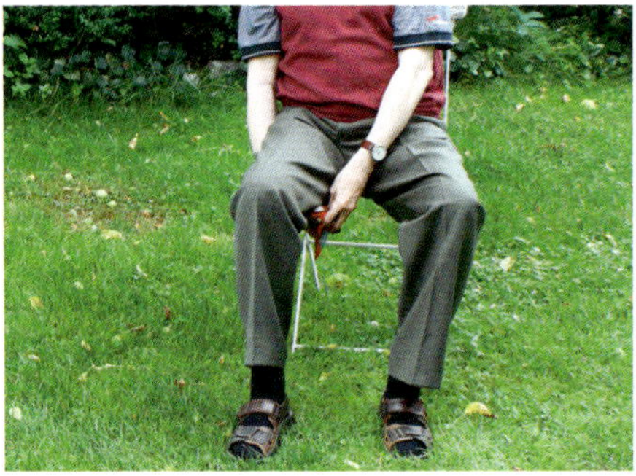

Man lässt die Füße auf dem Boden und gibt das Tuch unter dem Oberschenkel von einer Hand in die andere.

Kräftigende Gymnastik ohne Hilfsmittel

Um sich selbst motivieren zu können, regelmäßig etwas für die eigene Muskulatur zu tun, ist es sehr hilfreich, wenn man auch genügend gymnastische Übungen kennt, die man jederzeit ohne Hilfsmittel zu Hause absolvieren kann. Denn natürlich hat man nicht immer Lust, unter Leute zu gehen, vielleicht ist auch das Wetter zu schlecht für ein Training draußen in freier Natur, man hat aus irgendwelchen Gründen wenig Zeit oder schlichtweg kein Geld, um einen Kurs zu besuchen.

Glücklicherweise gibt es unzählige Übungen, für die man nichts weiter braucht als den eigenen Willen, etwas Selbstüberwindung und Disziplin und eine Gymnastikmatte. Für die ersten Versuche reicht aber auch eine feste Matratze. Literatur mit gut erklärten und bebilderten Beispielen für Gymnastik daheim gibt es in jeder Stadtbibliothek, und auch im Internet finden sich Unmengen von Kraftübungen ohne Hilfsmittel. Auch die derzeit so beliebten „Bauch-Beine-Po"-Kurse (oft sehr kostengünstig in Sportvereinen) beschäftigen sich größtenteils mit kräftigender Gymnastik. Dort wird man dann fachmännisch unterrichtet und kann die gelernten Übungen zu Hause nachmachen. Allerdings steht bei Bauch-Beine-Po oft lediglich der äußerlich-ästhetische Aspekt im Vordergrund. Hier geht es meist darum, eine schöne Figur zu bekommen oder zu erhalten, und weniger darum, das Training aus gesundheitlichen Gründen zu absolvieren. Nichtsdestotrotz sind viele der Übungen sehr sinnvoll zur allgemeinen Kräftigung der Muskulatur und somit zur Erhaltung der körperlichen Kraft. Wenn man dadurch nebenbei noch schöner wird und ein paar Kilos auch noch dahinschmelzen, was spricht dagegen?

Sinnvoll ist es, sich für jeweils jeden Körperbereich etwas Geeignetes herauszusuchen, damit ein Ganzkörpertraining entsteht.

Bauchmuskeln

Die Bauchwand im vorderen Teil des Rumpfes besteht aus Muskeln, Sehnen und Bindegewebe. Sie ist weich und elastisch, damit sie sich den Vorgängen und damit verbundenen Veränderungen der inneren Organe und Eingeweide anpassen kann. Außerdem kann sie durch Zusammenziehen der Bauchmuskeln auch Druck auf die Organe ausüben, um zum Beispiel die Entleerung des Darms zu unterstützen. Die Bauchmuskeln sind zudem besonders wichtig für die Stabilität der Wirbelsäule von vorn und somit für eine aufrechte gesunde Haltung.

Vier Muskelgruppen bilden ein stabiles Netz, um den Bauchraum bestmöglich zu verspannen: die

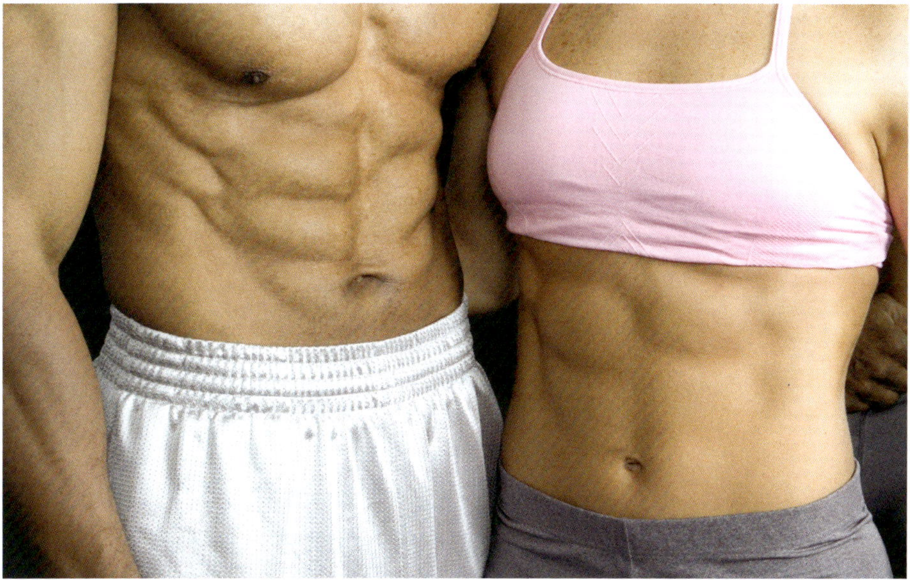

Beim Krafttraining 50plus muss nicht mehr nur der ästhetische Aspekt im Vordergrund stehen.

äußeren schrägen Bauchmuskeln, die inneren schrägen, die geraden und die quer führenden Bauchmuskeln. Diese Muskeln sollten regelmäßig trainiert werden, da sie zur Stabilisierung der Wirbelsäule beitragen und einem Hohlkreuz entgegenwirken.

Beispiele für Bauchmuskelübungen:

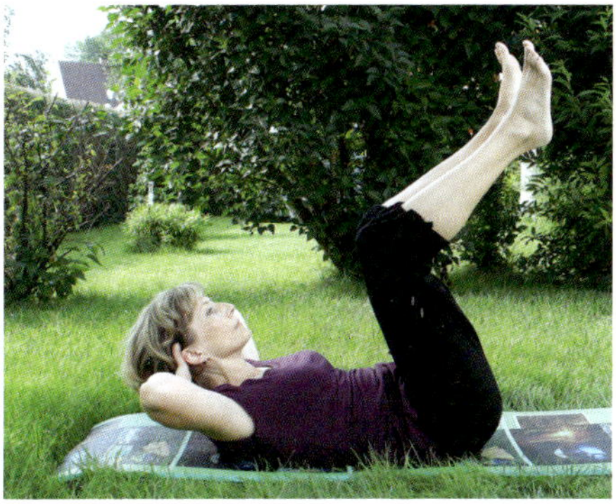

Diese Übung entspricht der auf der rechten Seite, nur streckt man hier die Beine mit leicht gebeugten Knien zur Decke.

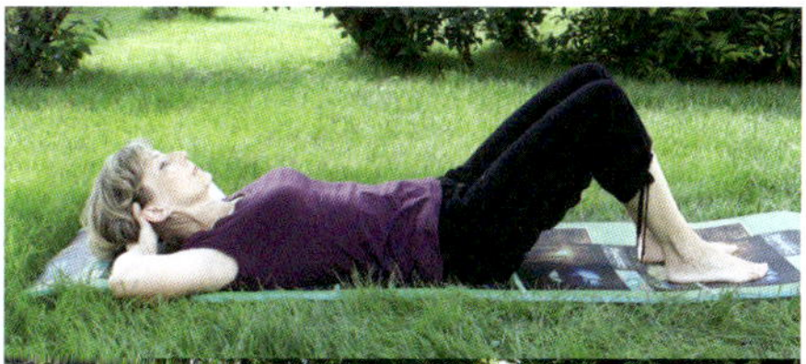

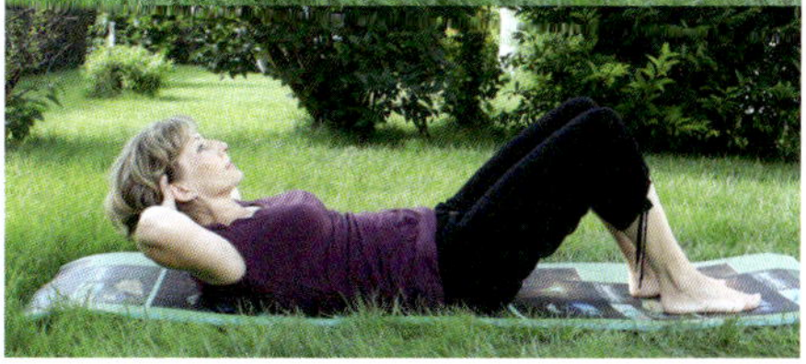

Legen Sie sich auf eine Gymnastikmatte auf den Rücken mit gebeugten Knien und Fußsohlen auf dem Boden. Die Knie und die Füße sind etwa einen Fußbreit voneinander entfernt und parallel zueinander. Die Ellbogen zeigen zur Seite, die Hände sind neben den Ohren und die Fingerspitzen hinter dem Kopf, ohne ihn zu stützen. Jetzt heben Sie den Kopf ohne Zuhilfenahme der Arme, ausschließlich durch Anspannung der Bauchmuskulatur, so hoch Sie können. Dabei bleiben die Ellbogen hinten. Wiederholen Sie die Übung. Steigern Sie die Anzahl nach und nach.

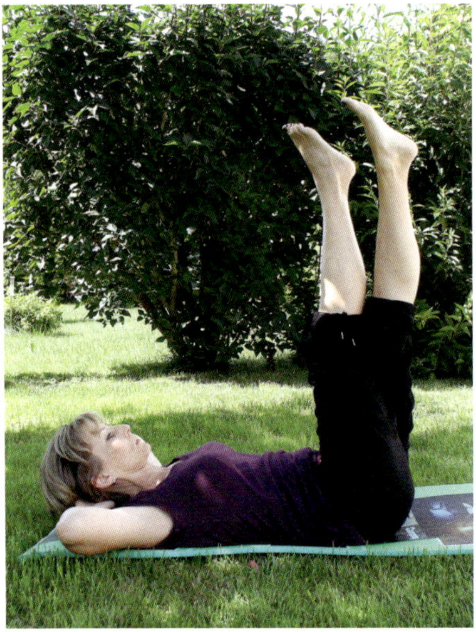

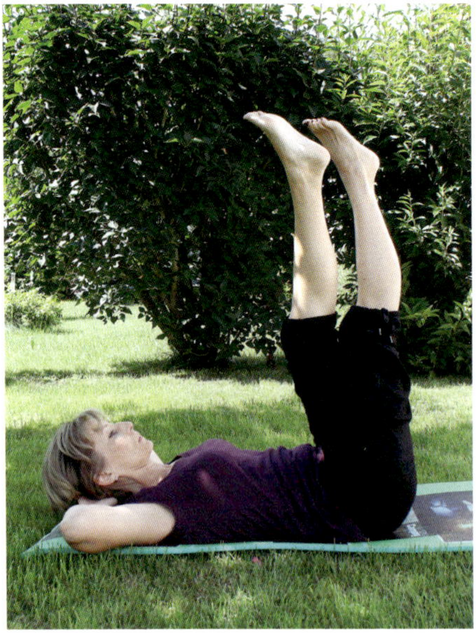

Strecken Sie Ihre Beine senkrecht nach oben, die Kopfhaltung entspricht den vorherigen Übungen. Heben Sie jetzt den Kopf, so hoch Sie es schaffen, und halten Sie ihn durch Ihre Bauchmuskeln oben. Jetzt kreuzen Sie in flotten Scherenbewegungen Ihre Beine, rechts vor links, dann links vor rechts. Wiederholen Sie das mindestens zehnmal.

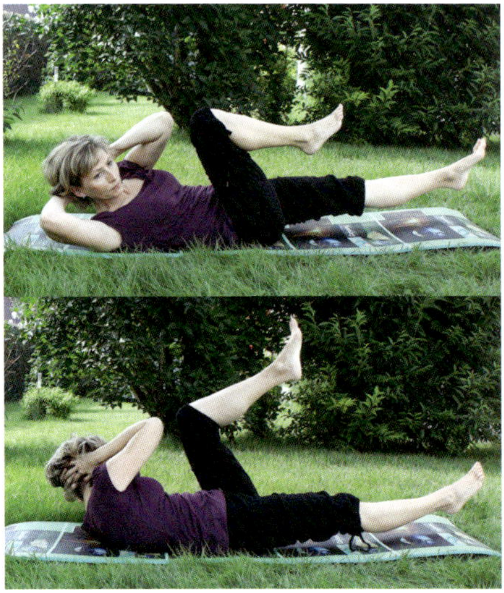

Halten sie die Hände hinter dem Kopf. Strecken Sie das rechte Bein und versuchen Sie es ein paar Zentimeter über dem Boden zu halten. Jetzt beugen Sie das linke Bein und ziehen Ihren rechten Ellbogen zum linken Knie. Jetzt machen sie die Bewegung gegengleich: linkes Bein strecken, rechtes beugen, linken Ellbogen zum rechten Knie. Diese Übung erinnert ans Fahrradfahren und stärkt die schrägen und die unteren Bauchmuskeln.

Schultermuskulatur

An der Schulter und am oberen Rücken befinden sich drei Teile von Muskeln.

Der erste ist der absteigende Teil an der hinteren Halsseite von den Halswirbeln nach außen. Er hebt die Schulter und zieht das Schulterblatt schräg hoch.

Der zweite ist der quer verlaufende Teil von den oberen Rumpfwirbeln zur hinteren Schulter. Er kann die Schulterblätter nach hinten zusammenziehen.

Der dritte ist der aufsteigende Teil vom elften Wirbel steil nach oben zum oberen Rand des Schulterblattes. Mit ihm kann man das Schulterblatt nach unten ziehen, und auch beim Heben des Arms und beim waagerechten Abspreizen des Armes tritt er in Aktion.

Bei Verspannungen und Nackenschmerzen sollte

man den absteigenden Teil (am Hals) dehnen, den aufsteigenden Teil jedoch kräftigen. Optimal erreicht man die Stärkung des aufsteigenden sogenannten Kapuzenmuskels mit Geräten im Fitnessstudio oder mit Hanteln.

Hier aber eine gymnastische Übung für Anfänger:

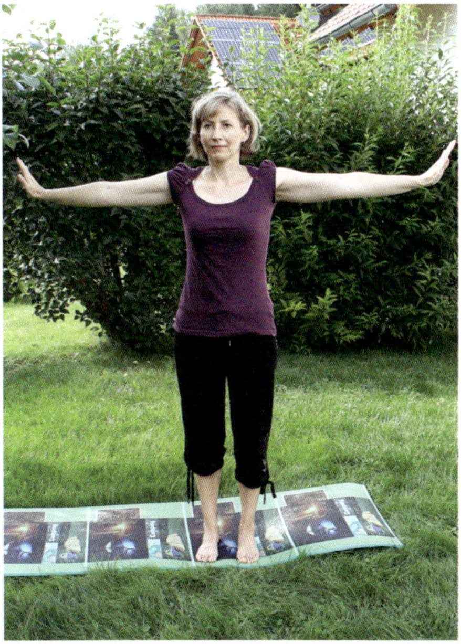

Stehen Sie mit angespannten Pomuskeln und geschlossenen Füßen. Spannen Sie den Bauch an, strecken Sie den Oberkörper und lassen Sie die Schultern unbedingt unten, während Sie die Arme seitlich ausstrecken. Jetzt biegen Sie die Hände in den Handgelenken nach oben, sodass die Handflächen nach außen zeigen. Beschreiben Sie mit beiden Armen mehrere große Kreise, sowohl im als auch gegen den Uhrzeigersinn. Die Kreise gehen von den (nicht hochgezogenen) Schultern aus.

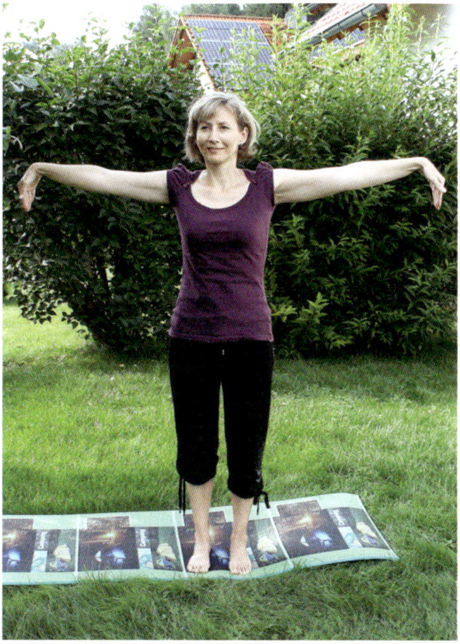

Wie vorher, aber jetzt mit nach unten gebogenen Handgelenken und runden Fingern.

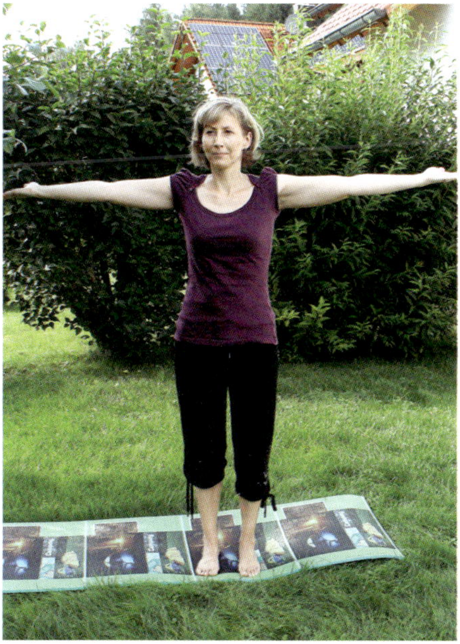

Jetzt wiederholen Sie die Übung mit gestreckten Händen, die Handflächen zeigen nach oben (rechts).

Armmuskeln

Die Oberarmmuskulatur besteht einerseits aus Muskeln, die den Unterarm strecken, und andererseits aus denen, die ihn beugen. Dabei ist der Bizeps der wohl bekannteste Muskel des Körpers. Kein anderer steht so wie er für Kraft und Athletik. Die Muskeln des Unterarms hingegen sind für die Bewegungen der Hand zuständig.

Auch die Armmuskulatur lässt sich am effektivsten mit Geräten oder Hanteln stärken. Aber auch hier gibt es zunächst zwei andere Beispiele, eines ohne Hilfsmittel und eines mit etwas, das für jedermann verfügbar ist, nämlich mit einem Stuhl.

Setzen Sie sich auf eine Gymnastikmatte, beide Füße stehen mit etwas Abstand voneinander auf der Matte, das Gesäß schwebt in der Luft, die Arme sind leicht gebeugt und stützen den Oberkörper. Jetzt senken Sie den Po leicht ab, wobei die Kraft nur aus den Armen kommt. Dann heben Sie mit den Armen das Gesäß wieder an und wiederholen die Übung mehrere Male.

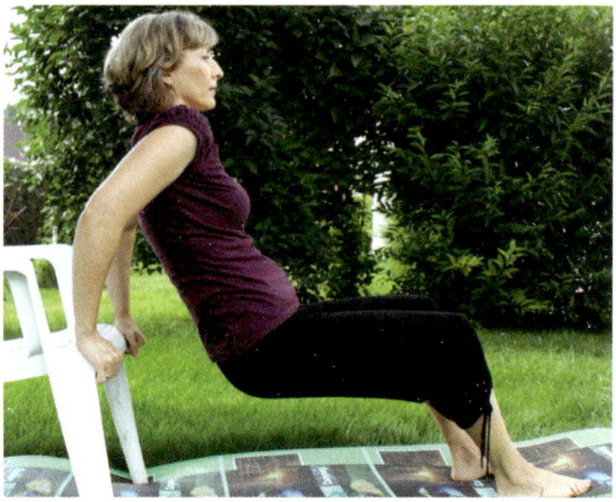

Gehen Sie vor einem stabilen Stuhl langsam in die Knie und stützen Sie sich nach hinten mit den Händen auf der Sitzfläche ab. Nun strecken und beugen Sie die Arme. Wiederholen Sie die Übung, sooft Sie es schaffen!

Beinmuskeln

An unseren Beinen befinden sich zahlreiche sehr leistungsfähige Muskeln. Dabei ist der Quadrizeps, ein Oberschenkelmuskel, der größte und der Schneidermuskel mit einer Länge von ca. 50 cm der längste Muskel des menschlichen Körpers.

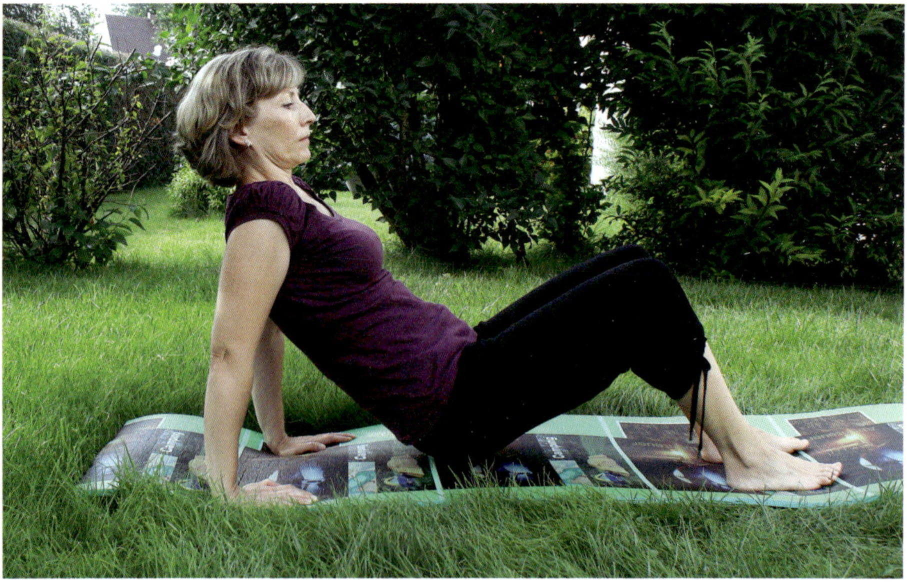

Der Po wird durch die Kraft der Arme von oben nach unten bewegt.

Klar ist, dass allen Beinmuskeln eine entscheidende Bedeutung für die Mobilität des Menschen zukommt. Glücklicherweise lassen sie sich sehr gut und auf vielfältigste Weise trainieren. Es gibt auch unzählige Übungen, bei denen die Knie- oder Fußgelenke kaum oder gar nicht belastet werden.

Hier drei Beispiele:

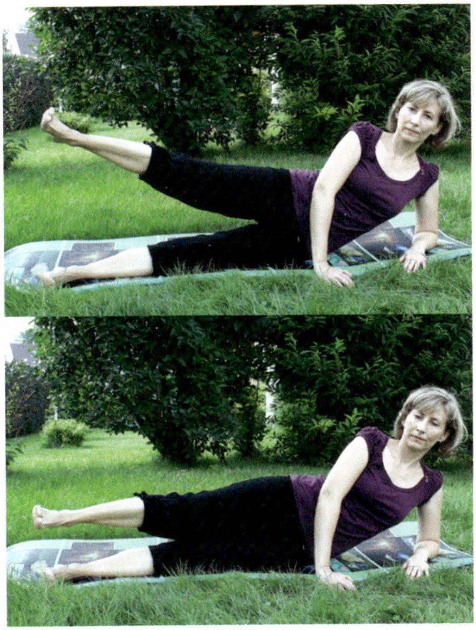

Legen Sie sich auf die linke Seite. Stützen Sie sich auf den linken Ellbogen und legen Sie die Handflächen flach auf den Boden. Ihre Beine sind gestreckt. Heben und senken Sie nun das rechte Bein, ohne das linke zu berühren. Wiederholen Sie mehrmals, je nach Kraft.

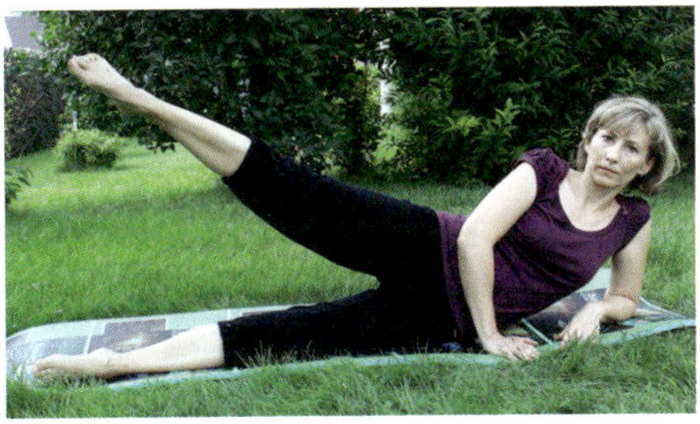

Wiederholen Sie die gleiche Übung mit angewinkelten Füßen. Dann müssen Sie natürlich auch das andere Bein trainieren, indem Sie sich umdrehen und die Übung gegengleich wiederholen.

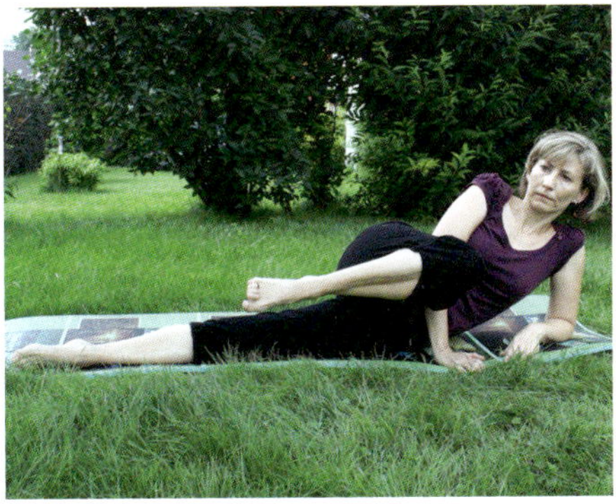

Ziehen Sie Ihr rechtes Knie gebeugt zum Rumpf.

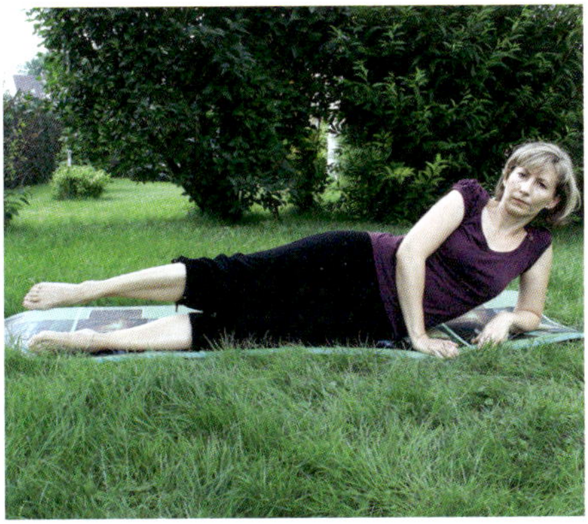

Jetzt strecken Sie es in einer Linie über dem linken …

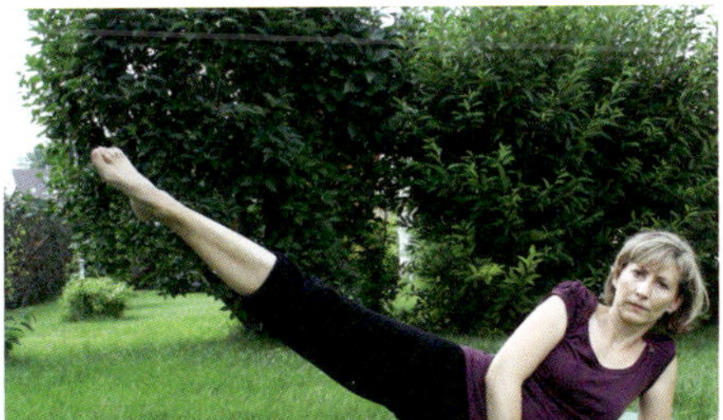

… und heben es anschließend gestreckt nach oben. Alle drei Bewegungen zusammen sind eine Trainingseinheit, die Sie mehrfach wiederholen sollten. Dann üben Sie gegengleich mit dem anderen Bein.

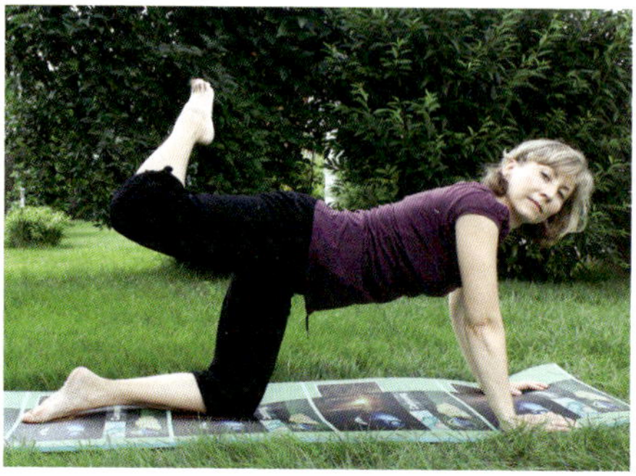

Stehen Sie auf Händen und Knien. Verteilen Sie Ihr Gewicht gleichmäßig und halten Sie den Rücken gerade. Der Kopf ist ein wenig erhoben (nicht überstrecken!), der Bauch ist eingezogen. Strecken Sie das rechte Bein gerade nach hinten. Beugen Sie jetzt das Knie mit angewinkeltem Bein und versuchen Sie sich mit Ihrer Ferse ins Gesäß zu treten, als wären Sie ein Esel, der ausschlägt.

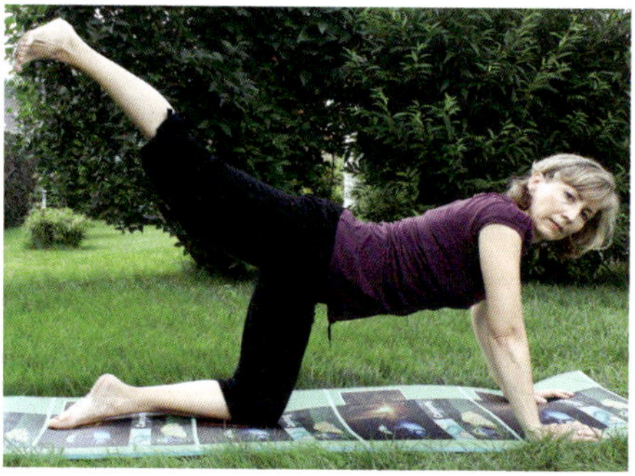

Jetzt strecken Sie das Bein wieder und wiederholen die Eselstritte mehrfach, natürlich auch mit dem anderen Bein.

Muskeln am Po

Der große Gesäßmuskel ist einer der wichtigsten Hüftmuskeln und gibt dem Gesäß die Form. Fast bei allen Bewegungsabläufen ist er irgendwie beteiligt. Zwar entspannt er sich beim normalen Gehen auf ebenem Boden, aber sobald es ans Treppensteigen oder bergab geht, tritt er in Aktion. Er ist der kräftigste Streckmuskel des Beines. Er richtet den Körper aus dem Sitz auf und kann das Bein im Hüftgelenk nach außen drehen. Leider verliert gerade er im Alter oft an Kraft (was man leicht daran sieht, dass der Po nicht mehr so knackig ist und eine flachere Form bekommt). Das Training der Gesäßmuskulatur ist extrem wichtig, um sich auch im Alter noch optimal bewegen zu können.

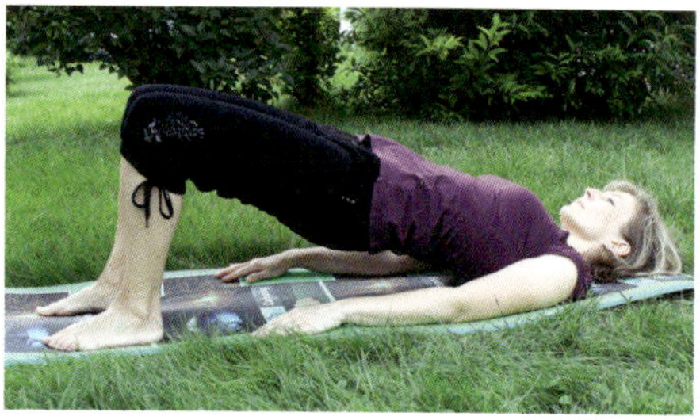

Legen Sie sich mit parallel auf dem Boden stehenden Füßen auf den Rücken. Legen Sie die Arme seitlich neben den Körper, heben Sie den Po und verlagern Sie das Gewicht auf Ihre Schultern.

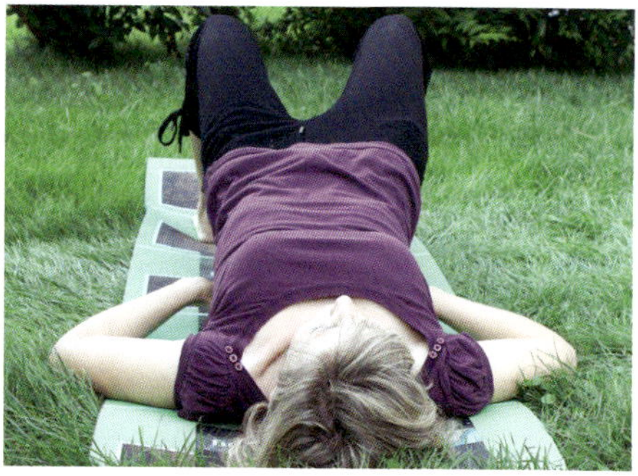

Heben und senken Sie den Po jetzt mehrmals ein wenig, wobei der Muskel ruhig etwa „brennen“ darf. Bedenken Sie, dass Sie gerade den widerstandsfähigsten Muskel Ihres Körpers trainieren.

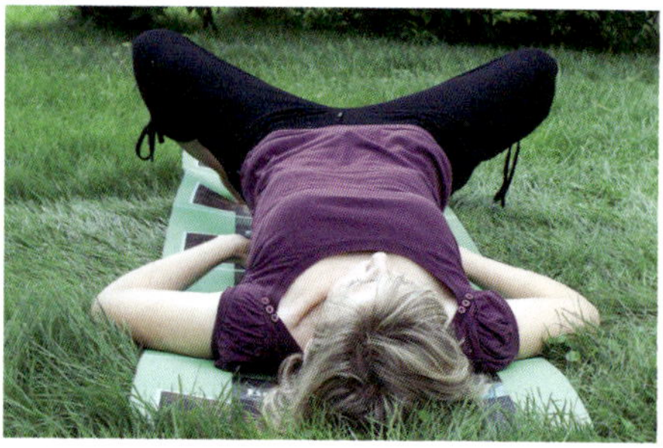

Wiederholen Sie das Gesäßheben und -senken mit weit gespreizten Beinen.

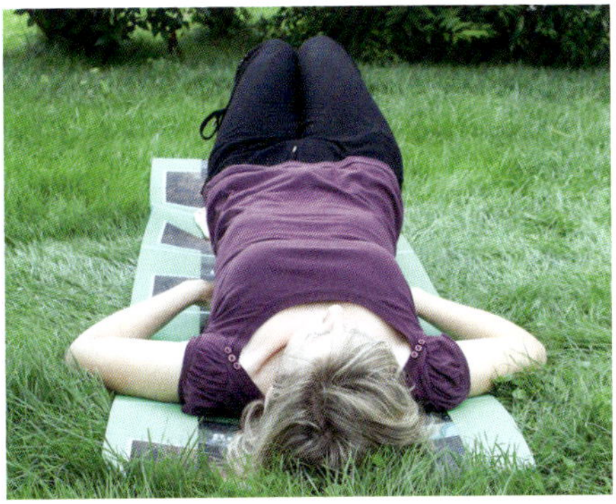

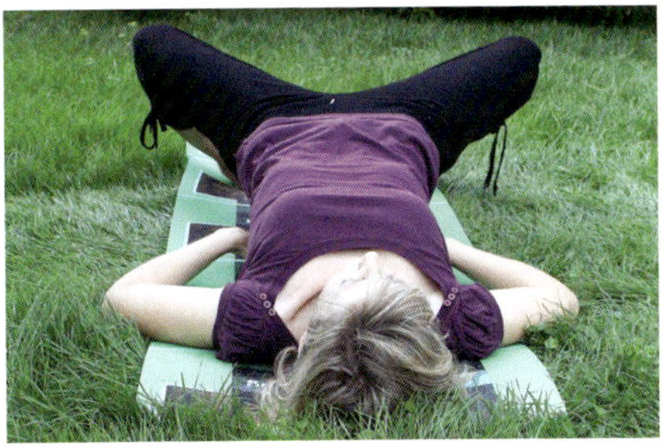

Legen Sie sich wie bei der vorherigen Übung mit weit gespreizten Beinen hin. Schließen und öffnen Sie jetzt abwechselnd die Knie. Halten Sie dabei den Po oben, sodass der Gesäßmuskel ordentlich angestrengt wird.

Training mit Hanteln

Für fittere ältere Menschen mit höheren Ansprüchen an ein Krafttraining sind Übungen mit Hanteln eine gute Möglichkeit, die Muskeln zu stärken. Mit Kurzhanteln wird der Übungswiderstand, welcher sonst nur aus dem Gewicht der eigenen Köperteile oder der natürlichen Schwerkraft besteht, erhöht. Dadurch ist ein effektiveres und intensiveres Krafttraining möglich.

Für das Krafttraining sollten Sie zu Beginn nur kleine Hanteln für Anfänger verwenden. Sie sind in jedem Sportgeschäft erhältlich von 0,5 kg bis zu 10 kg Gewicht. Meist kommt man anfangs mit 1-kg-Hanteln gut zurecht, aber das hängt natürlich vom Trainingsstand, Geschlecht und Alter der trainierenden Person ab. Am besten fängt man zunächst vorsichtig an und steigert das Gewicht der Hanteln nach ein paar Wochen, wenn man bereits etwas mehr Kraft hat. Man sollte Hanteln wählen, die gut in der Hand liegen und mit denen man sich wohl fühlt. Es gibt sie sowohl mit festen Gewichten als auch mit austauschbaren Gewichtsscheiben, um den Trainingswiderstand variieren zu können. Der Griff sollte unbedingt mit einem Material überzogen sein, das den Schweiß aufsaugen kann, damit die Hanteln nicht aus den Händen rutschen können. Wenn die Hantel nämlich zum Beispiel auf einen Fuß fällt, kann das zu nicht unerheblichen Verletzungen führen.

Was man beim Hanteltraining beachten sollte

Am besten üben Sie vor einem großen Spiegel, nicht etwa, um zu sehen, wie schön Sie sind, sondern um Ihren Körper besser kontrollieren zu können. Ein Spiegel hilft ungemein bei der Kontrolle der richtigen Haltung.

Die Gelenke sollten während der Übungen nie ganz durchgestreckt werden und die Bewegungen niemals ruckartig sein. Eine sorgfältige, ruhige Führung ist ausgesprochen gelenkschonend.

Atmen Sie aus, wenn der Muskel sich während der Übung anspannt, und ein, wenn er wieder nachgibt. Sie sollten natürlich etwas schneller als normalerweise atmen, denn schließlich strengen Sie sich ja an, aber Sie sollten unbedingt eine angestrengte Pressatmung vermeiden.

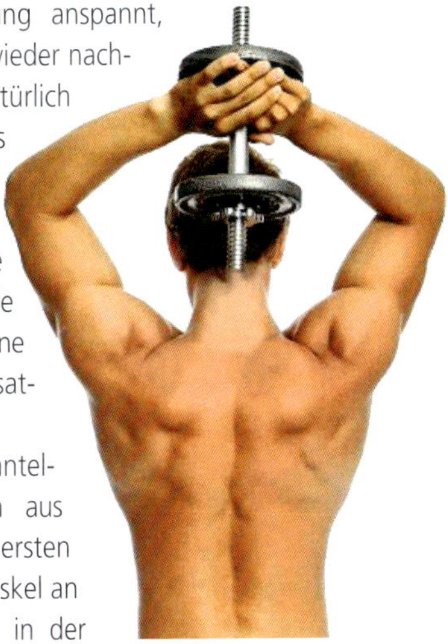

Die meisten Hantelübungen bestehen aus zwei Phasen. In der ersten spannt sich der Muskel an und verkürzt sich, in der

zweiten entspannt er sich, löst sich und verlängert sich wieder. Diese Phase ist ebenso wichtig wie die erste und sollte besonders konzentriert und langsam ausgeführt werden.
Ein leichtes Brennen im Muskel bei den Übungen ist weder schlimm noch gefährlich. Es bedeutet lediglich, dass ihm wenig Sauerstoff zur Verfügung steht. Wenn es stärker wird, sollte man pausieren oder für diesen Tag mit dem Training aufhören, denn eine Überforderung führt bloß zum altbekannten Muskelkater. Dann sind winzige Muskelrisse entstanden, die bis zum nächsten Übungstag erst einmal ausreichend ausheilen sollten.

Hanteltraining – Übungen

(Alle Übungen je nach Trainingsstand mehrfach wiederholen!)

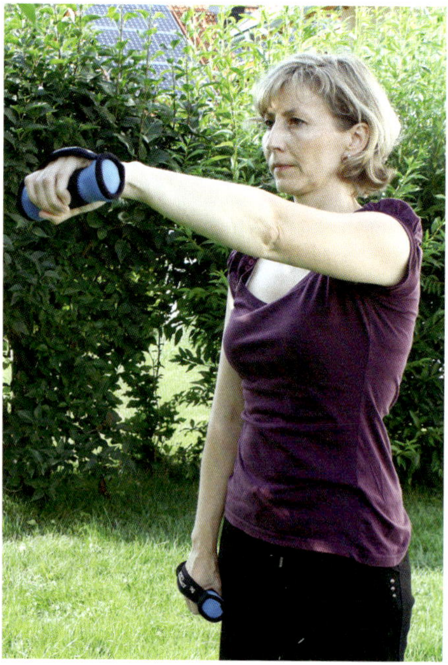

Stellen Sie sich mit leicht gebeugten Beinen hüftbreit hin mit den Armen seitwärts am Körper. Nun heben Sie einen Arm leicht gebeugt vor dem Körper bis zur Schulterhöhe an. Jetzt senken Sie ihn wieder. Halten Sie dabei die Spannung! Üben mit Wiederholungen mit beiden Armen.

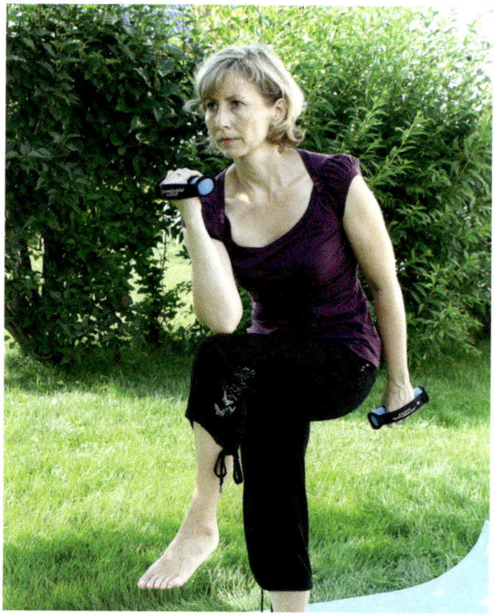

Stehen Sie leicht gegrätscht und halten Sie dabei in jeder Hand eine 1-kg-Hantel. Führen Sie nun das rechte Knie zum linken Ellbogen und wieder auseinander. Üben Sie mehrmals und wechseln Sie die Seiten. Dabei soll der Oberkörper aufrecht bleiben.

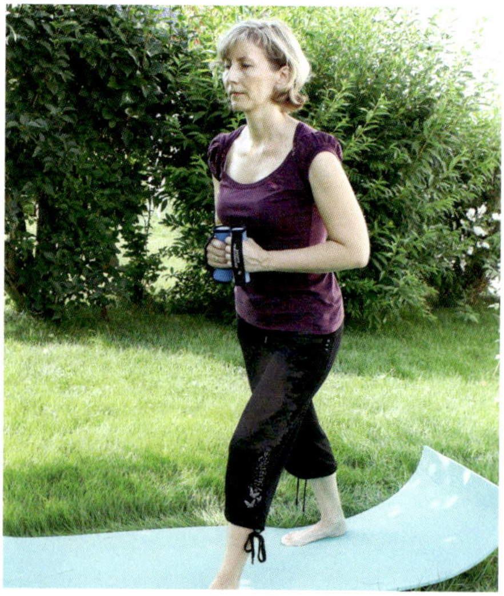

Stehen Sie im leichten Ausfallschritt und halten Sie die Ellbogen eng am Körper. Jetzt ziehen Sie die Ellbogen schräg nach hinten oben. Der Rücken bleibt leicht nach vorn geneigt, aber gerade. Und die Schultern werden nicht hochgezogen!

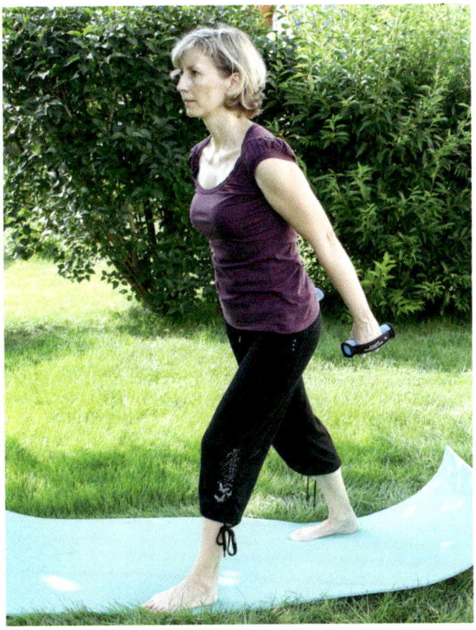

Strecken Sie in der gleichen Haltung die Unterarme nach hinten aus. Halten Sie die Spannung und lassen Sie den Rücken gerade!

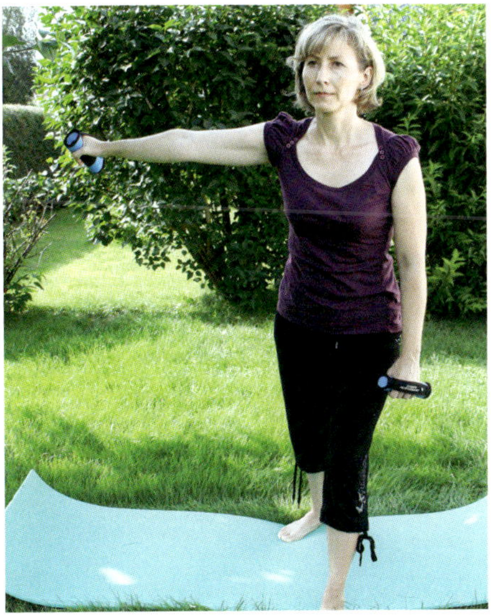

Während Sie mit leicht gebeugten Beinen und den Füßen leicht auseinander stehen, heben Sie einen Arm zu Seite bis zur Höhe der Schulter an, dann senken Sie ihn wieder. Dabei bleibt der Arm etwas gebeugt und Sie halten die Spannung auch in der Abwärtsbewegung.

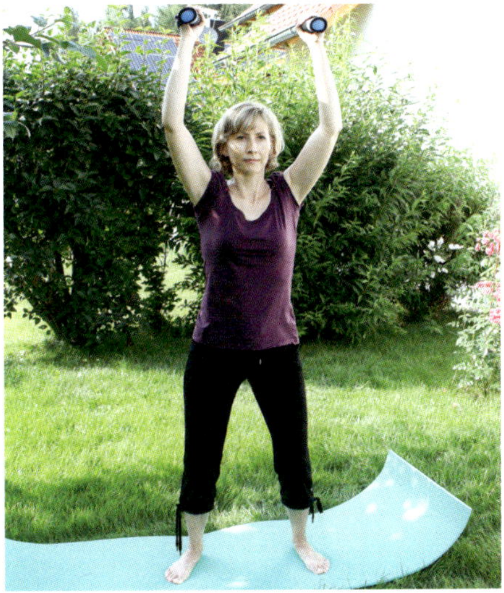

Im leicht gegrätschten Stand mit gebeugten Knien (Fußspitzen etwas schräg nach außen) heben Sie die Oberarme zunächst so an, dass sich die Ellbogen auf Höhe der Schulter befinden und die Unterarme nach oben zeigen. Jetzt heben Sie die Arme langsam nach oben und bewegen über Ihrem Kopf die Hanteln aufeinander zu, ohne dass sich die Hanteln berühren. Dabei bleiben die Schultern unten. Senken Sie die Arme jetzt langsam wieder ab.

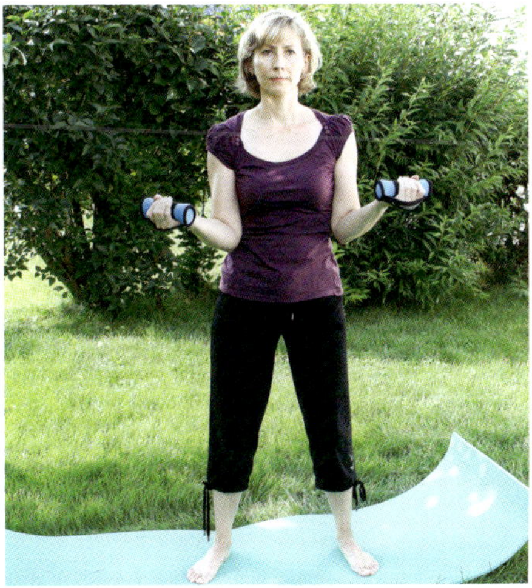

Stehen Sie genau wie bei der vorherigen Übung, aber halten Sie die Oberarme fest am Körper. Bewegen Sie jetzt die Unterarme nach außen und wieder langsam nach vorn, ohne dass sich die Ellbogen vom Körper lösen.

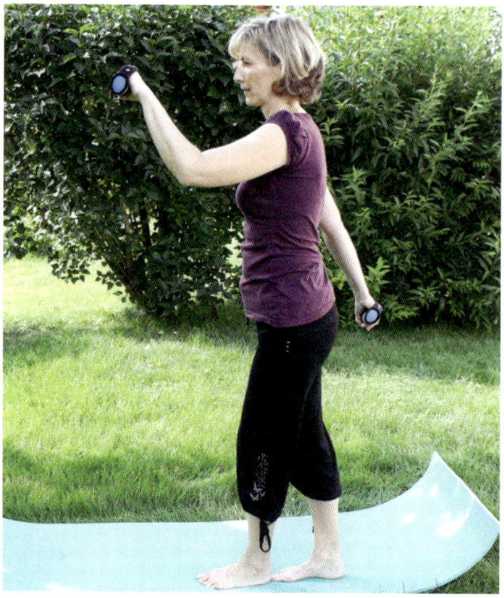

Gehen Sie in winzigen Schritten, sodass der vordere Fuß mit der Ferse immer den hinteren berührt. Dabei winkeln Sie gegengleich zu den Füßen den vorderen Arm an und ziehen den Unterarm zum Oberarm, während der hintere Arm sich fast streckt.

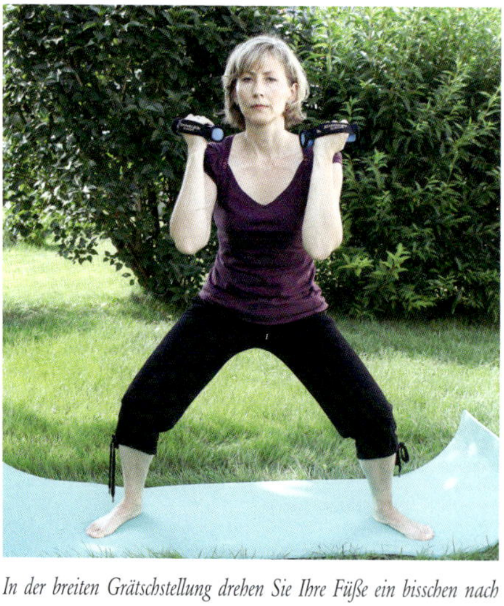

In der breiten Grätschstellung drehen Sie Ihre Füße ein bisschen nach außen. Die Knie halten Sie über den Fußgelenken. Senken Sie nun das Gesäß nach hinten unten. Jetzt führen Sie die Unterarme mit den Hanteln zu den Oberarmen, und gleichzeitig heben Sie die Fersen vom Boden. Dann wieder die gleiche Bewegung langsam zurück, wobei Sie die Schultern immer unten und den Rücken gerade lassen.

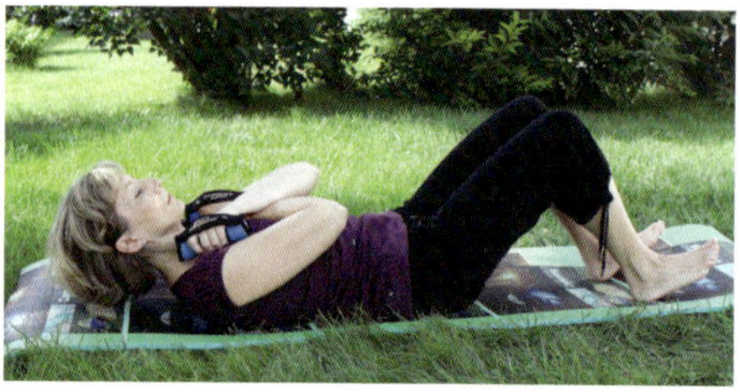

Legen Sie sich auf den Rücken und stellen Sie die Fersen fest auf den Boden, Fußspitzen nach schräg oben. Kreuzen Sie die Hände mit den Hanteln vor Ihrer Brust. Heben Sie Kopf und Schultern vom Boden ab und ziehen Sie sie etwas nach oben und dann wieder zurücksenken, ohne den Boden wieder zu berühren.

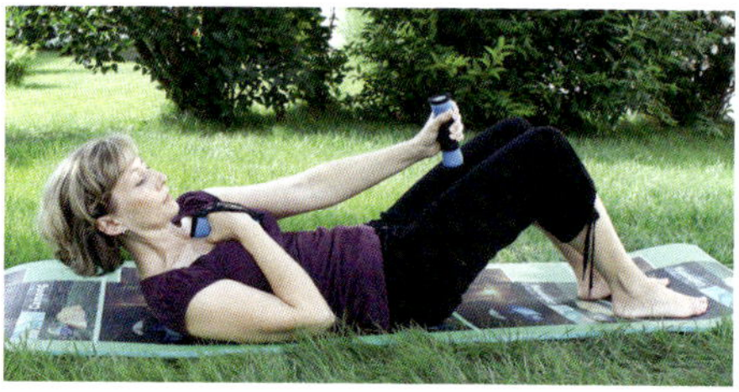

Auf dem Rücken liegend stellen Sie Ihre Fußsohlen auf den Boden. Legen Sie zunächst die Hanteln fest oberhalb Ihrer Brust an den Körper. Jetzt atmen Sie aus, spannen den Bauch an, heben Schultern und Kopf etwas vom Boden, drehen den Oberkörper etwas nach rechts und strecken den linken Arm diagonal nach außen, am rechten Knie vorbei. Dann führen Sie beim Einatmen Arm und Oberkörper zurück in die Ausgangsposition und trainieren den anderen Arm.

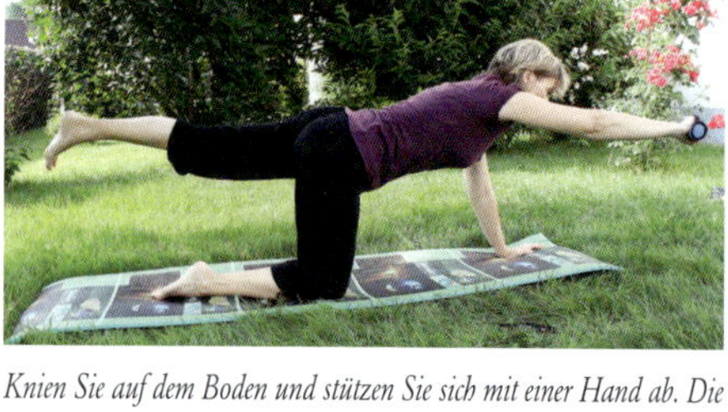

Knien Sie auf dem Boden und stützen Sie sich mit einer Hand ab. Die andere mit der Hantel liegt auch auf dem Boden. Der Rücken ist waagerecht, der Bauchnabel nach innen gezogen. Jetzt machen Sie den Nacken, den Arm mit der Hantel und das dazu diagonale Bein ganz lang. Die Bewegung kommt aus der Körpermitte und wird langsam und bewusst ausgeführt. Dann geht es zurück in die Ausgangsstellung. Danach sind der andere Arm und das andere Bein dran.

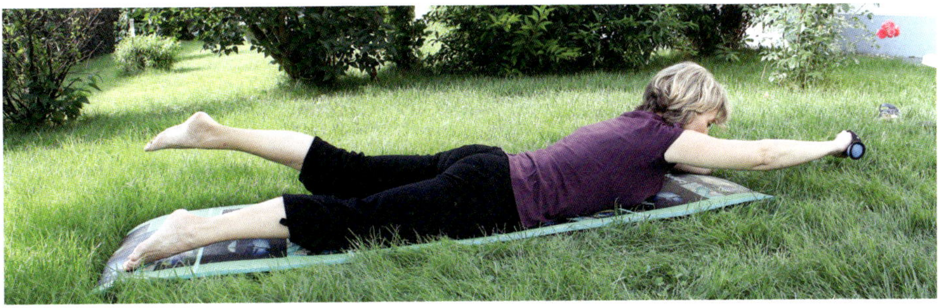

Legen Sie sich auf den Bauch. In jeder Hand halten Sie eine Hantel. Legen Sie die Arme vor dem Körper ab. Jetzt atmen Sie aus und machen den rechten Arm, das linke Bein und den Nacken ganz lang, während Sie diese Körperteile leicht abheben. Dann legen Sie alles wieder ab und wiederholen gegengleich.

Der richtige Hantelgriff

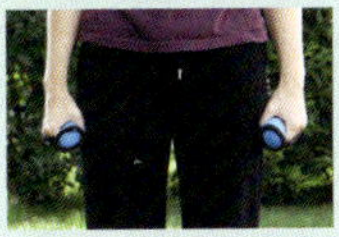

Der neutrale Griff
Die Hand greift von außen um die Hantel. Dabei zeigen die Handrücken nach außen.

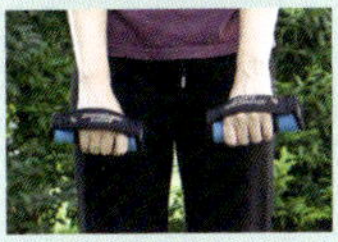

Der Obergriff
Sie greifen die Hantel von oben und der Handrücken zeigt bei leicht nach innen gedrehtem Arm nach oben.

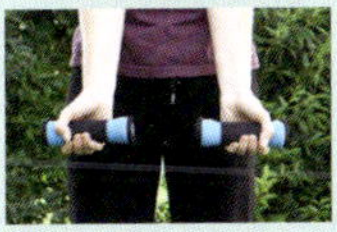

Der Untergriff
Greifen Sie die Hantel von unten, drehen Sie die Arme nach außen, während der Handrücken nach unten zeigt.

Fehler beim Hanteltraining

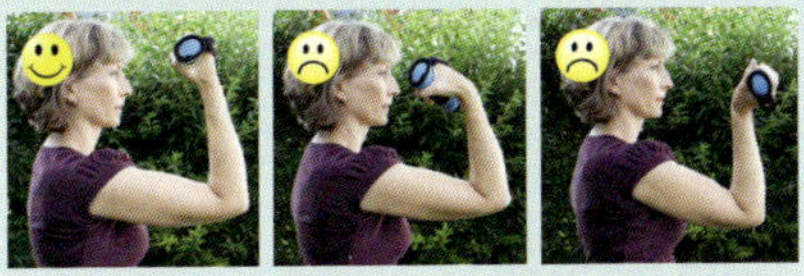

Richtig: Das Handgelenk bildet mit dem Unterarm eine gerade Linie. **Falsch:** Das Handgelenk wird nach außen oder innen abgeknickt.

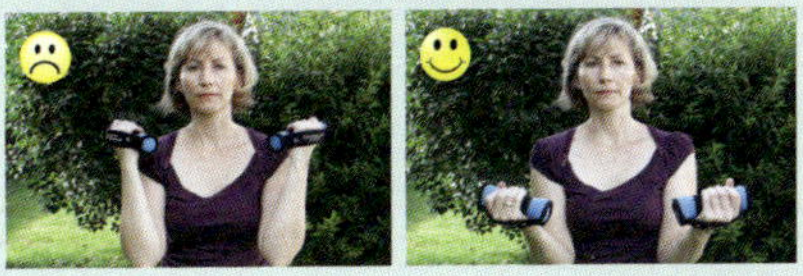

Falsch: Schulter- und Nackenmuskulatur werden angespannt. Die Schultern sind hochgezogen. **Richtig:** Die Schulterblätter ziehen die Schultern nach unten.

Rückenschule

Oft werden unter „Rückenschule" nur ein bestimmtes Bewegungsprogramm und eine Verbesserung der Haltung bei alltäglichen Tätigkeiten verstanden. Das allein führt aber nicht zu einer dauerhaften Linderung der Beschwerden.

In der Rückenschule muss man selbst aktiv werden. Sie dient der Therapie oder der Vorbeugung von Rückenschmerzen. Dabei ist es genauso wichtig, die Muskulatur zu trainieren, wie sich im Alltag richtig zu bewegen. Kleine tägliche Trainingseinheiten sind dabei wesentlich effektiver als einmal pro Woche sehr lang zu üben.

Aber außerdem muss auch ein mentaler Aspekt berücksichtigt werden. Die Steuerungsprozesse in unserem Gehirn beeinflussen nämlich das Schmerzgedächtnis. Das heißt, das Gedächtnis merkt sich länger anhaltende und wiederkehrende Rückenschmerzen und reagiert schon bei kleinsten Bewegungen mit einem Schmerzreiz. Deshalb sind auch die Körperwahrnehmung und entsprechende Übungen dazu ein wichtiger Pfeiler der Rückenschule. Individuelle Bewegungsmuster, die sich im Laufe des Lebens entwickelt haben, müssen erkannt und bei Fehlhaltungen und Beschwerden bewusst verändert werden.

Gewisse Redewendungen in unserer Sprache wie „Sie sieht geknickt aus", „Es lastet viel auf seinen Schultern", „wir gehen erhobenen Hauptes" drücken solche körperlichen Zeichen bildlich aus.

Wenn man Haltungsgewohnheiten und Bewegungsmuster verändern will, muss man im Hirn diese umprogrammieren. Die Wahrnehmung sollte auf die verschiedenen Bewegungen gelenkt werden, denn dann kann mental eine Steuerung hinsichtlich einer Verbesserung stattfinden.

Um Verspannungen im Nackenbereich vorzubeugen, sollten Sie ihn stets vor Zugluft schützen. Ein Tuch oder Schal hilft

Oberer Rücken/Nacken

Bei der Arbeit am Schreibtisch wird die Halswirbelsäule besonders belastet. Deshalb sollten die Muskeln in diesem Bereich stets ausreichend bewegt werden, damit keine Verspannungen entstehen. Man muss auch aufpassen, sich nicht Zugluft oder Kälte auszusetzen und eine gute Sitzhaltung auszuüben. Dabei ist das Kopfkreisen unbedingt zu vermeiden, denn es führt zu einer Verengung der Zwischenwirbellöcher und damit der Blutgefäße, die das Gehirn und den gesamten Kopf mit Blut versorgen. Es kann also durch das Kreisen des Kopfes zu Schwindel, Kopf-, Schulter- und Armschmerzen kommen. Einen Rundrücken sollte man immer versuchen aufzurichten, denn sonst wird das Gewicht der Arme ausschließlich von den Halsmuskeln getragen. Man sollte also so oft wie möglich sehr aufrecht stehen oder sitzen. Dabei zieht man die Schultern nach hinten und unten und kann damit die verspannten Nackenmuskeln oft gut lösen.

Die Halswirbelsäule sollte im Verlauf des Trainings in eine aufrechte, gerade Haltung gelangen. Dafür braucht es mobilisierende Übungen und passende Dehnungseinheiten.

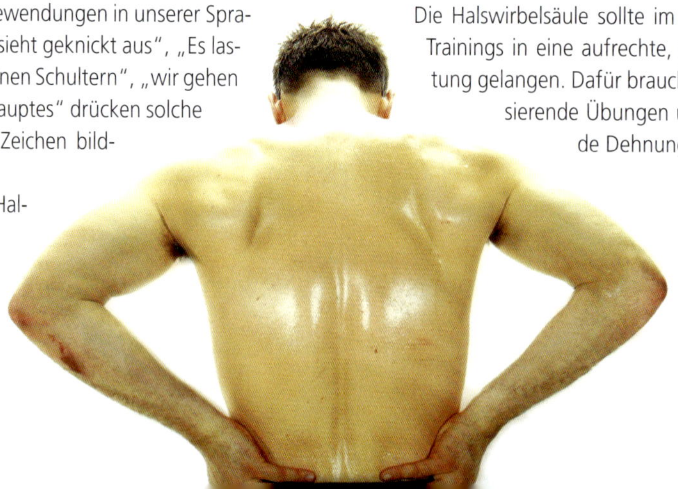

Unterer Rücken

Die Muskeln an Rücken, Gesäß und Bauch stabilisieren den unteren Rücken. Sind diese Muskelgruppen zu schwach oder werden einseitig belastet, kann eine Fehlstellung der Wirbelsäule entstehen. Das Becken kippt nach vorn und die Wirbelsäule verliert die Spannung. Übergewicht verstärkt diesen Effekt, weil der Bauch das Becken noch mehr nach vorn zieht. So entsteht das gefährliche Hohlkreuz, bei dem die kleinen Wirbelgelenke und auch die Bandscheiben zusammengedrückt werden. Das kann äußerst schmerzhaft sein und bei einer einzigen falschen Bewegung den sogenannten Hexenschuss bewirken. Außerdem wird ein Bandscheibenvorfall begünstigt.

Den Rücken trainieren

Übungen, die gegen Rückenbeschwerden helfen sollen, dürfen nicht einseitig sein. Nicht nur die unmittelbar am Rücken befindlichen Muskeln müssen trainiert werden, denn die Wirbelsäule wird von vielen verschiedenen Muskelgruppen gestützt. Besonders eine kräftige Bauchmuskulatur ist als Gegenpol wichtig. Aber auch der Po stützt die Wirbelsäule von unten und sollte gestärkt werden.

Stufenlagerung

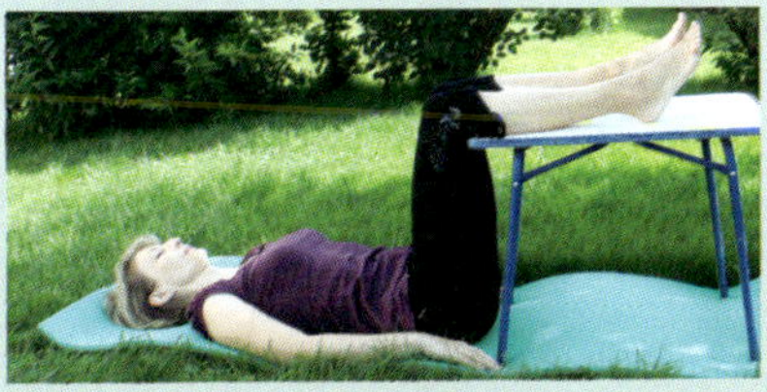

Die Stufenlagerung gleicht Belastungen aus und hilft gegen das Hohlkreuz. Bei relativ hartem Untergrund legen Sie sich flach auf den Rücken und positionieren Ihre Unterschenkel auf der Sitzfläche eines Stuhls. Die Beine bilden einen rechten Winkel. Wenn Sie jetzt die Bauchmuskeln leicht nach unten drücken, spüren Sie, dass auch der untere Teil des Rückens Bodenkontakt hat. So wird der Druck auf die Bandscheiben und die kleinen Wirbelgelenke minimiert. Das bringt Entlastung bei Rückenbeschwerden.

Bewegungen, die dem Rücken guttun

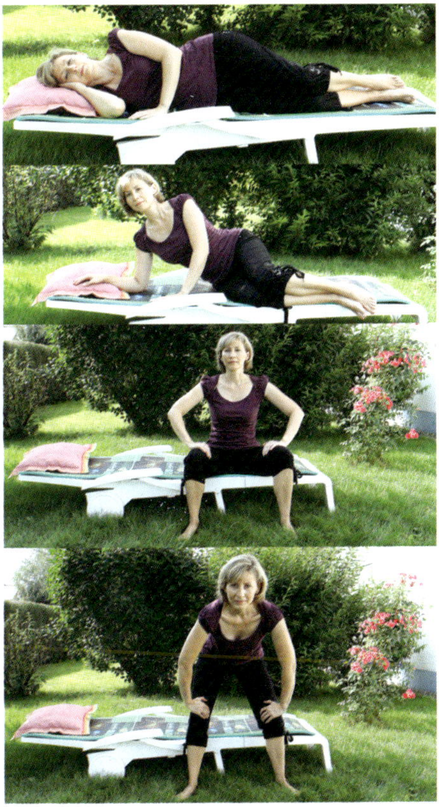

Richtig aufstehen: Beugen Sie in der Rückenlage ein Bein nach dem anderen an und drehen Sie sich dann in die Seitenlage an den Rand der Bettkante. Stützen Sie eine Hand vor der Mitte des Oberkörpers auf. Der andere Unterarm liegt auf dem Bett. Nun richten Sie den Oberkörper durch den Druck der Arme auf. Gleichzeitig werden die Beine mitgedreht, sodass die Füße den Boden erreichen. Nun werden die gebeugten Arme oberhalb der Kniegelenke mit den Handflächen auf die Oberschenkel gestützt. Neigen Sie den Oberkörper nach vorn, bis der Schwerpunkt des Körpers über den Füßen liegt. Jetzt strecken Sie bei gleichzeitigem Druck der Hände Ihre Knie und richten sich auf.

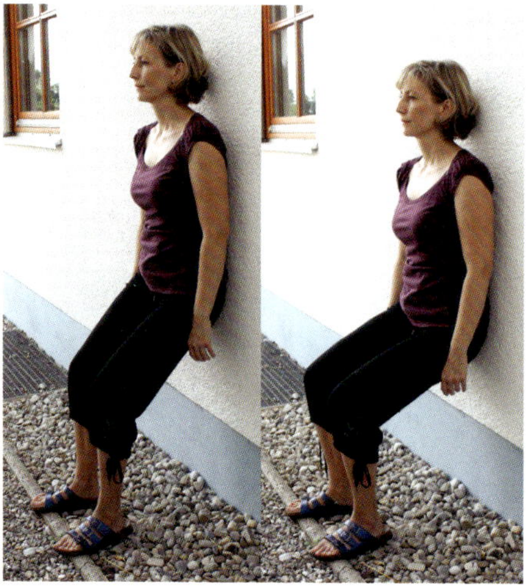

Stellen Sie sich mit hüftbreit ausgestellten Füßen etwa einen halben Schritt entfernt mit dem Rücken zu einer Wand. Lehnen Sie den Rücken so an die Wand, dass die Knie einen Winkel von nicht ganz 90 Grad bilden. Richten Sie das Becken auf und drücken Sie mit Schultern, Armen und Händen gegen die Wand. Auch der Hinterkopf hat leichten Kontakt.

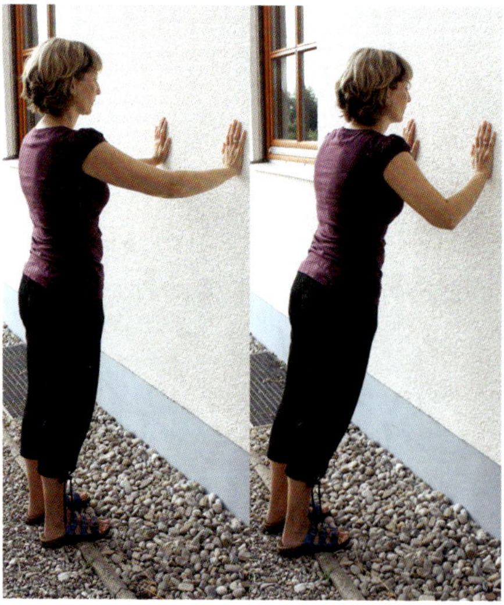

Stellen Sie sich so gegenüber einer Wand hin, dass Ihre Arme sie gerade leicht gebeugt erreichen. Jetzt runden Sie Ihren Rücken leicht, ohne die Arme zu strecken. Jetzt lassen Sie den Oberkörper langsam zur Wand sinken, ohne die Spannung zu verlieren. Dadurch sollten sich beide Schulterblätter in Richtung der Wirbelsäule bewegen.

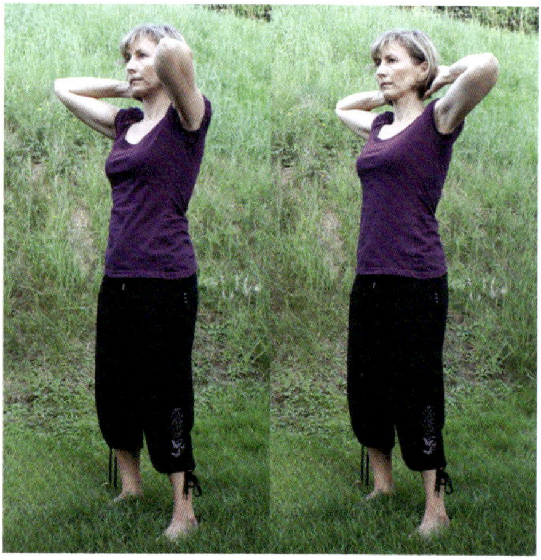

Stehen Sie mit gegrätschten Beinen und leicht gebeugten Knien und winkeln Sie die Arme hinter dem Kopf an. Jetzt ziehen Sie die Ellbogen nach hinten und die Schulterblätter zusammen. Richten Sie sich dabei etwas auf und üben Sie langsam.

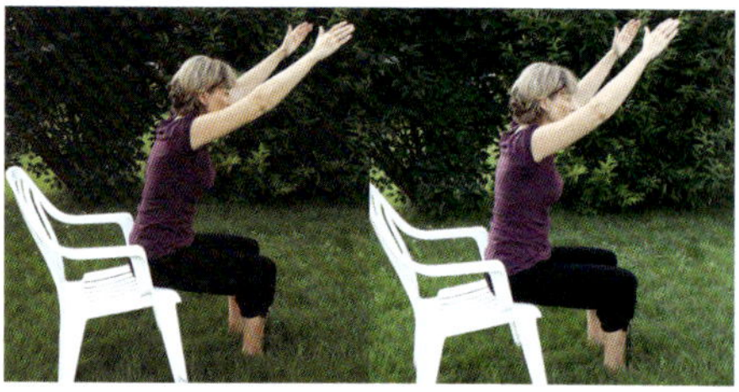

Beide Arme bilden bei leicht geneigtem Oberkörper im Sitzen ein nach oben geöffnetes großes „V". Jetzt ziehen Sie die Oberarme in Richtung Ohren, während Sie die Schulterblätter nach unten drücken.

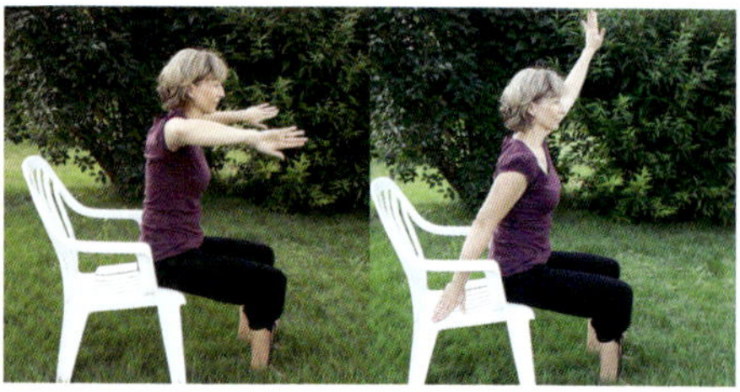

Die Ellbogen sind rechtwinklig gebeugt in waagerechter Stellung, die Handflächen zeigen nach außen. Führen Sie jetzt einen Arm etwas hinter sich nach unten, sodass die Fingerspitzen den Stuhlsitz berühren. Mit dem anderen schieben sie gedanklich einen Gegenstand nach schräg oben weg. Wechseln Sie nun die Seiten.

Kieser Training

Kieser-Training-Fitnessstudios schießen derzeit wie Pilze aus dem Boden. Diese Sportstudio-Kette wurde von dem Schweizer Werner Kieser gegründet. Der Rumpf, also Bauch und Rücken, werden hier in einem besonders gesundheitsorientierten Krafttraining gestärkt. Der Schwerpunkt liegt dabei auf dem Aufbau wichtiger Muskelpartien des Bewegungsapparats und nicht auf dicken Muskeln. Das wichtigste Ziel ist es, Alltagsbeschwerden wie Kopf- und Nackenschmerzen zu lindern.

Dabei wird völlig auf Geräuschberieselung, Wellnessangebote, eine Bar mit Getränken oder Fernseher an der Wand, die man in üblichen Fitnessstudios findet, verzichtet. Kieser-Training-Studios sollen besonders funktional, sachlich und auf das Wesentliche reduziert wirken. Auch wird sich im Kieser-Studio weder aufgewärmt noch Ausdauer trainiert. Die Atmosphäre ist sehr ruhig, und alle Übungen werden möglichst langsam ausgeführt. Dabei ist die Instruktion durch einen geschulten, höflichen Trainer sehr fachgerecht. Er führt regelmäßige Kontrolltrainings mit dem Teilnehmer durch und passt das Programm dann jeweils an, greift aber auch zwischendurch mal ein, um einiges zu verbessern.

> *In einer reduzierten Atmosphäre ohne Ablenkung fühlt man sich beim Kieser Training besonders wohl.*

Außerdem gehört eine ärztliche Trainingsberatung zur Kieser-Methode. Dieses Training nennt sich selbst nicht Sport, sondern Körperhygiene. Das regelmäßige gesundheitsorientierte Krafttraining soll mit dem Zähneputzen verglichen werden. Es dient der Förderung der Gesundheit, indem der Körper durch konzentriertes Krafttraining auf alltägliche und sportliche Leistungen vorbereitet wird.

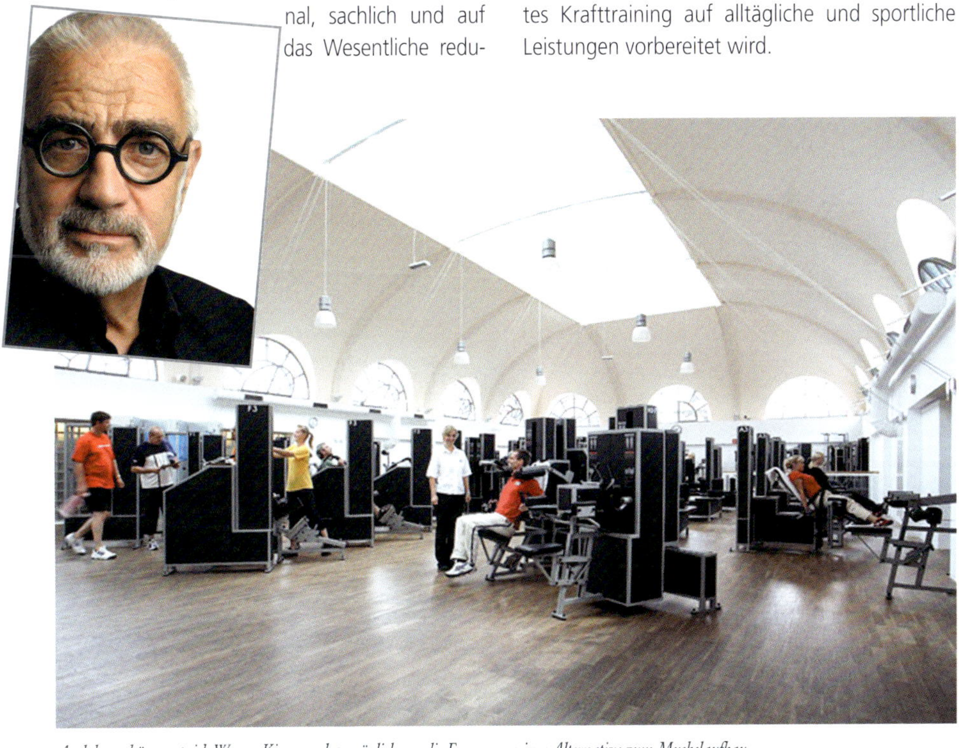

Auch heute kümmert sich Werner Kieser noch persönlich um die Fragen zu seiner Alternative zum Muskelaufbau.

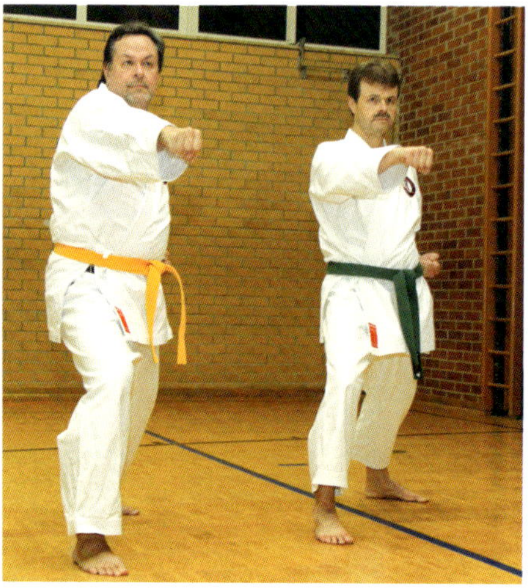

Karate kann man ohne Risiken und Nebenwirkungen bis ins hohe Alter betreiben.

Was bewirkt ein regelmäßiges Karatetraining?

Mehr Kraft und Beweglichkeit, eine Steigerung der geistigen Beweglichkeit und des Selbstbewusstseins, Selbsterfahrung von Körper und Geist, mehr Entspannung und weniger Depressionen, eine verbesserte Konzentrationsleistung, eine erhöhte Lebensqualität, Spaß an Bewegung, ein gutes Gleichgewichtsgefühl, eine gesunde Körperhaltung und Linderung von Rückenschmerzen, weniger Gelenkverschleiß und Gewichtsabnahme.

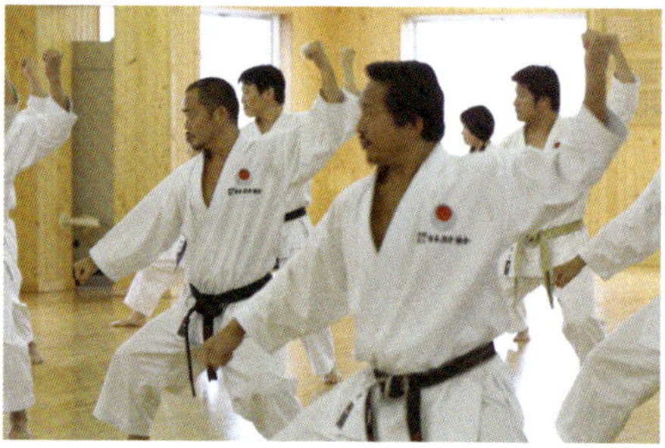

Karate stärkt das Selbstbewusstsein und gibt Sicherheit.

Karate, Taekwondo und Judo – asiatisches Anti-Aging!

Karate

Tatsächlich eignet sich diese asiatische Kampfsportart sogar für 80-jährige.

„Kiijai", „Heian Shodan" und Co. sind durchaus eine super Möglichkeit, unter der Leitung von meist erfahrenen und geschulten Trainern in einer Gruppe Gleichgesinnter Kraftsport zu machen, der auch echten Spaß bringt.

Diesen Sport kann man selbst im hohen Alter beginnen. Viele Vereine bieten Extrakurse für Senioren an. Dabei hält Karate Körper und Geist gleichzeitig fit. Konzentration und Auffassungsgabe werden genauso geschult wie eine korrekte Atemtechnik, Koordination und nicht zuletzt Kraft. Diese Sportart ist nicht so eintönig wie Radfahren oder Joggen, denn sie erfordert abwechslungsreiche und auch ungewohnte Bewegungen. Muskeln am ganzen Körper werden gestärkt, und für den Gleichgewichtssinn ist es auch ein perfektes Training.

Karate hat rein gar nichts mit „Bretter zerschlagen" zu tun.

Durch Karate bekommt man ein ganz neues Körpergefühl, und gerade Senioren hilft es, sich im Alltag sicherer zu bewegen.

Karate macht ausgeglichener und gelassener. Es hilft, auch im täglichen Leben, sich besser konzentrieren zu können.

Bei Senioren-Karate-Kursen wird Rücksicht auf die körperlichen Möglichkeiten der Teilnehmer genommen. Jeder macht nur das, was er kann.

Taekwondo

Das traditionelle Taekwondo ist ein gesunder Sport, der in jedem Alter, auch weit über die 70 hinaus, betrieben werden kann. Er hält in Form, stärkt die Muskeln, besonders den Rücken, und wirkt sich positiv auf das Herz-Kreislauf-System aus.

Ob Mann oder Frau, Taekwondo ist für jedermann geeignet.

Wer es ausprobiert, wird merken, dass auch häufige Erkältungen, Müdigkeit und Gelenkschmerzen abnehmen.

Das Taekwondo kommt aus Korea und ist eine uralte Kampfsportart, die viel mit der Geschichte Koreas zu tun hat.

In den ersten Jahrhunderten nach Christi war Korea in drei Königreiche unterteilt, welche gegeneinander Krieg führten. Deshalb entwickelte eines dieser Reiche, nämlich das Reich „Silla", eine Methode, um Kraft und Stärke der Menschen zu verbessern. Zunächst ging es hier um eine geistige Überlegenheit, das Gedankengut des Zen, aus der sich dann sowohl verschiedene Wissenschaften und Künste, aber auch eine bestimmte Art der Selbstverteidigung entwickelten. Das führte schließlich sogar zu einer friedlichen Vereinigung der drei Königreiche unter der Leitung Sillas. In den danach folgenden Jahrhunderten wurde das Taekwondo weiterbetrieben und vervollkommnet.

Im 14. Jahrhundert nach Christus verschwand es aber dann zunächst fast ganz.

Japanische Truppen besetzten Anfang des 20. Jahrhunderts Korea und verboten Kampfsport vollständig. Wieder war also eine Bedrohung von außen gegeben und man erinnerte sich an die alten Techniken.

Nach 1945 wurde das Taekwondo schnell weit verbreitet. Seit 1965 wird diese koreanische Kampfkunst auch in Europa unterrichtet.

Was ist Taekwondo?

Im Taekwondo richtet man den Blick nach innen auf sich selbst. Das Training ist immer mit Selbstkontrolle verbunden.

Durch Kraftübungen wie Haltepositionen und Gleichgewichtsübungen werden die Muskeln aufgebaut, gekräftigt und besser durchblutet und wird die Haltung verbessert.

Außerdem trainiert man Konzentration und Koordination.

Viel Wert wird auf die Beinarbeit (Tritte) gelegt.

Judo

Auch Judo ist (entgegen der landläufigen Meinung) durchaus eine asiatische Kampfsportart, die sich sehr für ältere Menschen eignet.

Hier beschäftigt man sich unter anderem intensiv mit dem richtigen Fallen. Man lernt nach und nach, in jede Richtung zu fallen. Außerdem gibt es im Judo einige Bodentechniken wie Haltegriffe und Armhebel. Man kämpft am Boden mit dem Trainingspartner. Dabei ist alles, was verletzen kann, natürlich verboten.

Später werden dann auch Würfe einstudiert.

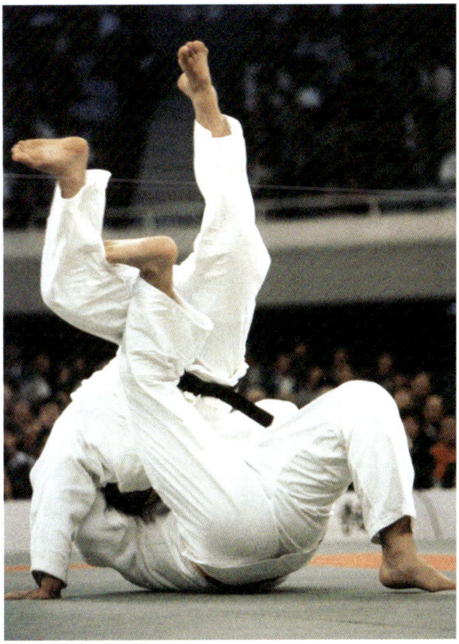

Im Judo geht es ums Werfen und Fallen.

Beckenbodengymnastik

Eines der sensibelsten Themen in höherem Alter ist sicher die drohende Inkontinenz. Für einen alternden Menschen muss das Gefühl, den Harndrang nicht mehr beherrschen zu können, eines der unangenehmsten überhaupt sein. Doch was sind die eigentlichen Ursachen für diese Schwäche?

Der häufig so unbeachtete Beckenbodenmuskel befindet sich in unserer Körpermitte. Er hat eine große Bedeutung für das psychische und physische Wohlbefinden. Ein starker Beckenboden vermittelt ein besseres Selbstwertgefühl und ein Gefühl von Kraft und Sicherheit. Wenn er zu schwach ist, ist er nicht nur dafür verantwortlich, dass Probleme wie Inkontinenz oder Senkungen der inneren Organe auftreten, sondern auch mitverantwortlich für eine gute aufrechte Haltung. Außerdem ist er natürlich auch mitverantwortlich für eine erfüllte Sexualität, sowohl beim Mann als auch bei der Frau.

Wenn Sie diesen starken, dreischichtigen Muskel für sich entdecken und fleißig trainieren, werden Ihnen vielleicht viele unangenehme Begleiterscheinungen des Alterns erspart.

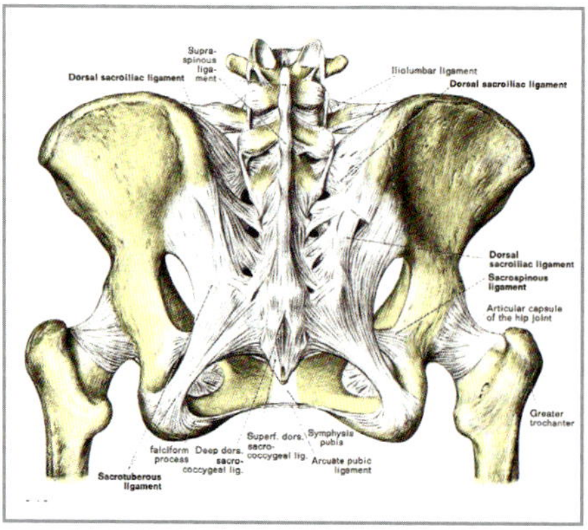

Die Knochen des menschlichen Beckens: Hier erkennt man gut die großen Darmbeinschaufeln, den flachen größeren Knochen, den man Kreuzbein nennt, das spitze Steißbein unten und die beiden runden Sitzhöcker.

Der Beckenbodenmuskel besteht aus drei übereinanderliegenden Muskelschichten zwischen Steißbein und Schambein sowie zwischen den beiden Sitzbeinknochen. Er bildet den unteren Abschluss des Beckenraums und stützt die inneren Organe.

Gründe für eine Schwächung des Beckenbodens

Da wir alle im Alter Muskelmasse auf natürliche Weise verlieren, ist natürlich auch der Beckenboden davon betroffen. Aber eine Schwächung dieses Muskels kann auch weitere Gründe haben. Zunächst ist eine genetisch bedingte Bindegewebsschwäche zu nennen, aber auch der Hormonmangel im Alter und bei Frauen die zurückliegenden Geburten können Gründe sein. Zudem ist jeglicher Druck von oben eine Belastung für den Be ckenboden, egal, ob dieser durch Übergewicht, durch besonders häufiges Husten oder Tragen schwerer Lasten entstanden ist.

Inkontinenz

Eine gesunde Blase läuft etwa bis zu drei Viertel voll, bevor sie dem Gehirn meldet, dass sie entleert werden möchte. Wenn man dann die Toilette besucht und sie leeren möchte, zieht man die Muskeln der Blasenwand zusammen und drückt den

Beckenbodengymnastik hilft:
- bei Inkontinenz
- bei Haltungsfehlern
- bei Erektionsstörungen im Alter
- bei trockenen Schleimhäuten, die durch die Hormonumstellung in den Wechseljahren auftreten
- nach Unterleibsoperationen

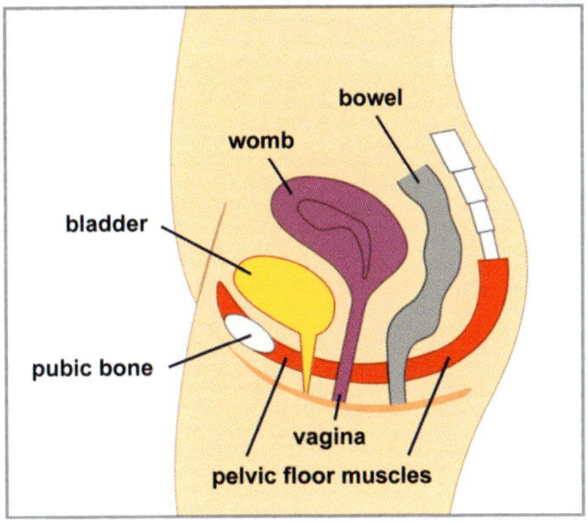

Das weibliche Becken von der Seite aus gesehen: Der Beckenbodenmuskel ist der unten eingezeichnete Bogen. Er liegt wie eine Schale im unteren Becken und schließt es nach unten ab.

Urin so in die Harnröhre. Diese wird dadurch gedehnt, der innere Blasenschließmuskel wird schlaffer, und somit kann der Harn abfließen.

Als Inkontinenz bezeichnet man die Unfähigkeit, Urin oder Urintröpfchen zurückzuhalten. Somit verliert man unkontrolliert Flüssigkeit, manchmal unbemerkt. Es gibt verschiedene Arten der Inkontinenz:

Die Inkontinenz durch Belastung

Wird der Bauchraum entweder belastet oder steigt in ihm der Druck, kann ein geschwächter Beckenbodenmuskel bzw. ein schwacher Blasenschließmuskel die Folge sein. Dies tritt häufig bei Überdehnungen auf, so beim falschen Tragen und Heben, aber auch bei der Schwangerschaft. Deshalb sind Frauen zwar mehr betroffen, aber auch bei Männern kommt die Belastungsinkontinenz vor, wenn ein Teil der Prostata entfernt wurde.

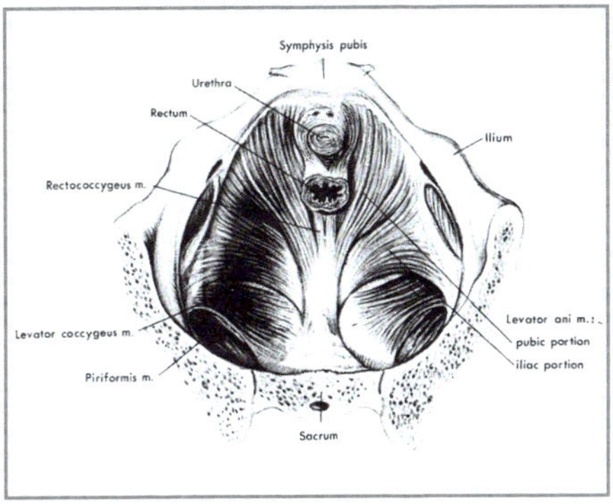

Die Beckenbodenmuskulatur der Frau von unten.

Die Inkontinenz durch Drang

Wenn die Nerven, die den Gehalt der Blase an das Gehirn melden, in Stresssituationen, aber auch schon nach einer anregenden Tasse Kaffe zu stark reagieren, kann die Blasenmuskulatur eventuell hyperaktiv werden. Dann kommt es zu einem plötzlichen starken Harndrang, und man kann das Wasser plötzlich nicht mehr halten. Da dies noch mehr Stress und Angst vor dem nächsten Mal auslöst, verstärkt sich der Harndrang noch mehr. Dies ist ein wahrer Teufelskreis, den man mit zielgerichteter Stärkung der Beckenbodenmuskulatur gut durchbrechen kann.

Die Inkontinenz durch Überlaufen

Dies ist die häufigste Form der Inkontinenz bei Männern. Durch die Vergrößerung der Prostata im Alter (diese Drüse vergrößert sich bei allen Männern ab 50, aber bei manchen mehr, bei anderen weniger) wird die Harnröhre eingeengt. Dadurch, dass der Urinfluss behindert wird, überdehnt sich die Harnblase so lange, bis sie überläuft. Der Betroffene leidet ständig unter dem Drang, zur Toilette gehen zu müssen, aber ein normales Wasserlassen ist kaum möglich. Stattdessen verliert er den Harn in unkontrolliert ablaufenden Tröpfchen.

Die Inkontinenz durch einen Reflex

Dies kommt Gott sei Dank seltener vor. Hier ist die Nervenleitung von der Blase zum Gehirn gestört, sodass das Gefühl für einen natürlichen Harndrang fehlt. Deshalb wird die Blase nur durch einen nichtwillentlichen Reflex geleert.

Was ist Beckenbodengymnastik?

Die Beckenbodengymnastik hat es sich zum Ziel gesetzt, diesen unsichtbaren und doch so wichtigen Muskel zu stärken. Dabei kann man einige Übungen sogar ganz unbemerkt von anderen Personen zum Beispiel am Schreibtisch sitzend, in der Schlange im Supermarkt oder auch vor dem Aufstehen unter der Bettdecke absolvieren.

Übungsbeispiele

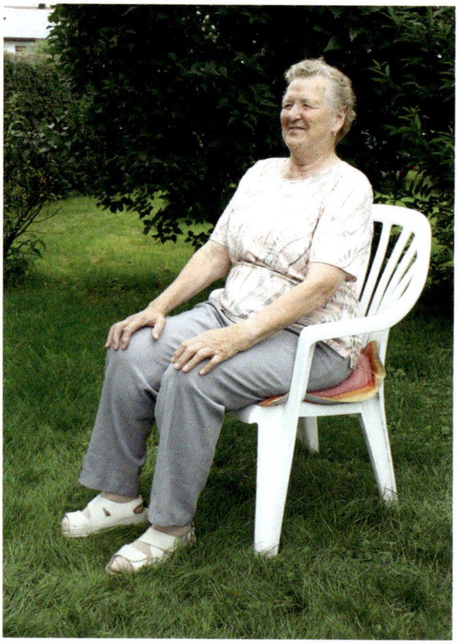

Setzen Sie sich mit hüftbreit ausgestellten Beinen aufrecht auf einen Stuhl, die ganzen Fußsohlen auf dem Boden. Die Hände liegen auf den Oberschenkeln. Führen Sie mit dem Becken Kreise aus und denken Sie dabei an Ihren Beckenboden. Dann schaukeln Sie etwas hin und her und schließlich einige Male vor und zurück. Mittlerweile müssten Sie spüren, wie Sie sitzen müssen, damit Sie über dem vorderen Beckenbodenmuskel locker aufgerichtet sind. Bleiben Sie so sitzen und spannen Sie ihn an, als ob Sie einem auftretenden Harndrang Einhalt gebieten wollten. Versuchen Sie diesen Muskel nach innen und oben zu ziehen, aber spannen Sie nicht die Pomuskeln an. Halten Sie die Spannung für etwa acht Sekunden. Jetzt schaukeln Sie zurück und versuchen den hinteren Beckenbodenmuskel (am After) anzuspannen, dann lösen Sie sich.

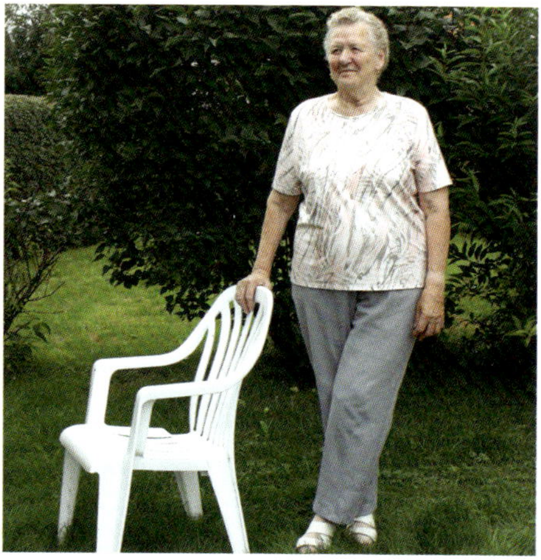

Halten Sie sich an einer Wand oder an einem Stuhl fest, um besser im Gleichgewicht zu bleiben. Kreuzen Sie die Füße bei aufrechter Haltung. Atmen Sie tief ein, beim Ausatmen spannen Sie die Beckenbodenmuskulatur kräftig an und ziehen ihn nach oben. Atmen Sie so lange wie möglich aus und halten Sie die Spannung. Dann schütteln Sie die Füße aus, kreuzen sie schließlich andersherum und wiederholen die Übung.
Diese Übung können Sie fast überall ausführen, auch beim Spazierengehen im Wald oder in einer Pause im Büro.

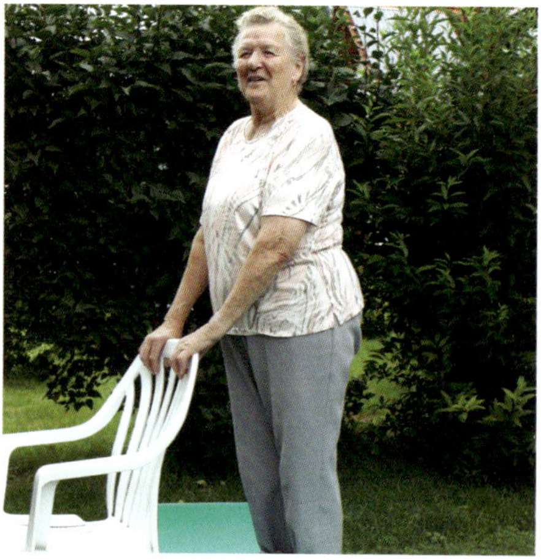

Halten Sie sich aufrecht an einem Stuhl oder einer Wand fest . Ziehen Sie jetzt das rechte Bein mit dem Becken etwas hoch. Heben Sie die rechte Ferse und ziehen Sie den Beckenboden nach oben und innen. Halten Sie die Spannung ruhig atmend etwa acht Sekunden. Senken Sie das Bein wieder. Dann ist die andere Seite dran.

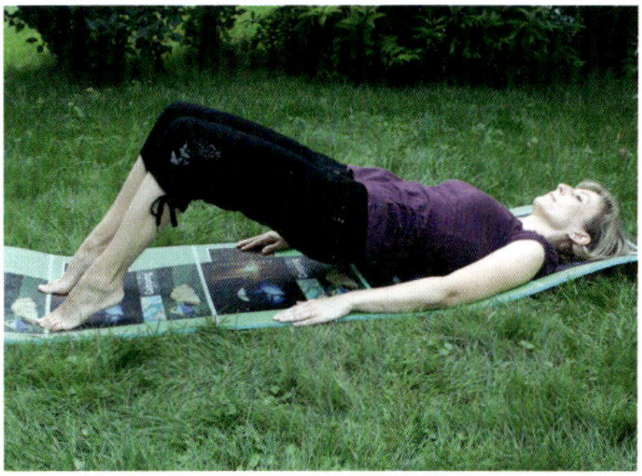

Legen Sie sich mit aufgestellten Beinen auf den Rücken. Lassen Sie die Arme locker neben dem Körper liegen und drücken Sie das Kreuz etwas „in den Boden" hinein. Jetzt heben Sie das Becken etwas an und ziehen das Schambein leicht hoch, dabei spannen Sie die Beckenbodenmuskulatur stark an. Stellen Sie sich dabei vor, das Steißbein würde sich dem Schambein nähern. Versuchen Sie zusätzlich, die Sitzbeinhöcker zueinander zu ziehen. Halten Sie die Spannung ca. acht Sekunden. Dann lösen Sie sich wieder. Atmen Sie während der ganzen Übung ruhig ein und aus.

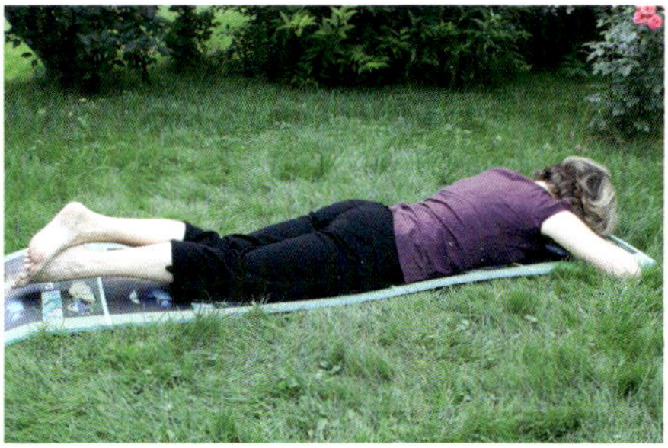

Legen Sie sich auf den Bauch, die Stirn in den Händen. Kreuzen Sie die Füße und pressen Sie die Beine gegeneinander, dabei spannen Sie die Beckenbodenmuskeln an. Halten Sie die Spannung mehrere Atemzüge lang, lockern Sie sich und überkreuzen Sie dann die Beine andersherum, um die Übung zu wiederholen.

Geräte für Ausdauersport

Jedes gute Fitnessstudio ist zahlreich mit ihnen ausgestattet: diverse, manchmal seltsam anmutende Maschinen, an denen die Sportler ihre Kräfte messen. Um denjenigen zu helfen, die sich damit noch nicht so auskennen und vor dem ersten Besuch im Studio schon einige Informationen wünschen, werden hier die wichtigsten kurz vorgestellt.

Das Beinstreckgerät

Vor dem Training wird das Gerät auf die Oberschenkel- und Unterschenkellänge des Sportlers eingestellt. Die Rückenlehne kann genauso angepasst werden wie das Unterschenkelpolster. Die Kniegelenke und das Drehgelenk des Geräts sollen dann in gleicher Höhe sein. Die Füße klemmt man unter die Polster. Jetzt werden die Beine gestreckt, dabei hebt man mit der Kraft der Beine durch Streckung den Fußteil der Maschine hoch.

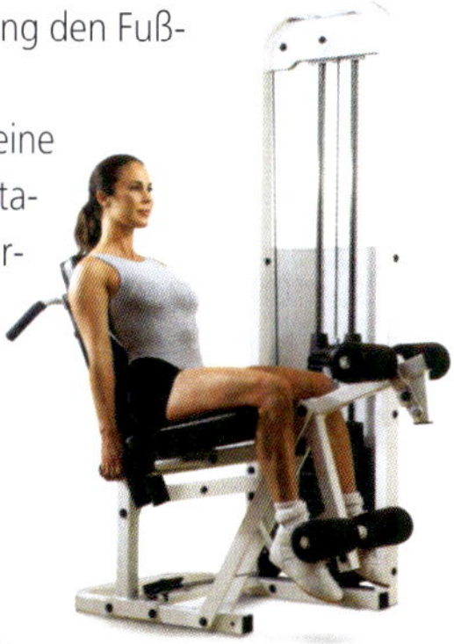

Wenn ein Bein durch eine Verletzung oder Amputation nicht trainiert werden kann, kann man das Gerät auch nur mit einem einzigen Bein benutzen.

Diese Maschine kräftigt und strafft die Vorderseite des Oberschenkels. Man sollte die Bewegungen recht langsam ausführen, damit keine Schäden durch Überlastung entstehen. Wenn man Knieprobleme oder Schwierigkeiten mit dem Kreuzbein hat, darf das Gerät nicht benutzt werden.

Die Beinpresse

Der Widerstand wird je nach Gerätetyp im Liegen mit den Beinen nach schräg oben oder hinten gedrückt. Dabei stehen die Füße etwa hüftbreit auf der gummierten Platte. Die Hüftknochen bilden eine Linie. Dieses Gerät trainiert zahlreiche Muskelgruppen der unteren Hälfte des Körpers, und man verbrennt auch viele Kalorien beim Üben. Dabei sollte man die Beine weder ganz bis zum Schluss durchstrecken noch beim Beugen einen rechten Winkel unterschreiten. Sonst kann eine Schädigung der Kniescheibe die Folge sein. Der Rücken wird immer gerade gehalten. So kann man Oberschenkel und Gesäß optimal kräftigen.

Die Bankdrückmaschine

Während man nun mit den Füßen kraftvoll nach unten drückt, hat man die Möglichkeit, auf verschiedene Weise das Gerät anzufassen, mit engem oder weitem Griff. Becken und Rücken werden gegen die Rückenlehne gedrückt und dann geht's los, die Stange vorm Körper gegen ein zuvor eingestelltes Gewicht nach vorn drücken und dann die Arme langsam wieder zurückbeugen. Die Ellbogen bleiben dabei immer nahe am Körper. Dadurch wird die Brust-, Schulter- und Armstreckmuskulatur gestärkt und gestrafft.

Dies sollte ohne „Schwungholen" passieren, sonst wird der Brust- und Schulterbereich falsch belastet.

Der Butterfly (engl.: Schmetterling)

Der Gebrauch dieser Maschine ist mit Vorsicht zu genießen, da hier der vordere Schultergürtel sehr stark belastet wird und eine ohnehin schon bestehende Verkürzung der Brustmuskulatur begünstigt wird.

Man presst hier Becken und Rücken gegen die Lehne und drückt die Füße fest auf den Boden. Der Kopf bleibt als Verlängerung der Wirbelsäule eng an der Lehne. Der Sitzt muss so eingestellt sein, dass die Oberarme zum Rumpf rechtwinklig sind. Jetzt drückt man die Polster mithilfe der Unterarme vor dem Körper zusammen und geht dann langsam wieder auseinander. Dadurch werden die Muskeln der Brust gestärkt.

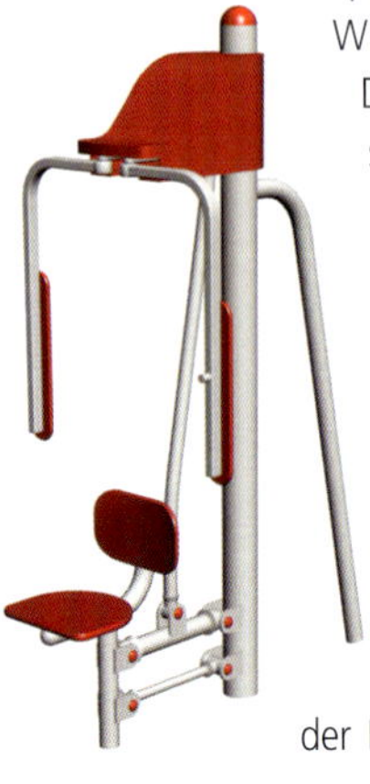

Auf keinen Fall darf dabei der Kopf nach vorn geneigt sein, und die Hände dürfen nicht mitdrücken, sondern nur die Arme. Andernfalls besteht Gefahr für die Schultern. Für Personen mit Rundrücken oder solchen mit stark verkürzter Brustmuskulatur ist dieses Gerät nicht geeignet!

Das Knieheben im Stütz

Dies ist eine Übung gegen den Widerstand des eigenen Körpergewichts. Die Unterarmstützen sind gut gepolstert und sorgen für sicheren Halt durch schräg nach hinten verlaufende Stützen. So kann der Rücken am Lendenbereich eng am Rückenpolster anliegen. Jetzt werden durch Anspannung der Bauchmuskeln die Beine angewinkelt. Wenn man sie wieder absenkt, bleiben sie leicht winklig. Dadurch wird die Muskulatur unterhalb des Bauchmuskels gestärkt. Auch bei dieser Übung darf man nicht schwingen. Für stark Übergewichtige ist das Gerät nicht geeignet.

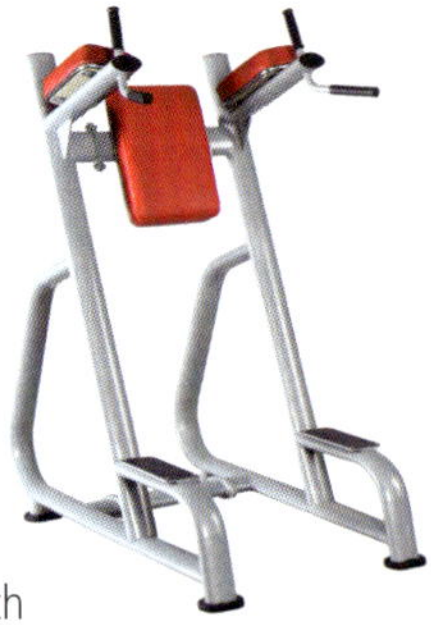

Der Bauchtrainer

Bei den Übungen mit dem Bauchtrainer behält die Lendenwirbelsäule immer Kontakt mit dem Boden. Die Rahmenkonstruktion des Geräts ermöglicht eine Einrollbewegung mithilfe der oberen Bauchmuskulatur. Dabei werden Kopf und Nacken abgestützt.

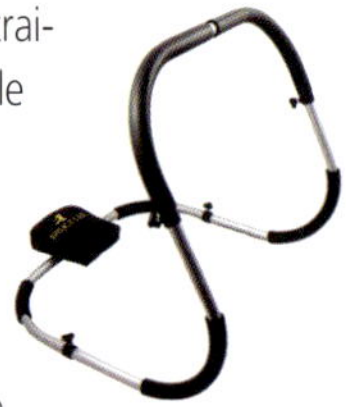

Der Beinstrecker rückwärts

Hier legt man sich mit dem Bauch etwa bis zum Beckenknochen auf das Gerät und hält sich an den seitlichen Griffen fest. So bleibt die Hüfte frei beweglich. Jetzt streckt man die Beine in die Horizontale. Auch das sollte nicht ruckartig geschehen.

Koordination

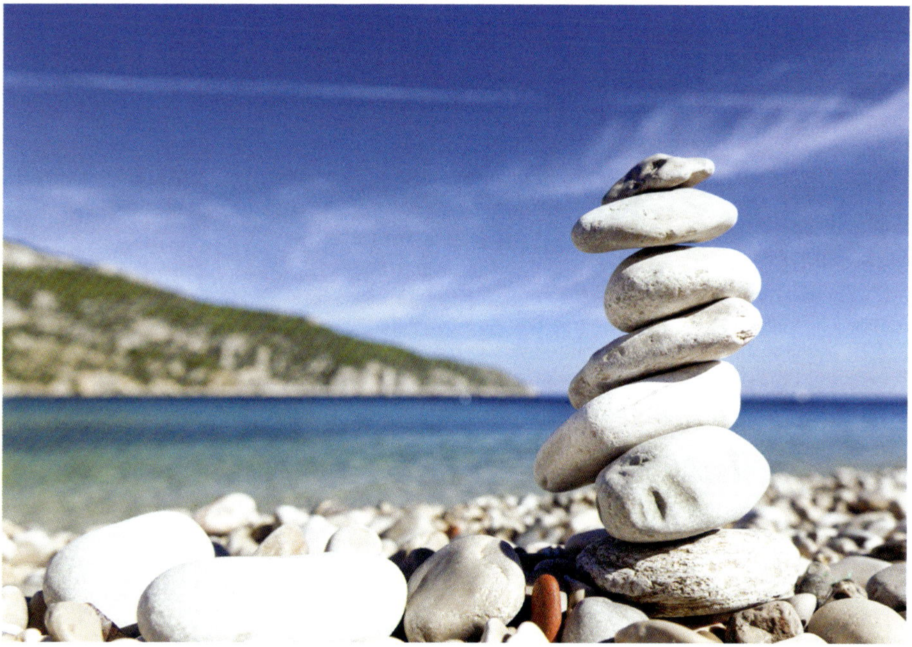

Koordinationstraining hilft bei Gleichgewichtsstörungen.

Leider leiden viele alte Menschen unter „Vertigo". Das ist der sogenannte Altersschwindel. Er ist verbunden mit häufigen Kopfschmerzen, Übelkeit und Herzrasen. Dies führt zu einer großen Unsicherheit, und in der Folge ist das Risiko zu stürzen stark erhöht. So können sich Personen mit Altersschwindel auch sehr schwer verletzen, beispielsweise können sie einen Oberschenkelhalsbruch erleiden. Da können Gleichgewichts- und Koordinationsübungen helfen, Sicherheit und Vertrauen wiederherzustellen. Sie verbessern das allgemeine Reflexverhalten.

Koordinationstraining verhindert Stürze.

Ab dem 60. Lebensjahr können sich erste Verschlechterungen des Gleichgewichtssinns bemerkbar machen. Die Reaktionen werden langsamer, und die Kraft in den Beinen wird weniger. Dann sollte trainiert werden, bei stolpergefährlichen Stellen wie Teppichkanten oder Unebenheiten des Bodens schnell reagieren zu können, um nicht zu stürzen. Koordination ist eine Frage des Gleichgewichts. Wenn man Probleme hat, zum Beispiel auf der Rolltreppe zu fahren, wenn man beim Naseputzen stehen bleiben muss oder sogar unsicher wird, wenn man eine Straße überqueren muss, sollte man etwas dagegen tun.

Denn beim Auf- und Absteigen an Rolltreppen ist eine gute Balance wichtig. Das Naseputzen während des Gehens erfordert die Fähigkeit, verschiedene Handlungen koordinieren zu können. Beim Überqueren der Straße muss die

Reaktionsfähigkeit gut funktionieren. Da Koordination keine angeborene Fähigkeit ist, kann man sie in jedem Lebensalter üben. Manchmal erleidet man im Alter einen Kontrollverlust. Plötzlich fühlt man sich unsicher und ängstlich. Das nagt am Selbstvertrauen. So weit muss es aber nicht kommen, denn eine Schulung der Koordination kann die altersbedingte Entwicklung aufhalten.

Dabei kann man auch bei ganz normalen Tätigkeiten trainieren. Zum Beispiel sollte man einfach einmal versuchen, mit der „falschen" Hand das Hemd zuzuknöpfen oder beim Zähneputzen auf einem Bein zu stehen. Wenn Sie unter Altersschwindel leiden, tun Sie das bitte aber nur in Gegenwart einer zweiten Person.

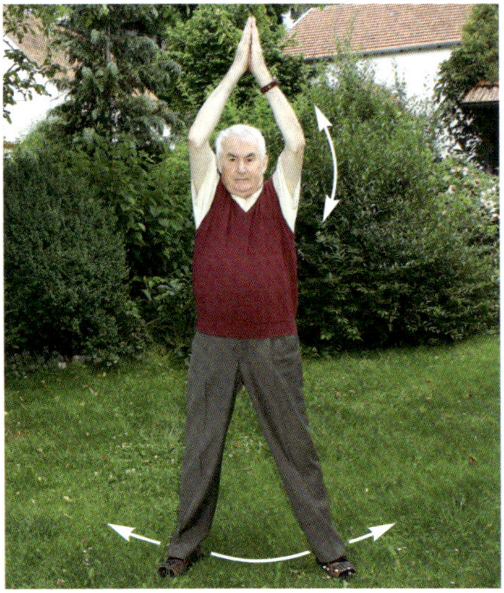

Hampelmann: Stehen Sie mit geschlossenen Beinen, die Arme seitlich am Körper. Jetzt springen Sie in die Grätsche und schlagen gleichzeitig die Hände über dem Kopf zusammen und wieder zurück. Wiederholen Sie dies mehrmals.

Mit den folgenden sieben Übungen schulen Sie die Koordination

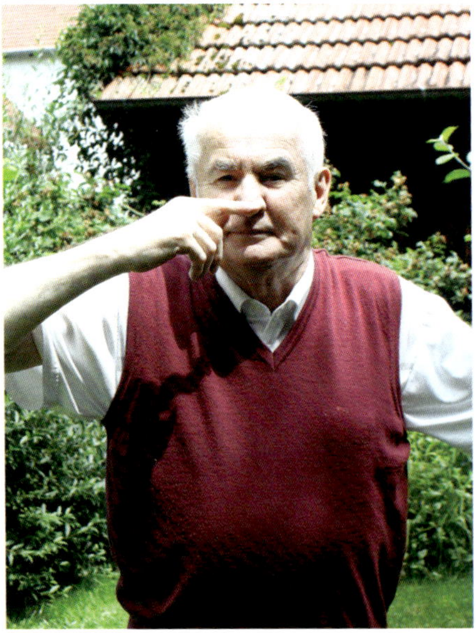

Treffen Sie Ihre Nasenspitze? Strecken Sie die Arme mit geschlossenen Augen zur Seite aus. Lassen Sie die Schultern unten! Berühren Sie nun mit dem Zeigefinger rechts die Spitze Ihrer Nase, indem Sie den Arm im Ellbogengelenk beugen. Wiederholen Sie das etwa fünfmal und wechseln Sie dann die Seite.

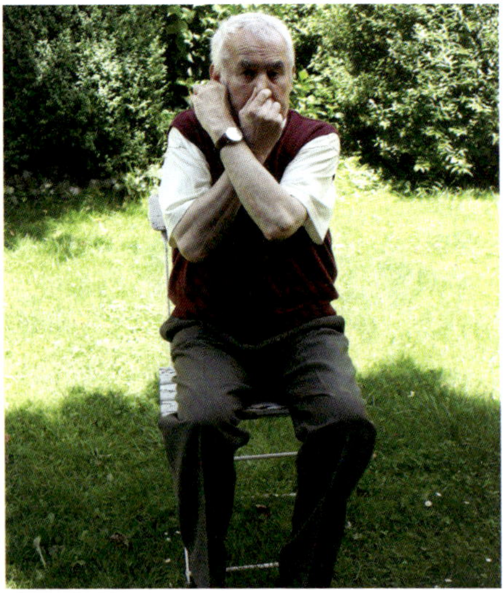

Bewegung über Kreuz: Setzen Sie sich auf einen Stuhl. Klopfen Sie sich zunächst mit den ausgestreckten Armen auf die Knie und führen Sie dann die Hände über Kreuz. Dabei geht eine Hand zum Ohr, die andere zur Nasenspitze. Klopfen Sie wieder mit den Armen auf die Knie und wiederholen Sie die Bewegung zur jeweils anderen Seite.

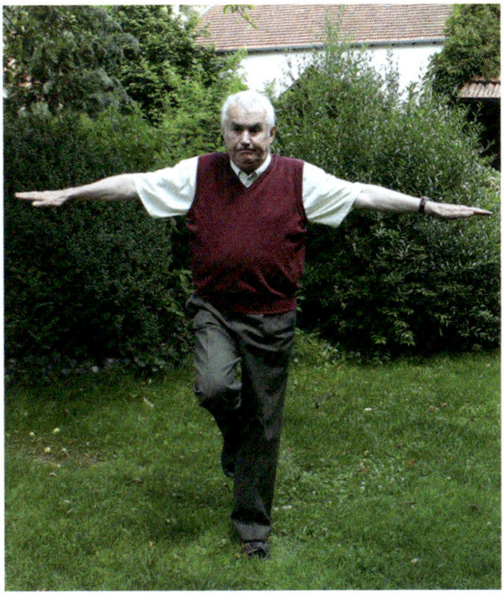

Auf einem Bein stehen: Stellen Sie sich (ohne Schuhe) auf den ebenen Fußboden. Jetzt heben Sie ein Bein leicht an bis zum Knöchel des Standbeins oder, wenn Sie schon etwas fortgeschritten sind, bis zur Kniehöhe, und balancieren Sie sich aus. Schließen Sie die Augen. Dann wechseln Sie das Bein.

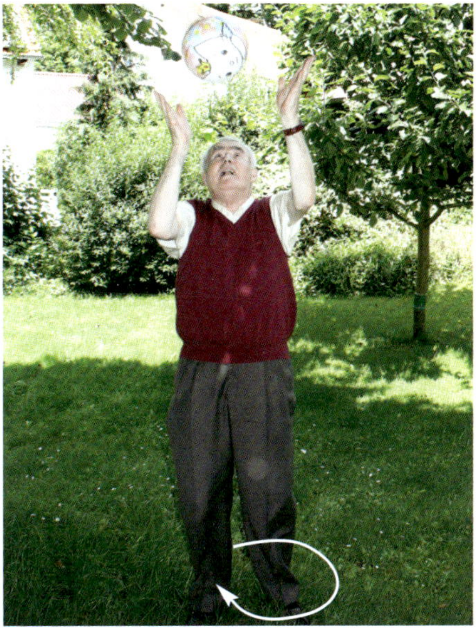

Werfen und Drehen: Werfen Sie einen Ball in die Luft, und versuchen Sie ihn wieder aufzufangen, nachdem Sie eine halbe Drehung um Ihre Achse gemacht haben.

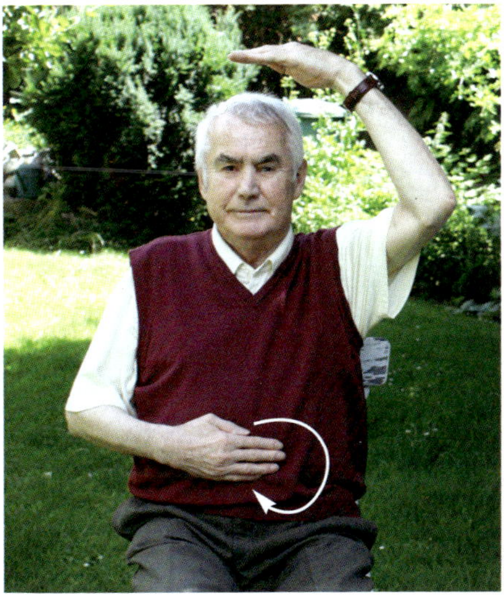

Kreisen und Klopfen: Kreisen Sie mit der einen Hand im Uhrzeigersinn auf dem Bauch. Gleichzeitig klopfen Sie sich mit der anderen auf den Kopf. Jetzt versuchen Sie, andersherum zu kreisen. Danach die Hände tauschen.

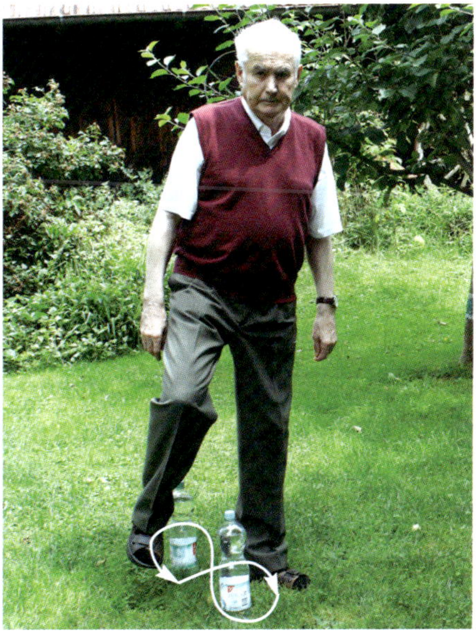

Die Acht: Stehen sie auf einem Bein und „malen“ Sie mit dem anderen Achten um zwei auf dem Boden stehende Flaschen.

Wassergymnastik

Dies ist eine Sportart, die ebenfalls Koordination und Gleichgewicht trainiert, was für ältere Menschen sehr wichtig und geeignet ist.

Am besten benutzt man dazu die sogenannte Poolnudel (ein Strang aus einem biegsamen und wasserfesten Schaumstoff, der nicht untergeht).

Bei der Wassergymnastik kann man verschiedenste Partien schonend trainieren.

Da die Schaumstoffnudel sehr leicht ist, entwickelt sie einen starken Auftrieb, der für zahlreiche Übungen genutzt werden kann. Arme und Oberkörper zum Beispiel trainiert man mit einer Art Hanteltraining im Wasser. Dabei wird die Nudel an beiden Enden gefasst und flink ins Wasser gedrückt. Dann lässt man den Auftrieb dagegenarbeiten.

Wassergymnastik ist eine ideale Sportart für Senioren, die ihr Gleichgewicht mit Spaß trainieren möchten.

Bei einer anderen Übung steht man auf einem Bein im flachen Wasser, das andere wird nach vorn gestreckt und mit dem Fußgelenk auf die schwimmende Nudel gelegt. Jetzt muss man versuchen, das schwimmende Bein nach unten zu dem anderen zu drücken. Dabei kommt es auf die Genauigkeit, nicht auf ein schnelles Tempo an.

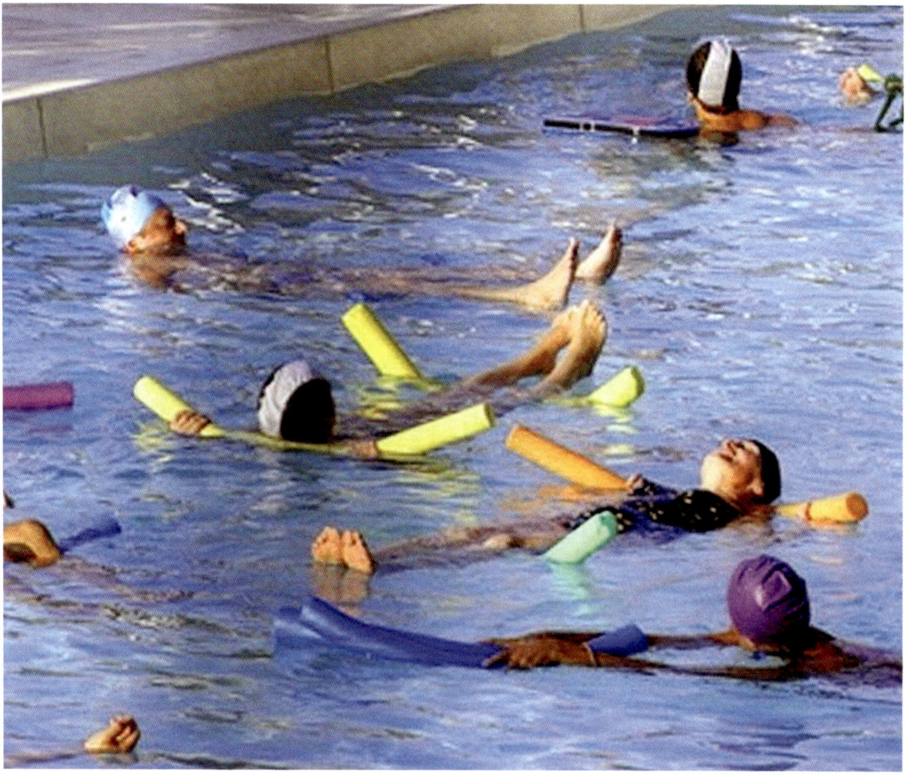

Die Poolnudel ist das beliebteste Hilfsmittel bei der Wassergymnastik.

Yoga und Pilates, viel mehr als bloße Gymnastik?

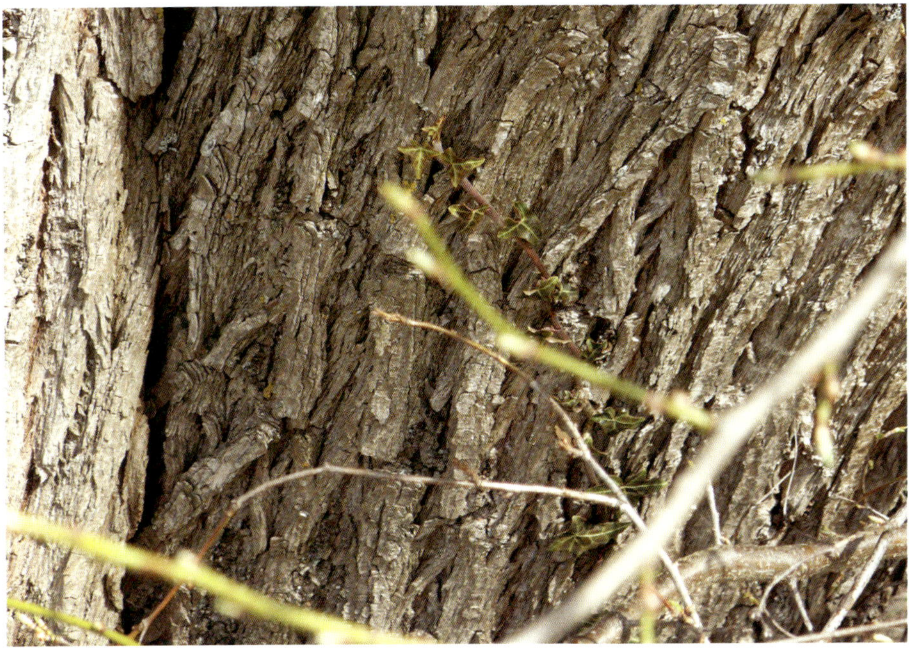

Yoga verhilft zu mehr Gelassenheit und Kraft.

Was ist eigentlich der Unterschied zwischen Yoga und Pilates?

Zunächst einmal ist es der Ursprung. Yoga wurzelt im Hinduismus und Buddhismus und kommt aus Indien. Schon mehrere Jahrhunderte vor Christi Geburt wurde der Yoga erwähnt. Wörtlich heißt Yoga „Vereinigung" und meint die Verbindung von Körper, Geist und Seele. Yoga hat auch das Ziel, den Körper von Giftstoffen zu reinigen.

Zunächst war Yoga eine rein geistige Methode, um Erleuchtung durch Meditation zu erlangen. Dann bildeten sich aber diverse Arten heraus. Darunter waren einige, die rein spirituell waren, einige, die die Askese betonten, und auch einige, die ihren Schwerpunkt auf Körper- und Atemübungen legten. Heute stehen diese im Yoga meist an erster Stelle, nicht so sehr die religiösen und weltanschaulichen Aspekte.

Yoga und Pilates sorgen für mehr Beweglichkeit und allgemeines Wohlbefinden.

Im Pilates haben diese ohnehin niemals eine Rolle gespielt. Es wurde von Joseph Hubertus Pilates (1883–1967), der in vielen Sportarten (Turnen, Tauchen, Boxen, Bodybuilding ...) zu Hause war, um 1920 vorgestellt. Also ist Pilates vergleichsweise viel jünger als Yoga. Die Wurzeln liegen in Europa bzw. Amerika und nicht in Indien. Joseph Hubertus Pilates hat seine Methode als britischer Kriegsgefangener des Ersten Weltkriegs erarbeitet und ließ sich auch von asiatischen Techniken wie zum Beispiel auch dem Yoga beeinflussen. Pilates besteht sowohl aus Yoga als auch aus Gymnastik und Sport und wird besonders gern von Balletttänzern betrieben. Pilates ist eine Form der Bewegung und nicht spirituell.

Es versteht sich als Training des Körpers in seiner Gesamtheit, und das mit System. Es soll Geist und Körper vital halten genau wie der Yoga. Aber Yoga ist darüber hinaus auch eine Lebensweise und hat einen tieferen Background in geistigen und philosophischen Inhalten.

In der Praxis macht sich der Unterschied zwischen Yoga und Pilates besonders in der Atemtechnik bemerkbar. Während man beim Yoga nur durch die Nase atmet, findet beim Pilates nur das Einatmen durch die Nase statt, und das bewusst in den Brustraum, nicht in den Bauch, ausgeatmet wird durch den Mund. Bei Pilates ist die Körpermitte besonders wichtig. Diese wird hier „Powerhouse" genannt, und bei jeder Übung spannt man Bauch- und Beckenbodenmuskulatur an, indem man den Bauchnabel zur Wirbelsäule und den Beckenboden nach oben zieht. Dadurch wirkt Pilates sehr dynamisch, während Yoga sehr viel Ruhe ausstrahlt.

Yoga verbindet Körperübungen, tiefe Entspannung und Atemtraining. Beim Pilates geht es hauptsächlich um eine starke Muskulatur und eine bessere Haltung. Hier arbeitet man bisweilen auch mit Geräten, beim Yoga nie.

Übrigens gibt es mittlerweile sogar eine Mischform, die sich „Yogilates" nennt.

Spruch: Yoga und Pilates sorgen für mehr Beweglichkeit und allgemeines Wohlbefinden.

Yoga

Yoga ist keineswegs eine Religion, kein Glaube an irgendwelche Sekten und hat auch nichts mit Köperverrenkung zu tun. Es ist eine Art Lebenshilfe, die den Menschen dabei unterstützt, einen gesunden und harmonischen Lebenswandel zu führen. Dabei ist für jeden etwas dabei. Aus den zahlreichen verschiedenen Richtungen des Yoga können alte und junge, kranke und gesunde Menschen, Anfänger und Fortgeschrittene die passenden Übungen heraussuchen. Diese durchaus entspannende Körpertechnik hilft Ihnen, Humor und Unbeschwertheit in Ihrem Leben wiederzufinden, und ist ein Übungsweg für Geist, Körper und Seele. Der Mensch ist ein Ganzes, in dem alles in einer interaktiven Verbindung steht. Yoga spricht den Menschen auf verschiedenen Ebenen an und wirkt ganzheitlich.

Yoga ist ein Schatz von Erfahrungen, der uns zu mehr Achtsamkeit uns selbst gegenüber verhilft und zu Ruhe und Gelassenheit führt.

Die acht Pfade

Der indische Philosoph Patanjali entwickelte den für das Yoga heute noch geltenden „achtfachen

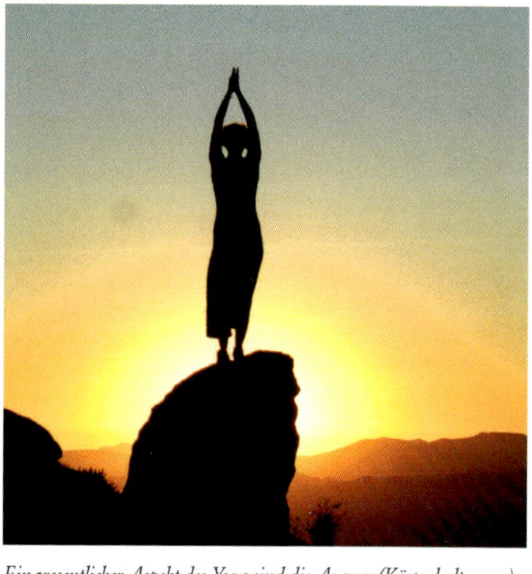

Ein wesentlicher Aspekt des Yoga sind die Asanas (Körperhaltungen).

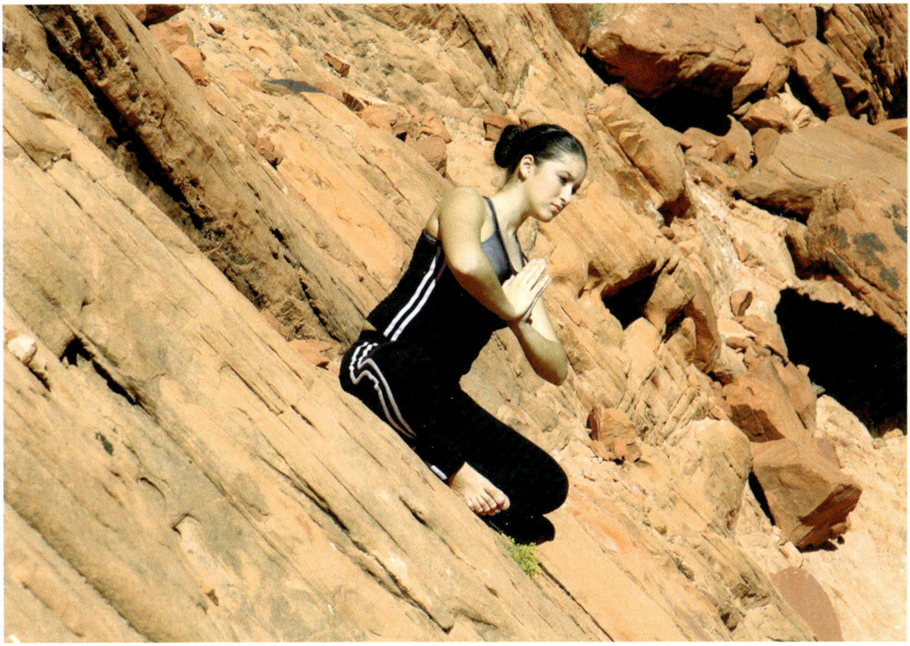

Meditation geht vielen Yoga-Übungen voran.

Pfad". Im idealsten Fall werden in einer Yogaschule alle acht Aspekte berücksichtigt, aber es gibt auch solche, die den einen oder anderen besonders betonen.

1. Pfad: Verhaltensregeln (Yama)

Sie sind nicht als streng zwingende Vorgabe zu verstehen, sondern als eine Art indischer Lebenshilfe, dabei aber durchaus aktuell. Dazu gehört zum Beispiel die Empfehlung, nicht zu konsumorientiert zu denken. Man soll sich nicht so abhängig von Dingen machen, die man gar nicht unbedingt braucht. Man soll ehrlich sich selbst und anderen gegenüber sein und keinerlei Gewalt anwenden. Wenn wir uns selbst genau beobachten, werden wir sicher feststellen, dass uns gelegentlich die eine oder andere Lüge entwischt, weil wir ein wenig besser dastehen oder Schwierigkeiten vermeiden wollen. Manchmal wollen wir auch einfach nur unsere Gefühle verstecken. Das, so meint Yoga, sollte man sich bewusst machen.

2. Pfad: Selbstdisziplin (Niyama)

Nach der Yogalehre erwächst die Selbstdisziplin daraus, dass man die nachteiligen Wirkungen einer ungesunden Lebensweise erkennt, niemals aus schlechtem Gewissen oder weil man sich schuldig fühlt. Es heißt zum Beispiel, dass man merkt, dass Genussgifte schädlich sind und deshalb auf Gewohnheiten wie Rauchen, zu viel Alkohol oder zu viele Süßigkeiten verzichtet. Die Belohnung für Selbstdisziplin ist also ein größeres Wohlbefinden.

3. Pfad: verschiedene Haltungen des Körpers (Asanas)

Die diversen Yogastellungen drücken die Körperhaltungen aus. Jede dieser Positionen ist dazu bestimmt, gewisse Gefühle im Körper zu erzeugen und damit auf den gesamten Organismus zu wirken. Die Meridiane, also die Energiebahnen im Körper, werden dabei in Aktion gebracht. Diese Körperstellungen heißen „Asanas".

4. Pfad: Atemtechnik (Pranayama)

Nach der Yogalehre dient der Atem nicht nur dazu, dem Körper Sauerstoff zuzuführen, sondern auch zur Energieaufladung und Reinigung. Dabei ist das bewusste Ein-, aber besonders das Ausatmen wichtig, denn durch vollständiges Ausatmen sollen Gifte den Körper besser verlassen. Das Einatmen geschieht erst in den Bauch und dann in die Brust, das Ausatmen erst aus der Brust, dann aus dem Bauch.

5. Pfad: Zurückziehen der Sinne (Ptatyahara)

Wir sollten uns weniger von unseren Wahrnehmungen und Gedanken beherrschen lassen, als

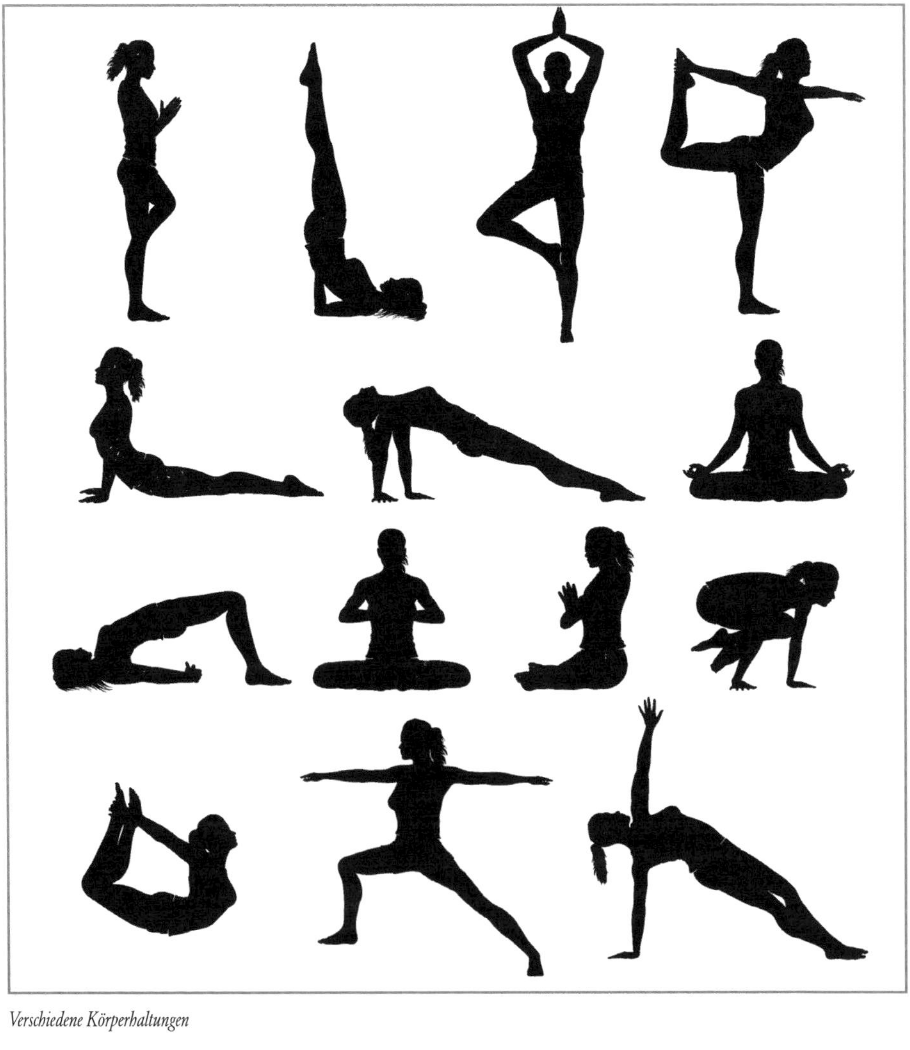

Verschiedene Körperhaltungen

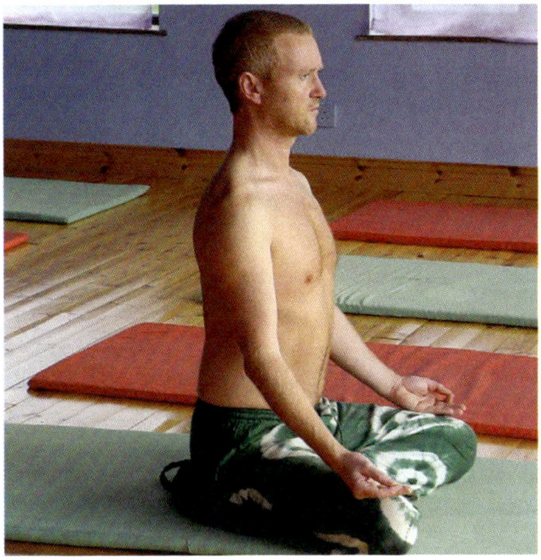

Yoga verhilft zu einer besseren Konzentration.

dass wir sie beherrschen. Das meint aktuell eine Art Selbstschutz gegen die Überreizung und Überflutung unserer Zeit wie zum Beispiel Fernsehen und Internet. Unser Denken und Handeln sollte sich also von diesen äußeren Reizen unabhängig machen. Es geht aber auch um innere Vorgänge. Eigenes Fehlverhalten löst Schamgefühle in uns aus. Traumatische Ereignisse steigen immer wieder in uns hoch und verleiten uns zum Grübeln. Auch davon soll man sich nicht so sehr beeinflussen lassen, sondern man soll sie lediglich wahrnehmen und anerkennen. Dabei sind die Yogaübungen, mit denen man diese Selbstbeherrschung erreichen kann, oft verblüffend einfach.

6. Pfad: Konzentration (Dharana)

Die Konzentrationsübungen im Yoga helfen mithilfe des Atems, die Aufmerksamkeit ganz auf einen Gegenstand oder eine Handlung zu richten. Echte Konzentration bringt innere Ruhe, da Gefühle und Gedanken in den Hintergrund geraten, wenn man ganz in einer Sache aufgeht.

7. Pfad: Meditation (Dhyana)

Meditation befreit von oberflächlichen Gedanken und führt zu mehr Frieden und Klarheit, und das über eine bloße Entspannung hinaus. Sie nimmt im Yoga eine zentrale Stellung ein und sollte so oft wie möglich mit den Übungen verbunden werden. Während die Übungen die linke Gehirnhälfte aktivieren, fördert Meditation die rechte. Meditation beruhigt den Geist wie eine Art Innenschau.

8. Pfad: Erleuchtung und Entspannung (Samadhi)

Wenn alle Spannungen, Sorgen, Begierden und Anstrengungen von uns abfallen und wir einfach nur das Gefühl haben, zu leben, fühlt sich das oft an, als ob man den Gipfel eines Berges erreicht hätte. Erleuchtung meint so ein Gipfelereignis und ist das Endziel des Yoga. Erleuchtung bedeutet, über die Grenzen von Sinnen und Vernunft hinaus zu gehen und frei von Leiden zu sein.

Yoga für mehr Vitalität im Alter

Heutzutage geht man davon aus, dass man das Alter unter drei verschiedenen Gesichtspunkten betrachten kann:

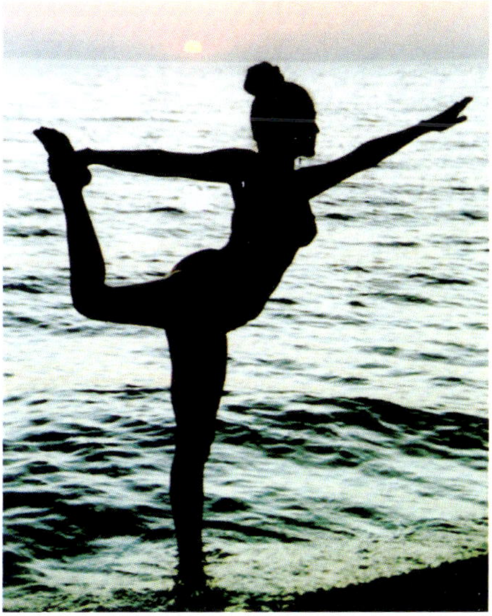

Viele Körperstellungen des Yoga sind sehr anmutig.

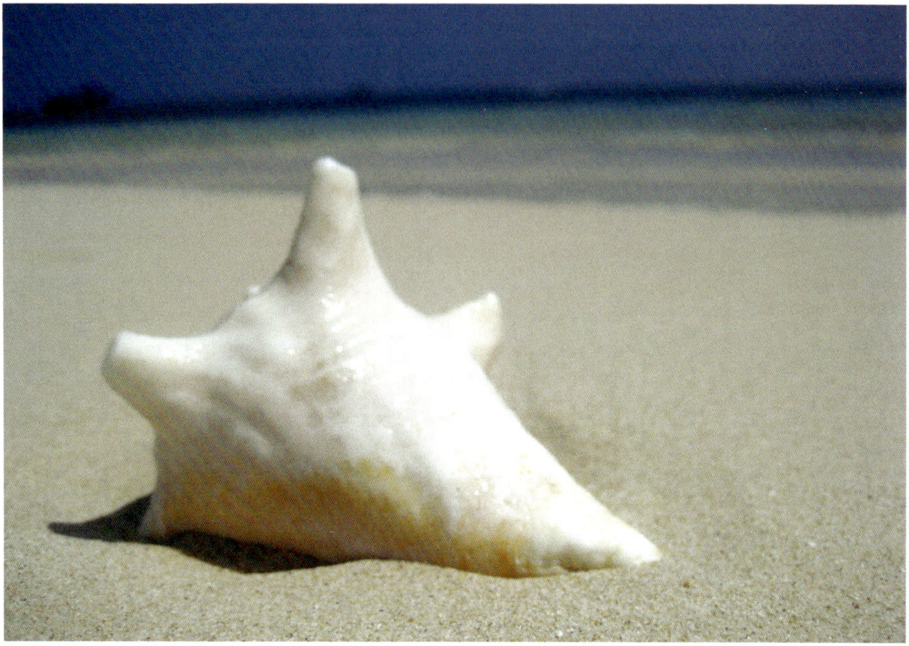

Das Endziel des Yoga ist die Erleuchtung.

erstens das biografische, zweitens das biologische und drittens das psychologische Alter. Natürlich sagt das Erste aus, wie viele Jahre seit der Geburt vergangen sind. Das Zweite wird definiert durch sogenannte Biomarker. Die Daten über die Sauerstoffaufnahmefähigkeit, Muskelmasse, Kraft, Stärke der Haut, Leistung des Immunsystems, Hör- und Sehvermögen, Blutdruck und Insulinspiegel, Körperfett und Cholesteringehalt des Bluts, Knochendichte, Hormonspiegel und Stoffwechselgrundumsatz sind solche Biomarker. Es wurde bestimmt, wie diese Daten bei welchem biografischen Alter normalerweise aussehen. Mit diesen Durchschnittswerten werden die Daten der Testperson verglichen, und somit wird ihr biologisches Alter bestimmt. Das psychologische Alter ist das, was man subjektiv fühlt. Diese drei Alter können sehr unterschiedlich sein. So kann sich etwa ein 40-Jähriger zwar wie 30 fühlen, aber sein biologisches Alter ist vielleicht das eines 48-Jährigen. Oder eine 60-Jährige hat ein biologisches Alter einer 45-Jährigen und fühlt sich wie 35. Selbstverständlich lässt sich am biografischen Alter nun gar nichts rütteln und ändern. Aber die Messgrößen des biologischen und psychologischen Alters kann man aktiv beeinflussen. Regelmäßiges Fitnesstraining im Alter kann auf alle genannten Biomarker positiv wirken. Aber Yoga kann vielleicht noch mehr, weil es uns lehrt, uns auch jünger zu fühlen. Menschen, die sich mit 70 oder 80 Jahren noch jung fühlen, machen sich im Allgemeinen nicht viele Gedanken über ihr Alter. Sie sind gelassen. Yoga hilft durch Meditationsübungen diese Gelassenheit zu erreichen.

Gesundheit im Alter und Yoga

Es ist nachgewiesen, dass bestimmte Fehlfunktionen der Organe oder Beschwerden im Bewegungsapparat sehr positiv durch die richtigen Yogaübungen beeinflusst werden. Gerade Senioren können davon profitieren. Viele Übungen richten sich direkt an die inneren Organe und verbessern die Stoffwechselvorgänge. Giftstoffe werden abgebaut, und die Durchblutung wird gefördert. Die menschlichen Drüsen sind die Lieblingskinder des Yoga. Sie werden angeregt durch das gezielte Training. Dadurch, dass im Yoga auch sehr viel an einer gelösten Lebenseinstellung gearbeitet wird, verschwindet der von manchen Personen „hausgemachte" Stress, der oft für schwere Herzprobleme mitverantwortlich ist. Auch für die Funktionen des Verdauungstraktes gibt es ganz spezielle Übungen.

Im Yoga wird immer wieder an einer aufrechten Haltung gearbeitet, Dehn- und Streckübungen werden absolviert und der Zustand von Muskeln und Gelenken verbessert. Man erreicht dadurch schnell, dass man sich nicht mehr so steif fühlt und viele alltägliche Verrichtungen wieder leichter von der Hand gehen. Dabei ist es eine sehr sanfte Art, Gelenke und Sehnen beweglich zu halten und die Koordination zu verbessern. Das Verletzungsrisiko geht dabei gegen null. Ältere Menschen fragen sich, ob es noch Sinn macht, so spät mit einer (doch relativ komplizierten und vielschichtigen) Trainingsmethode zu beginnen. Gerade Älteren gelingt Yoga oft sehr gut, da sie

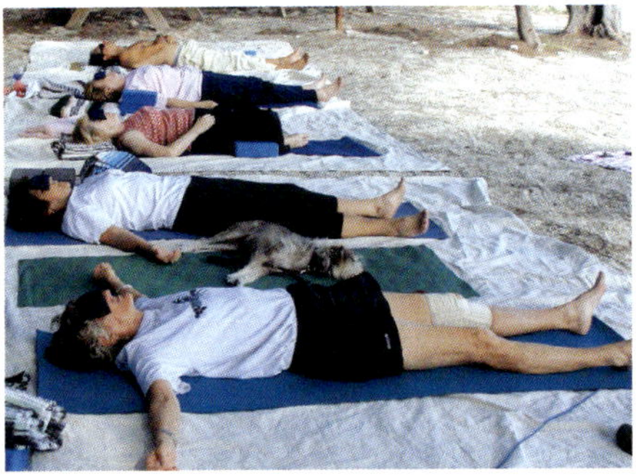

Viele Übungen haben dehnende Elemente.

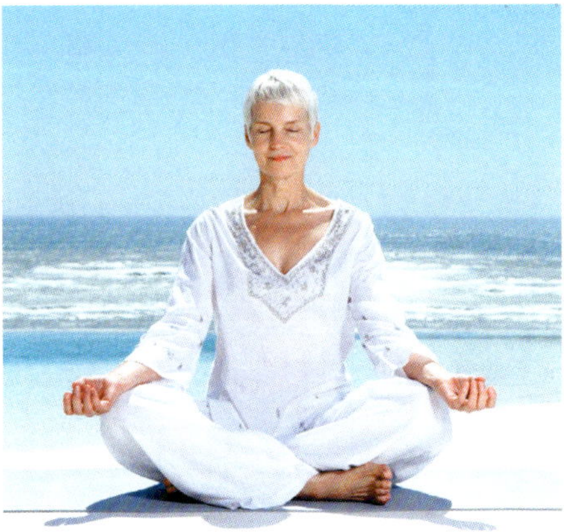

Yoga ist ideal für jedes Alter.

von ihrer Lebenserfahrung profitieren und ganz individuell ihre persönliche Leistungsfähigkeit einschätzen können.

Dabei ist Yoga nicht nur dazu geeignet, die Gesundheit zu fördern, mehr Energie zu bekommen und gelassener zu werden, sondern optimiert auch das Konzentrationsvermögen, verbessert das Selbstwertgefühl, fördert Toleranz und Geduld und erweitert das Bewusstsein. Dadurch verbessern sich oft auch soziale Beziehungen.

Yoga üben: Wie und Wo?

Eigentlich kann man überall Yogaübungen machen, aber am besten eignet sich ein ruhiges Zimmer, das gut belüftet ist und in dem es weder Zugluft noch zu viel Sonneneinstrahlung gibt. Sie brauchen dazu zunächst nichts weiter als eine Matte, einen Stuhl und ein Stück freie Wand. Die Hilfsmittel können erst einmal übliche Dinge sein, die ohnehin in Ihrem Haushalt vorhanden sind wie ein Gürtel, einige Decken oder ein Baumwolltuch. Empfehlenswert ist eine rutschfeste Matte für Ihr Training. Auch wenn Sie absolut untrainiert sind, können Sie mit Yoga beginnen, denn hier gibt es keinerlei Leistungszwang, und bei vorsichtigem Training ist es sogar für die Genesung nach

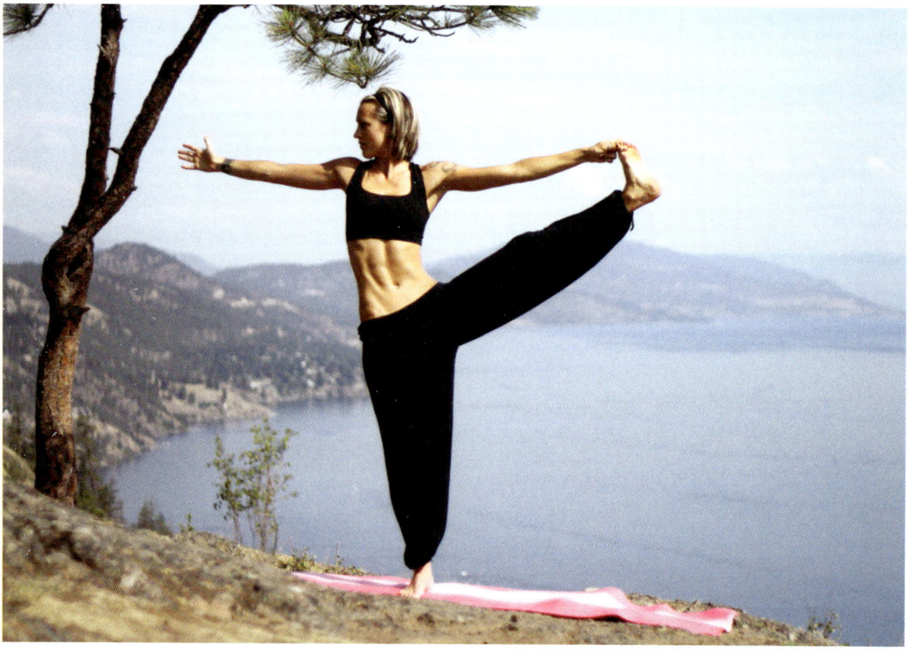

Yoga verhilft zu einem durchtrainierten Körper ganz ohne Gerätetraining.

Operationen hilfreich. Am besten besucht man einige Kurse, in denen man die Grundlagen lernt, um sie dann daheim besser umsetzen zu können. Die Übungen sollten sehr aufmerksam und ruhig gemacht werden. Hier geht es nicht um akrobatische Verrenkungen, sondern um rücksichtsvolles Training mit sich selbst. Dabei sollten Sie Ihr ganz persönliches Übungsprogramm entwickeln, das aus einer Einstimmung, einigen Atemübungen, mobilisierenden Bewegungen, Asanas (Yoga-Haltungen), Umkehrhaltungen und Entspannung bestehen sollte.

Umkehrhaltungen sind Handstand, Kopfstand oder Unterarmstand. Keine Angst, dies können Sie erst mal ganz in Ruhe mit einfachen Vorübungen entwickeln. Das Prinzip ist einfach nur, dass der Kopf unten und die Beine mehr oder weniger oben sein sollen. Dadurch wird der Kopf besser durchblutet und der Stoffwechsel angeregt.

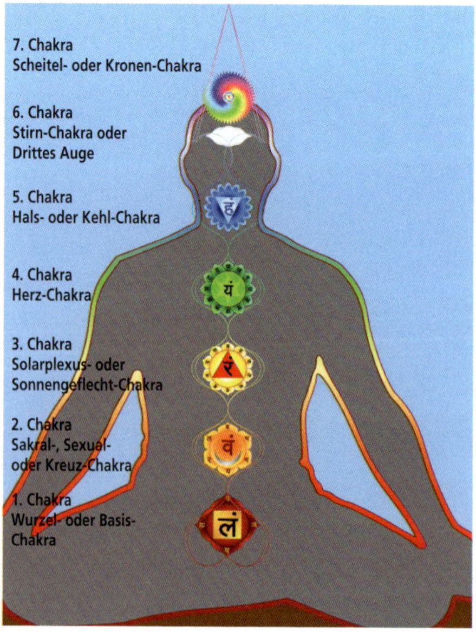

Die sieben Chakren (Energiezentren) liegen entlang der Wirbelsäule.

Die Chakren

Ein hauptsächliches Ziel des Yoga ist der Ausgleich des Energieflusses durch die Nervenschnittpunkte des Körpers. Diese Energiezentren sollen für unsere Gesundheit wesentlich verantwortlich sein und werden „Chakren", Einzahl „Chakra", genannt. Sie sind entlang der Wirbelsäule angeordnet.

1. Das Wurzel-Chakra

Es sitzt im Beckenboden am unteren Ende der Wirbelsäule. Es soll für die Grundbedürfnisse des Menschen wie die Nahrungsaufnahme sein und ihn in der physischen Welt verankern wie eine Wurzel.

2. Das Sakral-Chakra

Es sitzt am Kreuzbein hinter den Geschlechtsorganen und soll für die Fruchtbarkeit und sexuelle Energie stehen.

3. Das Solarplexus-Chakra

Hier befindet sich das Zentrum für die Selbstsicherheit und den Willen. Es liegt über dem Bauchnabel. Ist es aktiv, strahlt es Ruhe aus, ist es passiv, entsteht Angst.

4. Das Herz-Chakra

Es ist der Mittelpunkt des Körpersystems im Brustraum und soll für die Liebe zu uns selbst und zu anderen verantwortlich sein.

5. Das Kehlkopf-Chakra

Nach der Yogalehre sitzt hier das Zentrum für Kreativität und Ausdruck sowie für unsere Sprache.

6. Das Stirn-Chakra

Es liegt zwischen den Augenbrauen und steht für Vorstellungskraft, Erkenntnis und Intuition.

7. Das Kronen-Chakra

Hier befindet sich der Punkt, der sich mit einem universellen Geist verbinden kann und für die Ausgeglichenheit des Menschen steht.

Angeblich soll das Training dieser Umkehrhaltungen ein besonders wirkungsvolles Anti-Aging-Mittel sein.

Yoga-Übungsbeispiele

Die Übungen sollten immer ohne irgendeinen Stress, behutsam und aufmerksam durchgeführt werden. Überfordern Sie sich nicht und unterlassen Sie alles, was Ihnen nicht guttut oder (nach dem Ausprobieren) unangenehm erscheint. Kom-

Yoga-Schulen

Es gibt zahlreiche verschiedene Yoga-Schulen (-Lehren) und viele tausende von Übungen.

Nur einige Schulen seien hier genannt.

Hatha-Yoga ist der bekannteste Yoga-Weg und im Westen am meisten verbreitet. Hatha bedeutet so viel wie Kraft und die Vereinigung von gegeneinander stehenden Kräften. Es ist eine ganzheitliche Methode, in der die Aufmerksamkeit des Trainierenden ganz bewusst auf seine Körperhaltungen, Bewegungen, Atem, Konzentration und Meditation gerichtet wird.

Das Ziel des Raja-Yoga ist spirituell. Der Übende soll Gedanken und Gefühle beherrschen und höheres Bewusstsein erlangen. Im Raja-Yoga übt man vor allem mit Symbolen und Worten.

Karma-Yoga hat einen religiösen Aspekt. Es geht darum, selbstlos zu sein, um das nächste Leben zu erreichen.

Kundalini-Yoga ist eine besonders kraftvolle Version, während sich Luna-Yoga vorwiegend an Frauen wendet und auch tänzerische Bewegungen beinhaltet. Es beeinflusst das weibliche Hormonsystem positiv. Was viele mit Yoga verbinden, nämlich das Singen während der Übungen, entstammt vor allem dem Mantra-Yoga. Hier werden Worte und Silben aus dem Sanskrit (eine altindische Sprache) gesungen oder gesprochen. Im Bhatki-Yoga geht es um Empfindungen wie Liebe, Glückseligkeit und Hingabe, im Kriya-Yoga vorwiegend um Atemübungen und im Inana-Yoga um Gedanken.

men Sie vor dem Training zur Ruhe, indem Sie sich erst einmal entweder in aufrechter Haltung auf einen Stuhl oder im Schneidersitz auf den Boden setzen. Sie können auch auf Ihren Fersen knien. Ziehen Sie den Scheitel nach oben, als würden Sie wie eine Marionette an einem Faden hängen. Dadurch richten Sie sich auf. Die Schultern werden locker ein bisschen nach hinten unten gezogen. Die Hände liegen auf den Knien, entweder mit der Handfläche nach oben oder nach unten, wie Sie es lieber mögen. Atmen Sie ruhig durch die Nase. Konzentrieren Sie sich auf Ihren Atem. Vielleicht schließen Sie die Augen für einige Zeit. Kommen Sie ganz bei sich an.

Die Kindeshaltung

Dies ist eine der sogenannten Asanas. Diese Körperhaltung lindert Spannungen im unteren Bereich des Rückens und beruhigt die Gedanken. Es ist eine wohltuende Entspannung zwischendurch. Knien Sie sich zunächst hin (Fersensitz) und beugen Sie dann den Oberkörper mit dem Ausatmen nach vorn, bis Ihre Stirn den Boden berührt. Wenn Ihnen das zu Beginn noch schwerfällt, können Sie den Kopf auch auf einem Kissen oder einigen zusammengerollten Decken ablegen und dabei zur Seite drehen. Die Arme liegen ganz entspannt, und auch Nacken und Schultern sollten Sie dabei nicht anstrengen.

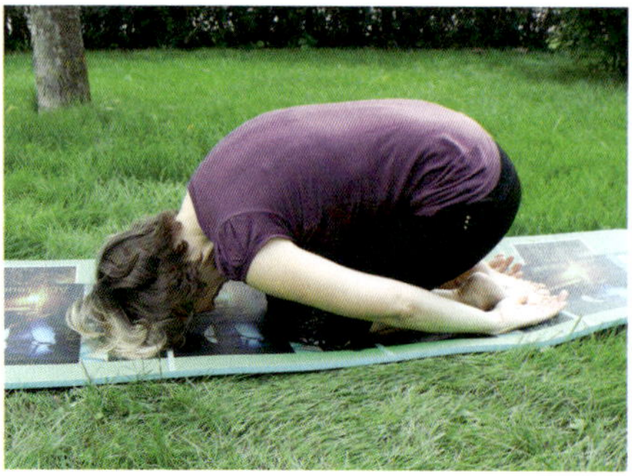

Die Kindeshaltung

Der lose Schneidersitz

Legen Sie sich ein kleines Kissen unter das Gesäß zur Unterstützung und setzen Sie sich in den Schneidersitz. Am besten erreichen Sie das, wenn Sie sich zunächst mit gespreizten Beinen auf den Boden setzen und dann erst das eine und dann das andere gebeugt zu sich heranziehen. Die Arme sind locker, und die Wirbelsäule ist aufgerichtet.

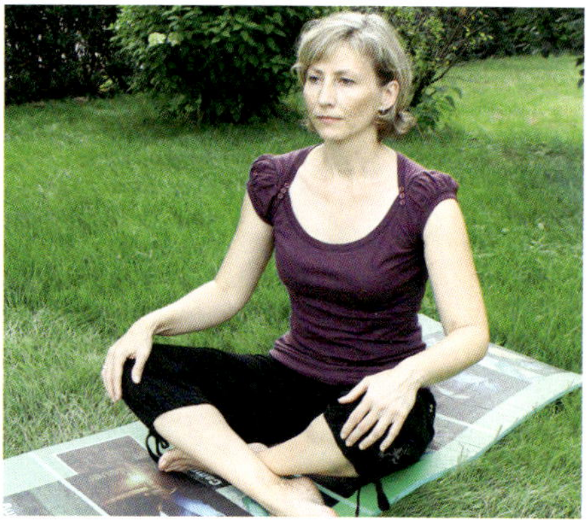

Loser Schneidersitz

Mudras: Hand- und Fingerhaltungen

Ältere Menschen können oft ihre Hände nicht mehr gerade ausstrecken. Nach der Yogalehre deutet dies auf Verspannungen im Herzbereich

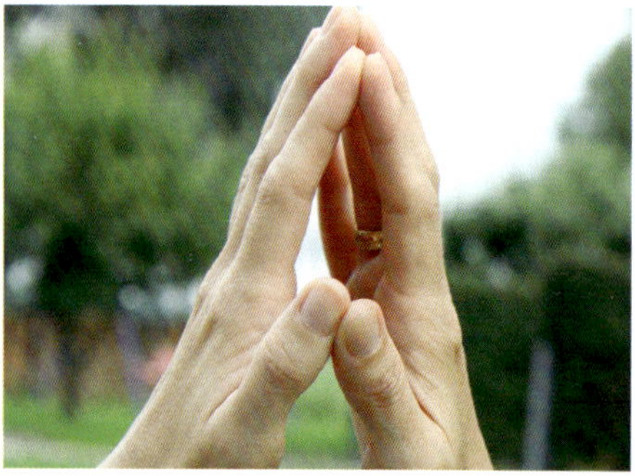

Diese Handhaltung hilft, sich zu konzentrieren und zu sammeln.

und eine nicht ausreichende Beatmung der Lunge hin. Wenn Sie die Spitzen Ihrer Finger zusammenlegen wie auf dem Foto und dabei bewusst atmen, sollten Sie spüren, dass die einzelnen Finger im direkten Bezug zur Lungenfunktion stehen.

Radeln im Liegen

Mit dieser Übung stärken Sie Ihren gesamten Unterkörper. Schwieriger wird es, wenn Sie eine „Kerze" machen und dann in der Luft radeln. Das streckt dann zusätzlich die Wirbelsäule und durchblutet das Gehirn.

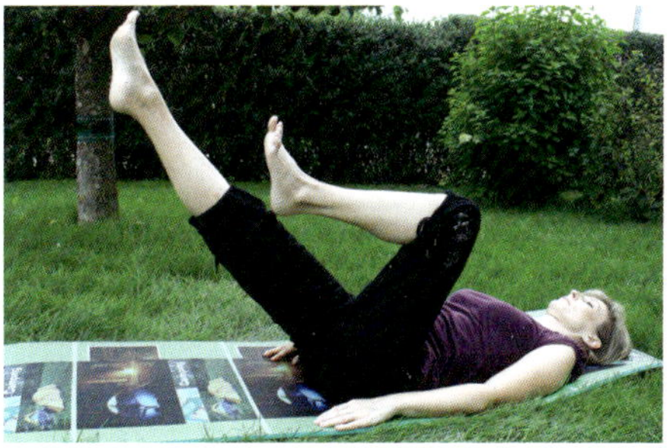

Fahren Sie doch einmal liegend Fahrrad!

Für die Hüften

Legen Sie sich mit ausgestreckten Beinen auf den Rücken. Beugen Sie das rechte Bein und ziehen Sie es mit über dem Knie verschränkten Händen zur Brust. Atmen Sie ruhig. Dann legen Sie die linke Hand auf das rechte Schienbein und die rechte Hand aufs Knie. Jetzt ziehen Sie das Bein noch ein wenig enger zu sich. Anschließend versuchen Sie, es etwas nach links zu ziehen. Danach entspannen Sie, legen das Bein ab und üben nach einer Pause mit dem anderen. Diese Übung lockert die Sehnen und Muskeln der Hüften.

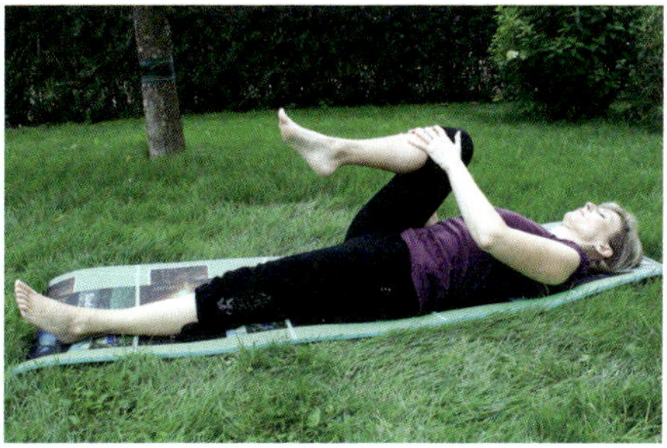

Eine sehr entspannende Übung für die Hüftmuskulatur.

Der Sonnengruß

Dies ist ein jahrtausendealter Übungsablauf. Die Übung ist nicht ganz leicht. Dafür sollten Sie schon ein wenig trainiert sein. Zunächst stehen Sie in aufrechter Haltung und legen Ihre Hände vor der Brust wie zum Gebet zusammen. Atmen Sie ruhig ein und aus. Jetzt strecken Sie die Arme (Hände bleiben zusammen) in die Höhe und machen sich dabei ganz lang. Dabei atmen Sie ein. Wenn Sie das nächste Mal ausatmen, beugen Sie sich vornüber, bis Ihre Hände so weit wie möglich (ohne Anstrengung) unten sind. Dann gehen Sie beim nächsten Einatmen in die Hocke und strecken das rechte Bein gerade nach hinten ab. Sie stützen sich mit den Händen ab und strecken Nacken und Kopf nach oben. Jetzt strecken Sie auch das linke Bein nach hinten (dabei ausatmen). Dabei geht der Po nach oben und Sie bilden ein Dreieck. Beim nächsten Einatmen beugen Sie die Beine und gleiten mit dem Gesicht zum Boden und leicht gebeugten Armen nach vorn, um den Oberkörper dann mit gestreckten Armen aufzurichten (letztes Bild). Beim nächsten Ausatmen sind Sie wieder in der Dreieckshaltung mit gestreckten Beinen und Gesäß nach oben. Beim Einatmen ziehen Sie das rechte Bein nach vorn und setzen es zwischen Ihren Knien mit der ganzen Fußsohle auf. Der Kopf richtet sich wieder mit gestrecktem Nacken nach oben. Beim Ausatmen bringen Sie auch den linken Fuß nach vorn und richten sich bis zur Taille auf, die Arme sind noch nach unten gesenkt. Beim Einatmen stehen Sie vollständig auf und heben die Hände wieder gefaltet über Ihren Kopf so wie zu

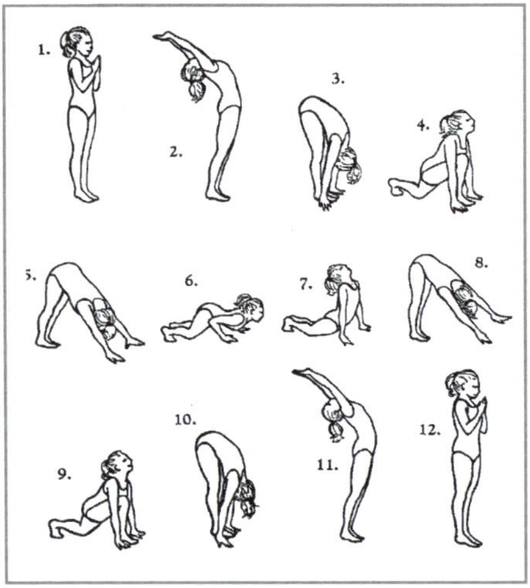

Der Sonnengruß

Beginn. Strecken Sie sich und wiederholen Sie die Übung zur anderen Seite.

Die Spirale

Dies ist eine ausgesprochen angenehme Übung, die Verspannungen im unteren Rückenbereich wunderbar lösen kann. Legen Sie sich auf die Seite, winkeln Sie die Beine leicht an und legen Sie die Arme lang nach außen aufeinander. Jetzt führen Sie den oberen Arm beim Einatmen in einem großen Bogen auf die andere Seite und legen ihn dort ab. Der Oberkörper macht die Bewegung mit. Beim Ausatmen geht es zurück. Die Beine bleiben während der ganzen Übung in der Ausgangsstellung, bis Sie die Seite wechseln und gegengleich wiederholen.

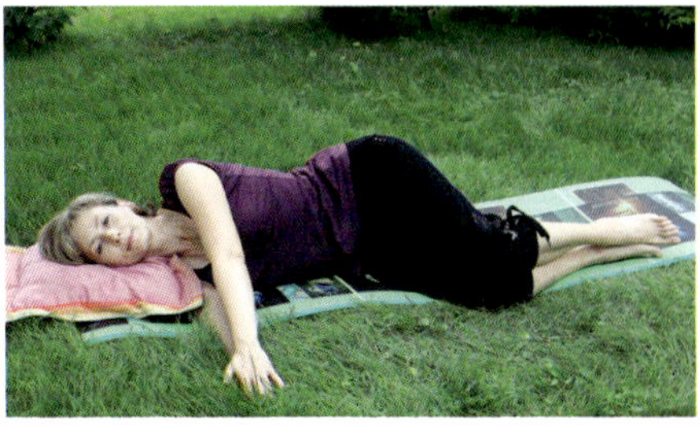

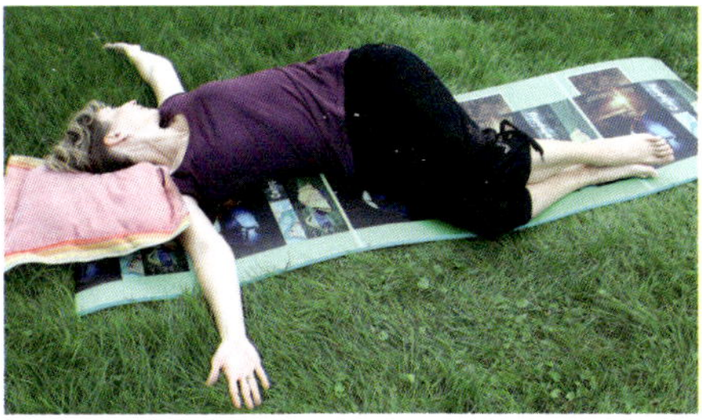

Der Übungsablauf der Spirale.

Das Heben des Himmels

Knien Sie im Fersensitz und legen Sie die Hände mit ineinander verschränkten Fingern hinter den Kopf. Halten Sie sich gerade, aber verkrampfen Sie sich nicht. Jetzt ziehen Sie die Schulterblätter nach unten und strecken den Nacken, während Sie mit den Ellbogen nach oben drücken, als wollten Sie den Himmel anheben. Halten Sie diese Stellung einige Atemzüge lang und spüren Sie die Dehnung.

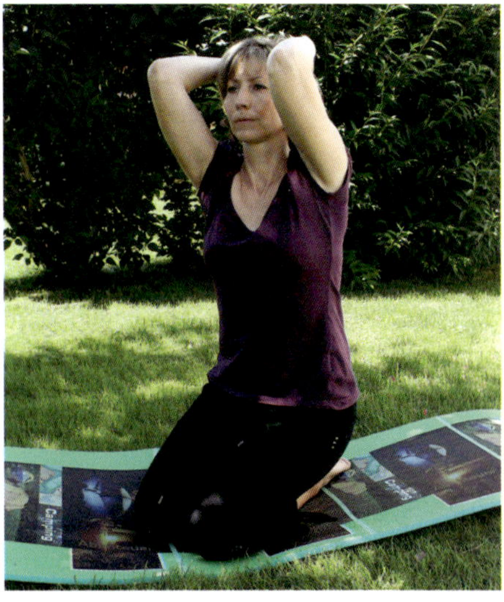

Diese Übung bereitet auf den späteren Kopfstand vor.

Das Atmen in den Bauch

Setzen Sie sich in den Schneidersitz, oder, wenn Sie ungeübt sind, auf einen Stuhl. Legen Sie eine Hand auf den Brustkorb und die andere auf den Bauch. Beobachten Sie zunächst nur Ihren Atem, ohne ihn kontrollieren zu wollen. Besonders gut geht das mit geschlossenen Augen. Nun atmen Sie in den Bauch ein und wölben Sie ihn dabei ruhig etwas nach außen und entspannen Sie ihn beim Ausatmen. Mit den Händen können Sie dem nachspüren. Nach einigen Minuten senken Sie den Kopf und öffnen die Augen.

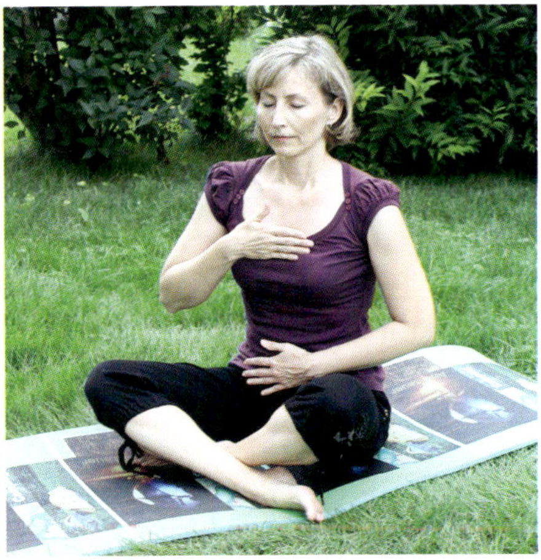

Bauchatmung in Konzentration

Die gestreckte Position

Mit dieser Übung wird die Funktion der Organe im Bauch unterstützt. Außerdem kräftigt sie die Oberschenkel und die Muskeln von Beckenboden und Bauch. Legen Sie sich auf den Rücken und heben Sie mit der Kraft Ihrer Bauchmuskeln sowohl Arme und Schultern als auch die Beine vom Boden ab. Machen Sie ein Doppelkinn. Behalten Sie dabei mit dem unteren Teil der Wirbelsäule unbedingt Bodenkontakt. Je mehr Sie die Beine vom Boden heben, desto leichter wird die Übung. Auch das Heranziehen eines Beines an die Brust macht es einfacher. Atmen Sie möglichst gleichmäßig und ruhig.

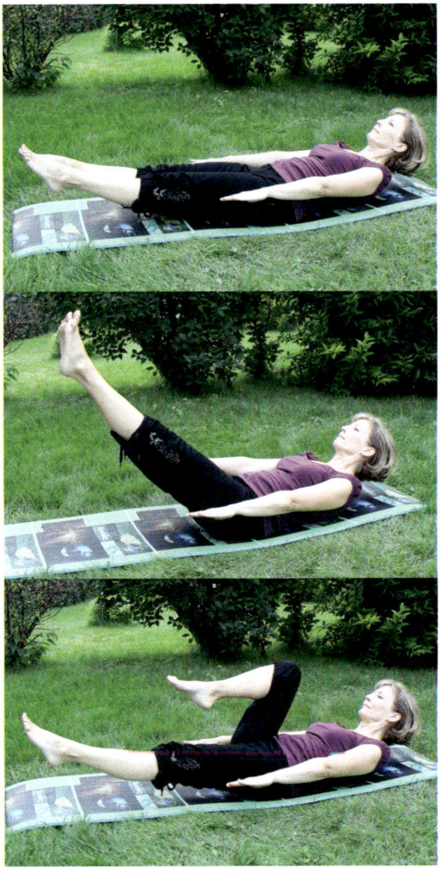

Die Streckposition

Pilates

Die Befürworter von Pilates berichten über ein völlig neues Körpergefühl nach dem Training. Sie spüren sich direkt aufgerichtet und um einige Zentimeter „größer". Die Mitte des Körpers soll sich danach sehr warm und geschmeidig anfühlen, und die Gelenke tun nicht mehr so weh. Nach Pilates fühlt man sich nicht abgekämpft, sondern

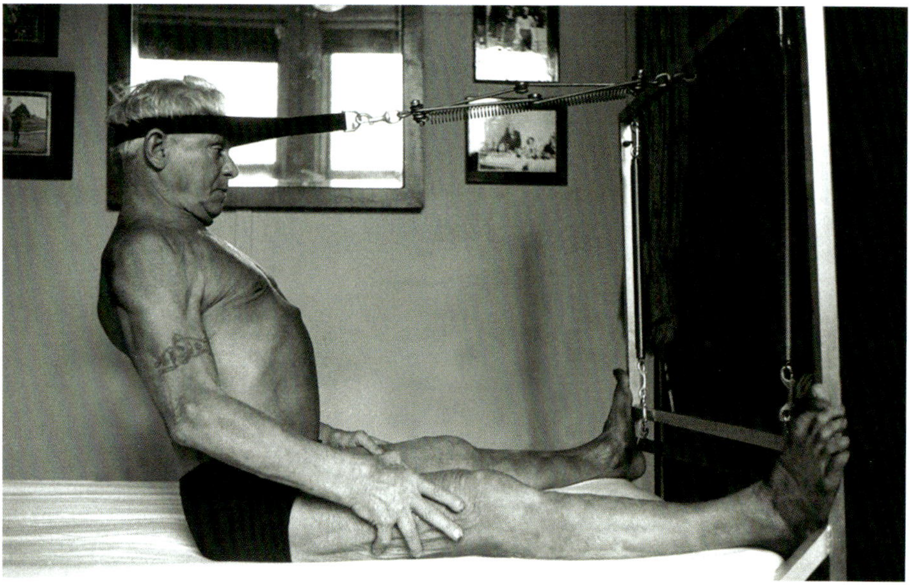

Dieses Bild zeigt Joseph Hubertus Pilates, der eine maximale Körperbeherrschung mit manchmal seltsamen Mitteln erreichen wollte.

erfrischt und vital. Das macht die Faszination von Pilates aus. Durch die Aufrichtung des gesamten Körpers kommen die Gelenke in die richtige Position und werden geschmeidiger, dadurch wirken die Bewegungen von Pilates-Übenden oft sehr elegant. Denn die Wirbelsäule wird quasi in die Länge gezogen, während der Körper so „eingestellt" wird, dass die Mitte des Ohres, die Schulter sowie das Hüft- und Kniegelenk eine gerade Linie über der Mitte des Fußes bilden. Da jede Übung aus der Körpermitte eingeleitet wird, wirkt diese besonders gestärkt, und durch den Aufbau der Muskulatur wird der Rücken stärker und der Bauch flacher.

Joseph Hubertus Pilates nannte seine Bewegungstechnik selbst „Art of contrology". Diese Wortschöpfung leitet sich von „Kontrolle" ab, denn das Hauptziel der Pilates-Methode ist die Kontrolle des Geistes über den Körper. Schon zu seinen Lebzeiten benutzten zahlreiche weltberühmte amerikanische Ballettchoreographen und Tänzer seine Methode, um ihren Körper besser zu beherrschen, und auch in Europa war sie in diesen Kreisen schon lange bekannt. Seit wenigen Jahren erlebt sie einen wahren Boom, sicher auch deshalb, weil bekannt wurde, dass die Sängerin Madonna ihren Körper unter anderem durch Pilates-Training so perfekt erhält.

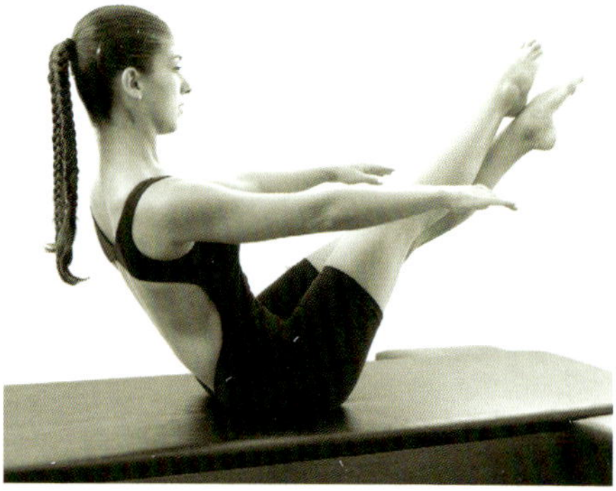

Tänzer nutzen die Pilates-Methode schon seit Jahrzehnten.

Trainingsprinzipien von Pilates

Joseph Pilates entwickelte seine Bewegungsübungen nach speziellen Trainingsprinzipien. Sein erster Leitgedanke war es, dass jede Übung mit äußerster Konzentration ohne jegliche Ablenkung absolviert werden sollte. Er war der Meinung, dass eine gesundheitlich positive Wirkung nur derjenige erzielt, der die Bewegung in konzentriert auf sie gerichtetem Bewusstsein ausführt.

Der zweite Gedanke ist die Kontrolle über Körper, Atmung und Geist, die im Training immer ausgeübt werden soll. Dabei ist die eigentliche Übung genauso wichtig wie das Zurückkehren in die ursprüngliche Position. Alles geschieht sehr bewusst und niemals nachlässig.

Das für Pilates wohl typischste Prinzip ist die Zentrierung auf die Körpermitte, von ihm selbst stammt der Ausdruck „Powerhouse". Hier beginnen alle seine Übungen, bei jeder wird die Aufmerksamkeit zunächst auf das „Powerhouse" gelenkt und dieses wird immer wieder aktiviert.

Dabei werden die Übungen stets sehr langsam gemacht, und die Aufmerksamkeit wird nicht nur auf die Muskelgruppen gelenkt, die gerade bewegt werden, sondern auch auf diejenigen, die nur stabilisieren. Ferner sollen die Bewegungen immer sehr flüssig, harmonisch und ästhetisch sein. Zudem soll man sie immer so genau wie möglich ausführen. Qualität ist wesentlicher als Quantität, außerdem wird viel mit der gedanklichen Vorstellungskraft gearbeitet.

Last but not least wird der Atmung, und zwar einer ganz speziellen Art der Atmung, im Pilates besondere Aufmerksamkeit geschenkt.

Hier soll man bewusst durch die Nase in den Brustkorb atmen (nicht in den Bauch), sodass die Rippen sich nach außen bewegen, und durch den Mund kräftig wieder ausatmen. Das ist deswegen so wichtig, weil eine gleichzeitige Anspannung der Körpermitte (unter anderem soll der Bauchnabel nach innen und oben gezogen werden) und eine Bauchatmung gar nicht möglich wären. Bei der Pilates-Atmung weitet sich also der Brustkorb beim Einatmen, während man beim (auch oft hörbaren) Ausatmen durch den Mund die Powerhouse-Muskulatur anspannt.

Nicht für jeden ist Pilates geeignet

Für Oestoporose-Patienten und solche mit Krankheiten am Herzen ist Pilates nicht sinnvoll.

Auch denjenigen, denen der ohnehin schon in unserer Gesellschaft sehr ausgeprägte Zwang, alles und jedes absolut unter Kontrolle haben zu müssen, seelisch zusetzt, ist von dieser Trainings-

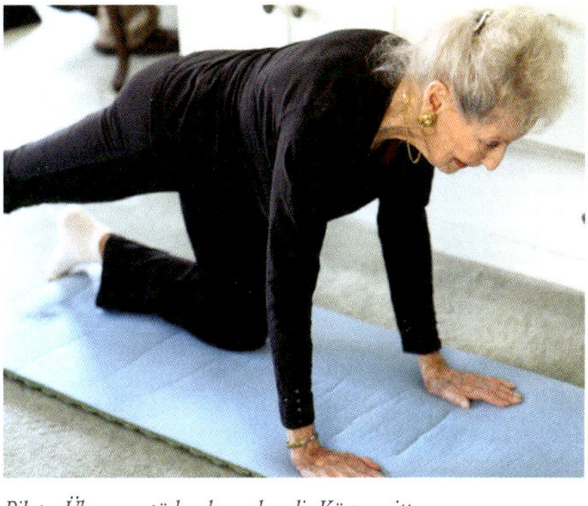

Pilates-Übungen stärken besonders die Körpermitte.

Was ist das „Powerhouse" bei Pilates?

Folgende Muskeln schließen unseren Rumpf nach allen Seiten ab, stützen ihn und halten die Organe schützend in ihrer Lage:
die Beckenbodenmuskulatur nach unten, die tief liegende Rückenmuskeln, die schrägen, geraden und quer verlaufenden Bauchmuskeln. Alle diese Muskeln werden bei den Pilates-Übungen besonders aktiviert.

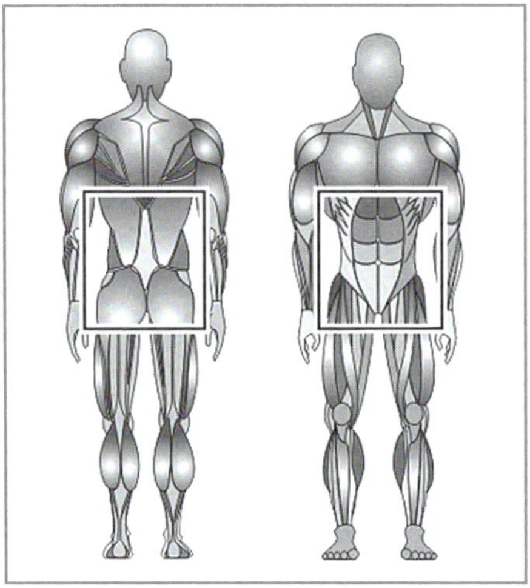

Das Powerhouse nach Pilates.

methode abzuraten. Wer über 50 und untrainiert ist, sollte sich zunächst ärztlich durchchecken lassen.

Typische Pilates-Übungen: Das Powerhouse aktivieren

Sitzen Sie aufrecht mit leicht geöffneten Beinen und heruntergezogenen Schultern, den Hinterkopf strecken Sie zur Decke. Atmen Sie tief ein, und dann atmen Sie durch den Mund wieder aus, währenddessen ziehen Sie Ihren Bauchnabel nach innen und oben, als sollte er die Wirbelsäule berühren und außerdem in Richtung des Herzens wandern, gleichzeitig bringen Sie die Sitzbeinhöcker zueinander, ohne den Po zusammenzukneifen. Beim nächsten Einatmen lösen Sie dies wieder. Sie sollten jetzt spüren, wie Ihre Körpermitte warm wird.

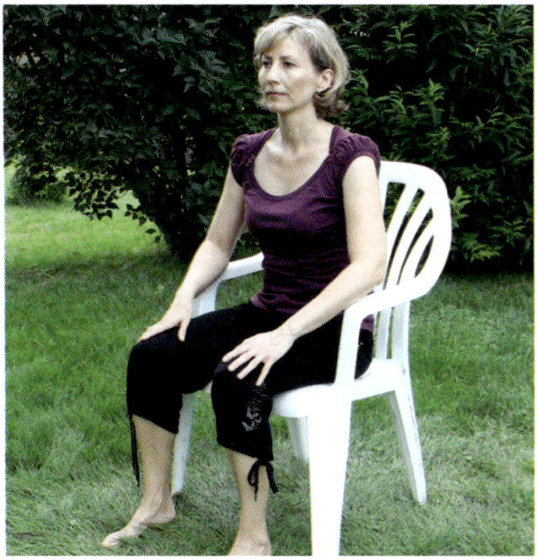

Zentrierung im Sitz

Single Leg Circles (Beinkreise)

Auf dem Rücken liegend strecken Sie ein Bein senkrecht nach oben, das andere bleibt lang gestreckt am Boden. Beim Ausatmen aktivieren Sie Ihr Powerhouse und bringen das Becken in eine neutrale Stellung. Den Hinterkopf schieben Sie am Fußboden nach oben und die Arme strecken Sie lang in Richtung des liegenden Fußes. Jetzt öffnen Sie das nach oben gestreckte Bein nach außen und beim Einatmen über unten nach links oben, sodass ein Kreis entsteht.

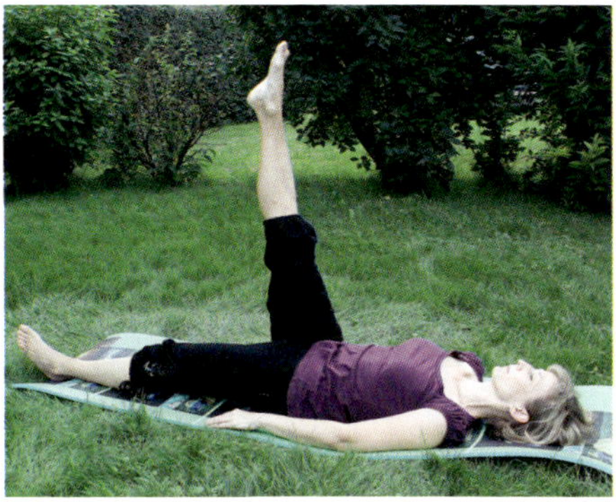

Beinkreise

Contract & Release (Zusammenziehen und Entspannen)

Stellen Sie sich mit leicht gebeugten Beinen aufrecht hin. Atmen Sie durch die Nase ein und dann durch den Mund aus. Beim Ausatmen spannen

Sie Ihre Körpermitte an, führen Ihre Arme locker nach vorn und runden den Oberkörper nach hinten, als würde Ihnen jemand einen Boxhieb in den Bauch verpassen. Mit dem Einatmen kommen Sie zurück.

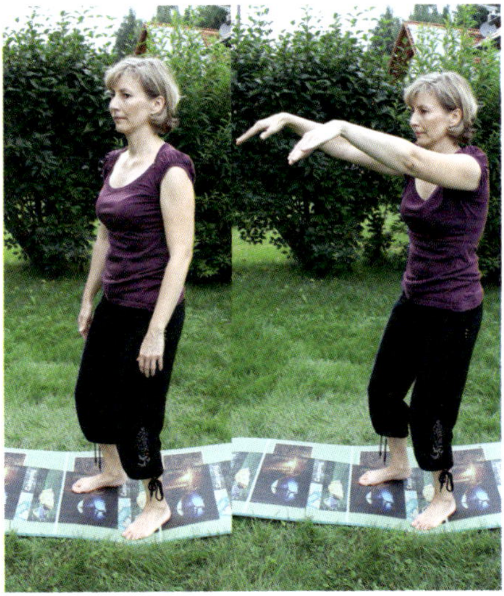

Eine Übung aus dem Modern Dance.

Shoulder Bridge (Schulterbrücke)

Diese Übung kräftig vor allem das Gesäß. Legen Sie sich auf den Rücken und stellen Sie die Beine winklig auf, die Arme liegen neben dem Oberkörper. Beim nächsten Ausatmen richten Sie sich so aus, dass Brustkorb, Bauch, Hüften und Oberschenkel genau eine Linie bilden. Jetzt stützen Sie die Hände in die Hüften. Holen Sie die Kraft dafür aus den Oberarmen. Beim darauffolgenden Einatmen strecken Sie das rechte Bein nach oben und senken es beim Ausatmen wieder, bis es eine Linie mit dem linken Oberschenkel bildet. Beim Einatmen geht es wieder hinauf mit dem rechten Bein. Das alles wird bis zu dreimal wiederholt, bevor die andere Seite dran ist.

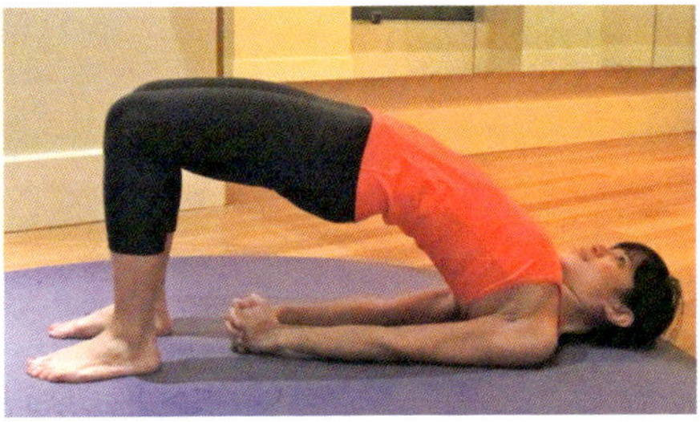

Die Schulterbrücke

The Hundred (die Hundert)

Die Ausgangsposition ist die gleiche wie bei der vorherigen Übung. Beim Ausatmen heben Sie die Beine so in die Luft, dass die Unterschenkel zu den Oberschenkeln einen Winkel von 90 Grad bilden. Sie atmen noch mal ein, und beim darauffolgenden Ausatmen aktivieren sie Ihr Powerhouse (Bauchnabel nach innen oben ziehen). Jetzt heben Sie Schultern, Arme und Kopf vom Boden, die Arme „schweben" waagerecht, Handflächen zum Boden, die Schultern drücken Sie nach unten zur Körpermitte. Jetzt heben und senken Sie die Arme rhythmisch, als würden Sie auf einer Luftmatratze liegen und mit den Händen auf die Wasseroberfläche platschen. Das führen Sie fünfmal beim Einatmen und fünfmal beim Ausatmen durch. Diese Folge wird dann zehnmal wiederholt und so (5 + 5) x 10 = 100 kommen Sie auf „Hundert".

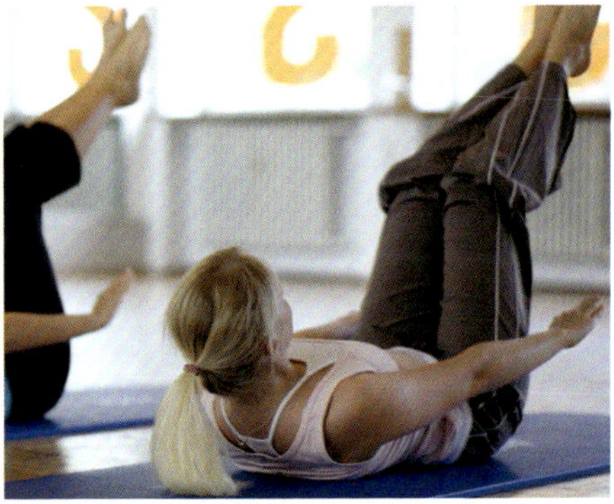

Diese Übung ist eine der berühmtesten Pilates-Übungen: The Hundred.

Swan Dive (Schwanentauchen)

Legen Sie sich ganz lang gestreckt auf den Bauch. Die Stirn zeigt zum Boden, und Sie atmen tief ein. Beim Ausatmen spannen Sie Ihre Körpermitte an und heben Kopf und Schultern vom Boden ab. Strecken Sie sich dabei ganz lang und sinken Sie beim Einatmen wieder ab. Jetzt wird die Bewegung schwieriger, weil beim Abheben die Arme gedreht werden sollen, sodass die Handflächen zur Decke zeigen. Schlussendlich üben Sie nur noch mit den Handflächen nach oben und mit noch größerer Körperspannung.

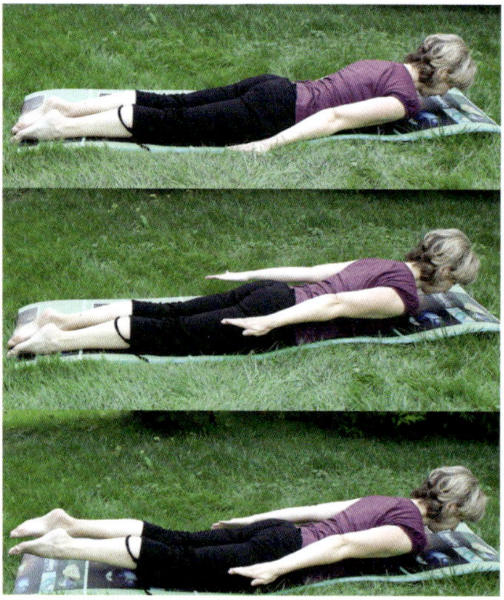

Der Schwan taucht.

Spine Stretch (Wirbelsäulen-Dehnung)

Setzen Sie sich mit lang gestreckten Beinen so auf den Boden, als wäre eine Wand hinter Ihrem Rücken. Grätschen Sie die Beine leicht und ziehen Sie die Fußspitzen zu sich. Strecken Sie die Arme in Höhe der Schultern nach vorn. Jetzt aktivieren Sie das Powerhouse und machen den Rücken ganz rund. Wer diese Übung mit gestreckten Beinen noch nicht schafft, übt mit angewinkelten.

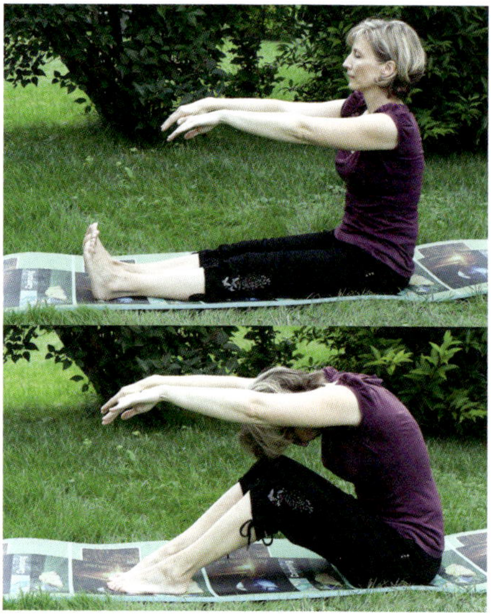

Eine Übung für die Wirbelsäule.

Den Körper wie ein Brett verschieben

Gehen Sie in die Liegestützstellung und stellen Sie die Fußspitzen auf. Bleiben Sie ganz gerade und verlagern Sie Ihr Gewicht beim Einatmen nach vorn und beim Ausatmen wieder nach hinten. Wiederholen Sie die Übung.

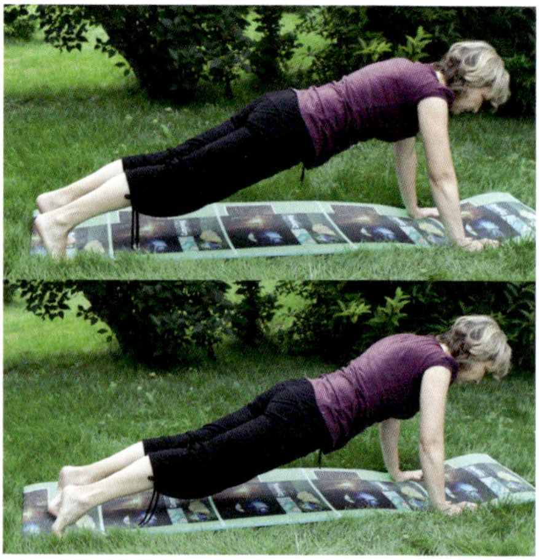

Der gute alte Liegestütz.

Qigong und Tai-Chi: Entspannung und Bewegung auf Chinesisch

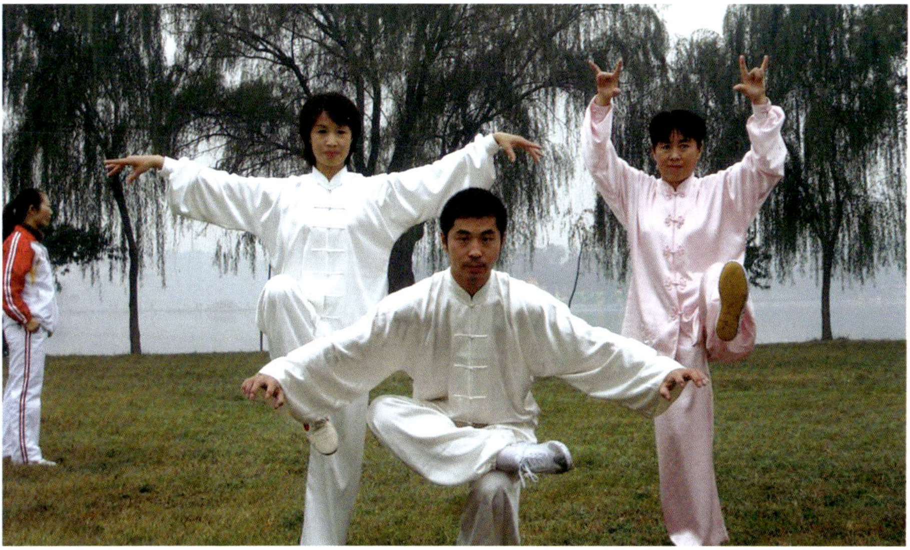

Qigong, uralte chinesische Körperübungen, die schon auf Tausende Jahre alten Malereien zu sehen sind.

Qigong (wird auch oft Chigong geschrieben) kommt aus China und ist eine Methode zur Kultivierung von Geist und Körper. Hier vermischen sich Kampfkunst, Meditation, Konzentration sowie Atem- und Bewegungsübungen. Ziel ist es, den Fluss des sogenannten „Qi" zu harmonisieren und zu regulieren. Schon zweihundert Jahre vor Christus wurden im ältesten überlieferten Werk der traditionellen chinesischen Medizin Übungen zur Gesunderhaltung des Körpers genannt.

Außerdem fand man bei Ausgrabungen 2500 Jahre alte Seidentücher, die mit Darstellungen von Atemübungen und Dehnübungen bemalt sind. Entweder haben sie die Namen von Tieren und deren Stellungen oder von den Krankheiten, die sie lindern sollen. Die chinesische Medizin hat die Vorstellung, dass der Fluss des Qi und seine Veränderungen verantwortlich für unsere Gesundheit und unser Wohlbefinden sind.

Qigong und Tai-Chi ähneln sich in vielem sehr.

Was ist das „Qi"?

Das Qi ist eine Art Lebensenergieströmung, die Lebenskraft des Menschen. Es kann auch übersetzt werden mit Vitalität, Lebendigkeit oder Beseeltheit. Qigong bedeutet wörtlich übersetzt „Energiearbeit", denn Gong ist das Wort für beständiges Üben.

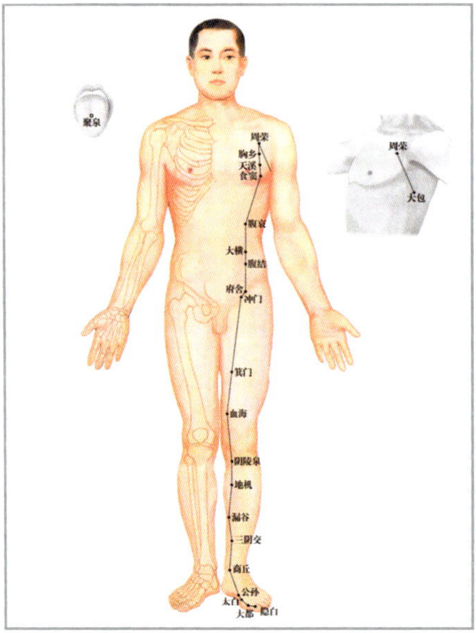

Die Meridiane des menschlichen Körpers.

Die chinesische Medizin lehrt, dass das Qi frei durch die Meridiane fließen muss, damit der Mensch gesund ist. Die Meridiane sind die Energiebahnen im Körper. Die Organe werden durch die Meridiane miteinander verbunden. Das alles muss harmonisch zusammenarbeiten, damit wir uns nicht kraft- und mutlos fühlen. Schmerzen bedeuten einen Stau in diesem Energiefluss.

Qigong ist allerdings ein Sammelbegriff, der erst in den 50er-Jahren des 20. Jahrhunderts geprägt wurde und eine Fülle von verschiedenen Übungsformen umfasst. Gemeinsam haben dabei alle, dass Körper, Geist und Seele im Zusammenspiel gesehen werden. Dabei wird die Fähigkeit des Menschen zur Selbstheilung sehr hoch eingeschätzt.

Qigong ist Teil einer in Jahrtausenden gewachsenen Medizin, die auf der Beobachtung des Menschen und dessen genauem praktischem Studium fußt. Selbst westliche Hirnforscher beschäftigen sich mittlerweile auch mit der Verbindung von Körper, Geist und Seele. Die uralte chinesische Medizin beobachtet Mensch und Natur und versucht somit Gesundheit und Krankheit zu erklären. Sie hat zahlreiche Methoden der Vorbeugung, Diagnose und Heilung entwickelt. Dabei muss uns als Menschen des Westens immer bewusst sein, dass das alles einer vollständig anderen Kultur entspringt. Wir sollten uns damit eingehend beschäftigen, um es richtig zu verstehen. Die häufig symbolische Sprache, reich an Metaphern und Bildern, ist für uns zunächst oft fremd. Aber viele haben heutzutage auch in unseren Breiten die ganzheitliche Ausrichtung der chinesischen Medizin schätzen gelernt. Manchmal kann die extreme Spezialisierung der westlichen Medizin dem einzelnen Menschen in seiner Gesamtheit nicht immer gerecht werden. Die hervorragenden Diagnose- und Therapiemöglichkeiten der westlichen Welt helfen oft und gut, aber es gibt Zusammenhänge zwischen Körper und Geist, die bislang hier nicht so sehr berücksichtigt worden sind. So hat man zum Beispiel nachweisen können, dass körperliche Entspannung und angenehme Visualisierungen bis in die kleinsten Zellen des Menschen wirken.

Dieser Zusammenhang ist der traditionellen chinesischen Medizin schon immer klar, sie geht sogar im Grundsatz davon aus, dass die Einheit von Körper, Geist und Seele des Menschen und auch in Beziehung zur Natur und zum Kosmos besteht. Daraus zieht die chinesische Medizin ihre Schlüsse und Erkenntnisse.

Eine heilende Wirkung des Qigong ist mittlerweise auch wissenschaftlich erwiesen.

Die Übungen senken den Blutdruck, regulieren die Stresshormone, wirken positiv auf das Immunsystem und beruhigen die Nerven. Außerdem helfen sie bei Verspannungen der Muskulatur.

Yin und Yang

Die älteste Idee der chinesischen Philosophie ist die Einteilung in Yin und Yang, zwischen denen

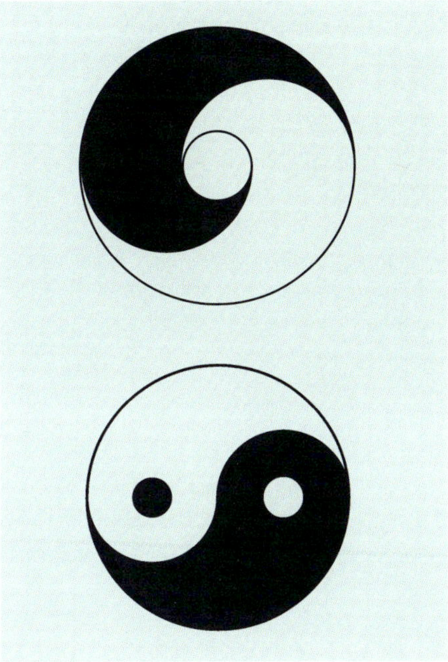

Yin und Yang, oben das Symbol der ganzen Welt, unten das des einzelnen Individuums.

der ständige Wechsel des Lebens pulsiert. Yin und Yang bezeichnen (sehr einfach gesagt) die Gegensätze in der Welt. Licht gibt es nicht ohne Schatten, Frau nicht ohne Mann, alles hat zwei Seiten usw. Das heißt, es gibt immer das eine und das andere, und zwischen den Gegensätzen schwingt das Leben, und immer wieder sollte ein Ausgleich geschaffen werden.

Im medizinischen Qigong gibt es eine große Anzahl an Übungsfolgen, die das ganzheitliche System Mensch stabilisieren sollen, um einem Ungleichgewicht vorzubeugen, zum Beispiel bei den „Übungen im Einklang mit den Jahreszeiten".

Qigong in der zweiten Lebenshälfte

Sanfte Bewegungen machen die Gelenke beweglich, Muskeln und Bänder geschmeidig und sorgen für die Organfunktionen sowie einen guten Stoffwechsel. Wir werden immer älter, und somit werden Qigong-Kurse mittlerweile auch speziell für die ältere Generation angeboten.

Es gibt sogar Qigong-Stunden für hochbetagte Senioren in Pflegeheimen, die beim Üben grundsätzlich auf Stühlen oder in ihrem Rollstuhl sitzen können. Lassen die Kräfte im Alter nach, fühlt man sich bisweilen geradezu ausgeliefert und hilflos. Qigong-Übungen geben Senioren das Gefühl, aus eigener Kraft etwas für ihre Lebensqualität tun zu können.

Wie wird Qigong geübt?

Wenn man Qigong übt, im Stehen, Sitzen oder Liegen, merkt man, wie der Atem, die Vorstellungskraft und einfache Bewegungen verknüpft werden. Es gibt sogar Übungen, die ohne Bewegung, zumindest ohne sichtbare, auskommen

Die Übungen haben oft klangvolle Namen wie „Dreifache Gestalt", „Ursprung des Lichts", „Himmel und Erde verbinden", Drachenübung, Morgenübung oder 5-Elemente-Übung. Sehr populär sind auch die „Fünf-Tiere-Übungen", wobei die Tiere der Tiger, der Elch, der Bär, der Affe und der Vogel sind.

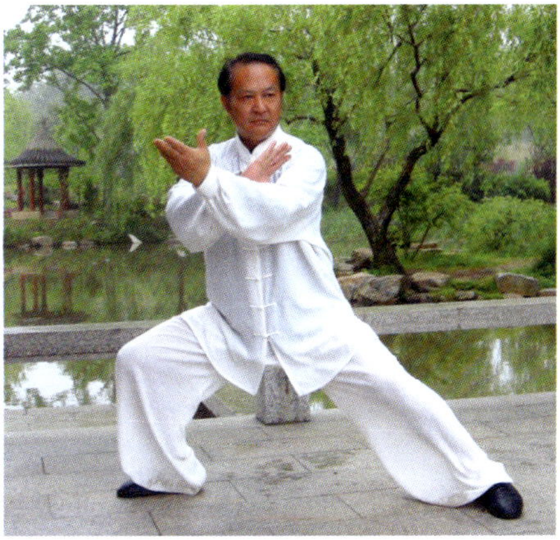

Qigong lässt sich hervorragend im Park ausführen.

Es gibt auch längere Übungsreihen wie zum Beispiel das „Fünf-Organe-Qigong". Es soll heilend auf Herz, Lunge, Niere, Leber und Milz wirken.
Bei allen diesen Übungen richtet man seine Aufmerksamkeit auf den Qi-Fluss in den Meridianen. Die Bewegungen fließen und werden von bildhaften Vorstellungen begleitet.
Qigong kann Rücken-, Kopf- oder Rheumaschmerzen, Gefühlsblockaden, Beschwerden von Augen, Nase und Ohren, Krankheiten des Magen-Darm-Traktes und andere lindern und heilen.
Beim sogenannten Dan Gong erwachsen in persönlich gestalteten Übungsteilen aus Ruhe und Entspannung kreative Bewegungen, und Vorstellungen.
Das Denken leitet die Bewegungen und beides bildet wie fließendes Wasser eine Einheit. Innen und außen werden harmonisiert.

Die Fünf-Tiere-Übungen

Eine der ältesten Übungsreihen ist das Spiel der fünf Tiere. Es geht hier darum, das Wesen des Tieres nachzuahmen, quasi in ihre Haut zu schlüpfen und sich die Eigenschaften des Tieres zu borgen. Außerdem ist jedes Tier auch ein Symbol. Jede Tierübung besteht aus fünf aufeinander aufbauenden Teilen und wird in einem geschlossenen Ablauf absolviert.
Das Fan Teng Gong, ein sehr altes Qigong, wird zur Krankheitsvorbeugung und begleitenden Behandlung von schweren Krankheiten wie Krebs geübt. Hier wird stehend meditiert, eine sehr stille Art des Qigong. Es soll die Energiesysteme des Körpers reinigen und die Meridiane wieder durchlässig machen.

Qigong-Gehen

Eine Übungsreihe in Fortbewegung, verschiedene Tierbewegungen wie zum Beispiel der Gang des Bären, Kranichs oder Affen gehören dazu. Mit der sogenannten Windatmung ist es ein Beitrag zur Therapie gegen Krebs.

Die Wolkenhände

Diese Übungsfolge besteht aus mehreren Teilen. Im ersten Teil sind es sehr runde Bewegungen. Arme und Hände schweben wie Wolken und sammeln Qi und sollen „Feuer und Wasser" in Ausgleich bringen. Während die eine Hand das Qi fließen lässt, schützt die andere Hand die Körpermitte.Dadurch wird die Funktion der Niere angeregt. Abschließend kann der Mensch sich in alle Richtungen ausbreiten und Himmel und Erde verbinden.
Mit viel Spaßfaktor ist das Wildgans-Qigong verbunden. Es fördert den Kreislauf.

Der Qigong-Stand

Stehen Sie ganz locker und entspannt, als wenn Sie an einer Kette hängen würden. Das Becken

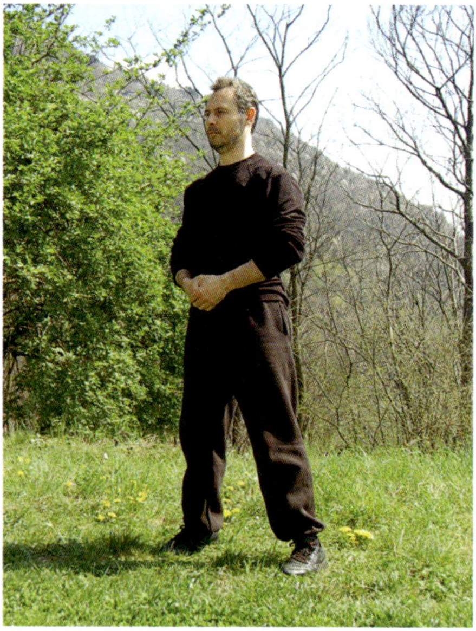

Der Qigong-Stand

kann frei schwingen. Sie stehen mit den Füßen etwa hüftbreit auseinander. Die Knie sind leicht gebeugt. Von oben betrachtet sind die Knie in einer Linie mit den Fußspitzen. Die Hände halten Sie vor sich etwas unterhalb des Nabels.

Der Kranich

Aus dem Qigong-Stand kommend setzen Sie ein Bein leicht schräg nach hinten zurück. Etwa zwei Drittel Ihres Gewichts trägt jetzt dieses Bein. Geben Sie in der rechten Hüfte etwas nach. Stehen Sie ganz locker. Mit dem Einatmen breiten Sie „Ihre Schwingen"(Arme) zur Seite aus. Dabei verlagern Sie Ihr Gewicht mehr auf das vordere Bein. Mit dem Ausatmen schließen Sie die Arme wieder und lassen sich quasi passiv wieder auf das hintere Bein zurückbewegen. Das soll eine ganz fließende Bewegung sein. Ohne Übergang wieder fließend die Arme öffnen und in die vorherige Position kommen (einatmen). Das Einatmen erfolgt durch die Nase, das Ausatmen durch den Mund.

Tai-Chi

Tai-Chi wird oft als eine Kampfkunst für Körper und Geist bezeichnet. Wer diese Kunst betreibt, sucht psychischen und mentalen Ausgleich, eine optimale Kombination aus gesunder Bewegung und Wohlbefinden. Tai-Chi, oder oft auch Schattenboxen genannt, ist in China entstanden und soll ebenso wie das Qigong die Lebensenergie, Qi genannt, zum Fließen bringen. Dabei geht es beim Tai-Chi um längere Bewegungsabläufe, die an eine Choreographie erinnern, beim Qigong eher um kürzere Abläufe mit Wiederholungen. Qigong ist uralt und bereits lange vor Christi Geburt entstanden, Tai-Chi wurde von der Familie Chen im 16. Jahrhundert eingeführt. Beide Methoden ähneln sich sehr.

Auch vom Tai-Chi gibt es ganz verschiedene Formen. Dabei kann es bei der einen hauptsächlich um Gesundheitsübungen, bei der nächsten um

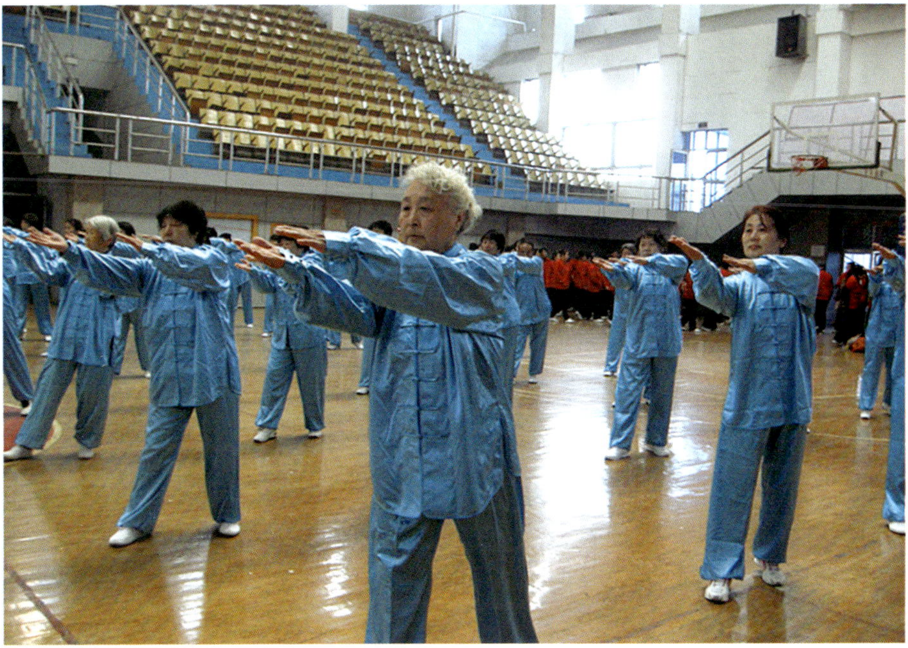

Der Kranich

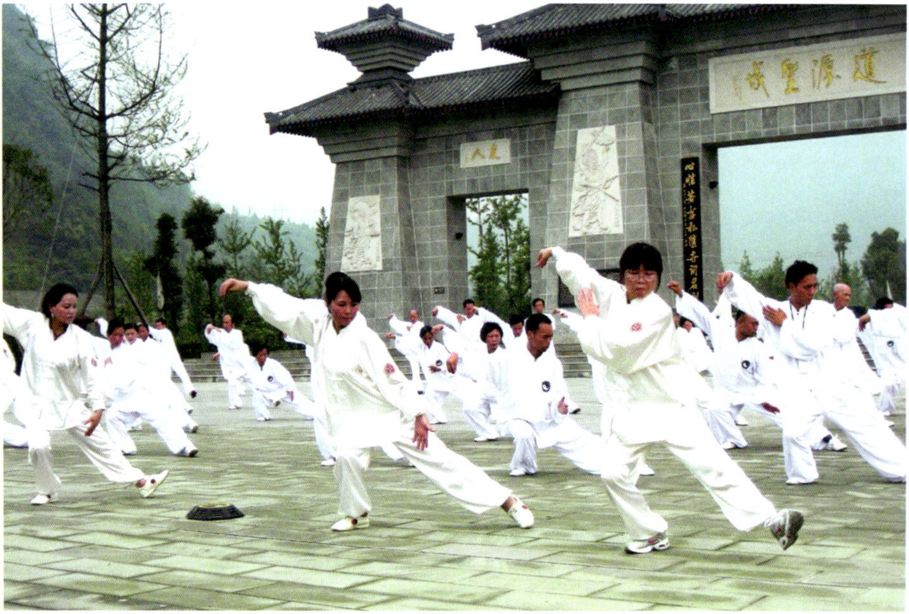

Tai-Chi: Gesundheitsfördernde Bewegung im Freien.

Selbstfindung und bei wieder einer anderen mehr um Selbstverteidigung gehen. Die Namen der einzelnen Bewegungen kommen dabei aus dem Chinesischen. Manchmal haben die verschiedenen Stile unterschiedliche Namen für gleiche Bewegungen. Es gibt auch ein Tai-Chi, bei dem Speere, Stöcke, Schwerter oder Fächer eingesetzt werden. In den Übungen geht es sehr viel um die innere Vorstellung von Bewegungen. Am besten lernt man Tai-Chi in speziellen Kursen und in der Gruppe. Dabei ist es auch für Menschen mit Bewegungseinschränkungen geeignet.

Stehen Sie im schulterbreiten Stand und beugen Sie die Knie leicht. Stellen Sie sich eine schöne Landschaft mit guter Luft vor. In Ihrer Vorstellung ist die Stirn frei wie ein blauer Himmel. Öffnen Sie den Mund leicht. Sie dürfen auch lächeln.

Lassen Sie die Hände vor sich aufsteigen, sie hängen in den Handgelenken nach unten, die Arme steigen wie von der Luft gehoben bis zur Höhe der Schultern. Jetzt lassen Sie die Ellbogen entspannt hinabsinken, sodass sich die Hände (immer noch locker hängend) zu Ihnen bewegen. Dann gleiten die Hände fließend nach unten, als ob sie abtrocknen. In einer fließenden Bewegung beginnen Sie wieder von vorn, die Hände steigen auf und so fort. Beim Einatmen aufsteigen, beim Ausatmen absinken.

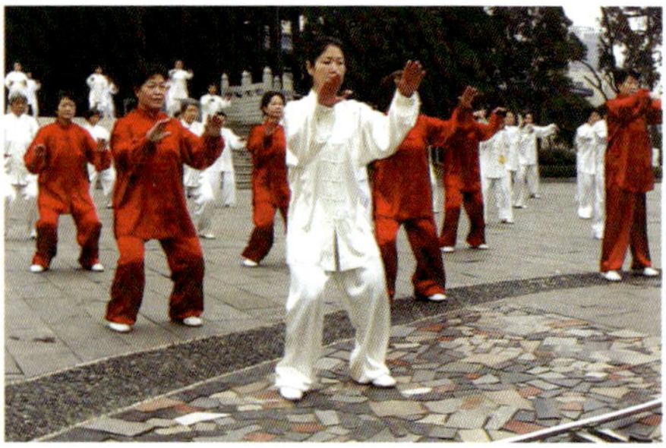

Das Wecken des Chi.

Wieder in Schwung kommen

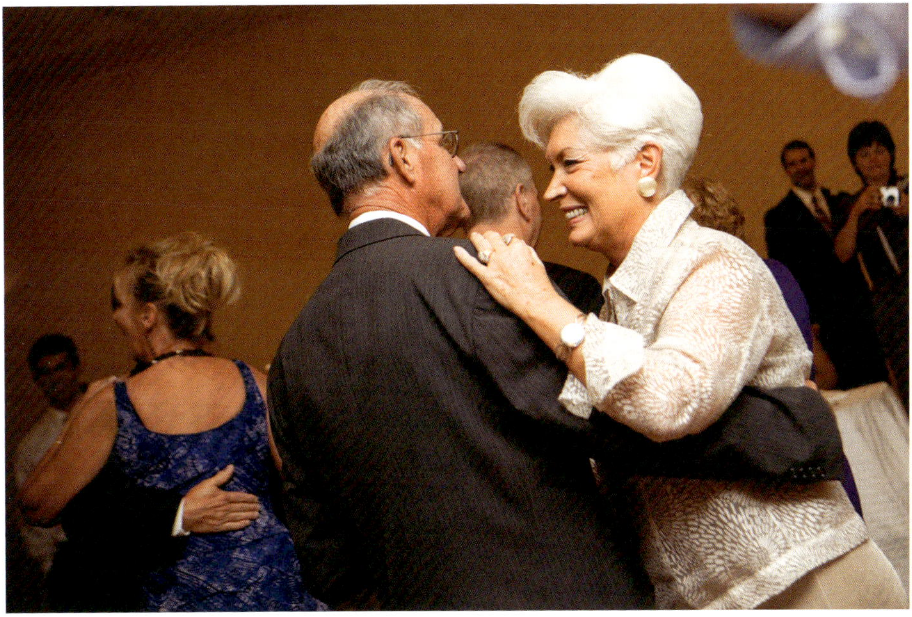

Tanzen ist nachweislich gesund und fördert soziale Beziehungen.

Wer mehr den weltlichen Bewegungen zugetan ist und sich nicht so gern oder nicht nur mit fernöstlichen Trainingsmethoden beschäftigen möchte, kann doch (mal wieder) das Tanzbein schwingen. Der „Rhythmus im Blut" hat sich bestimmt über die Jahre nicht in Luft aufgelöst. Beim Tanzen werden Körper und Geist trainiert, somit ist es eine wunderbare Freizeitbeschäftigung, die auch noch fit macht. Selbst wer an Arthrose oder Rheuma leidet, kann am Tanzen noch Spaß haben. Hier werden nämlich viele Endorphine ausgeschüttet (Glückshormone), die bewirken, dass man die Schmerzen nicht mehr so stark spürt. Außerdem löst Tanzen Verspannungen. Dabei gehört es zu den ältesten kulturellen Ausdrucksformen überhaupt. Bewegungen zur Musik führen uns zu unseren Wurzeln zurück. Das „Eintauchen" in Musik und Rhythmus bringt uns in einen stressfreien Zustand, der fast ein bisschen an Trance erinnert. Es macht uns zufriedener und fördert die Heilung verschiedenster Beschwerden.

Wenn Sie im Alter einsam sind, ist der Weg auf die Tanzfläche gleichzeitig der aus der Isolation!

Tanzen verbessert die Leistungen von Herz und Kreislauf (nach einer italienischen Studie sogar mehr als Radfahren) genauso wie den psychischen Allgemeinzustand. Depressionen, Angst, Burn-out-Syndrome und seelisch

Venenprobleme

Die meisten Venenerkrankungen entstehen durch zu langes Sitzen oder Stehen. Das Venensystem hat es schwer, das Blut nach oben zum Herzen zu pumpen. Dadurch bleibt das „verbrauchte" Blut länger in den Beinen, und es kommt zu einer Erweiterung der Venen. Das kann zu Krampfadern oder im schlimmsten Fall zu offenen Beinen führen. Das beste Mittel dagegen ist Bewegung, zum Beispiel regelmäßiges Tanzen. Dann werden Fuß- und Wadenmuskulatur gekräftigt, und das hilft einer geregelten Durchblutung.

begründete Verspannungen werden gelindert. Sogar rheumakranke Tänzer spüren positive Effekte.

Auch für die Sexualität im Alter ist Tanzen ein echter Jungbrunnen, denn durch die Musik, die Bewegungen und den gleichzeitigen Kontakt zum Tanzpartner wird die Bildung von Geschlechtshormonen angeregt. Außerdem kann hier der eine oder andere ältere Single vielleicht auch noch eine große Liebe finden, die ihm das Alter versüßt. Tanzen löst intensive Gefühle aus, und wir spüren unsere Lebendigkeit.

Viele empfinden das Tanzen nicht als Sport, bei dem man etwas leisten muss, sondern eher als Freizeitspaß. Gerade das macht es so stressfrei und hilft dem Wohlbefinden bei gleichzeitiger sportlicher Betätigung.

In Experimenten wurde nachgewiesen, dass es im Körper des Tänzers zu einer höheren Ausschüttung von Dopamin kommt. Dieser Stoff ist wichtig für die Kommunikation der Hirnzellen. Da man immer neue Schrittfolgen lernen muss, erhält das Gehirn Impulse und wird besser durchblutet. Die Folge ist, dass neue Nervenbahnen wachsen. So schützt Tanzen vor Demenz.

Oft wird der Körper seitwärts bewegt, was Oberschenkelknochen, Schien- und Wadenbein

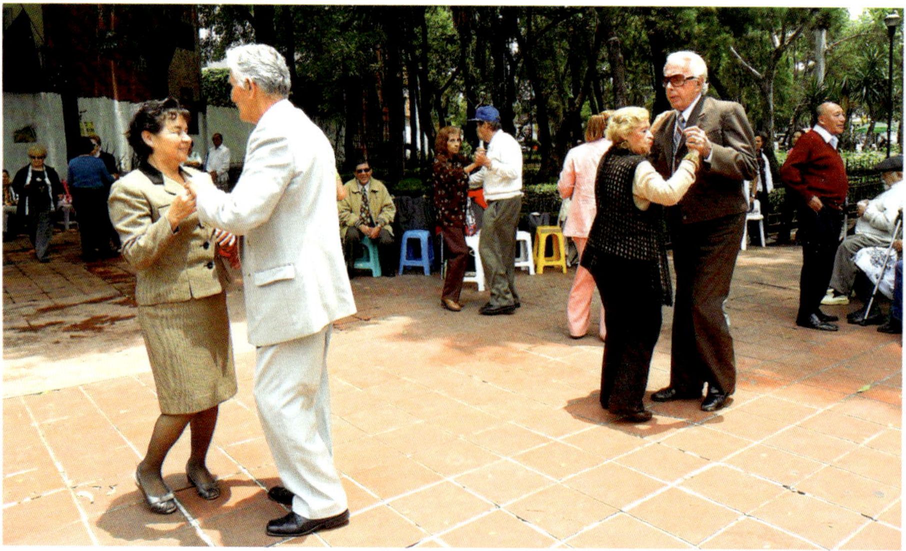

Durch die Vielzahl von verschiedenen Tanzstilen ist diese Sportart äußerst abwechslungsreich.

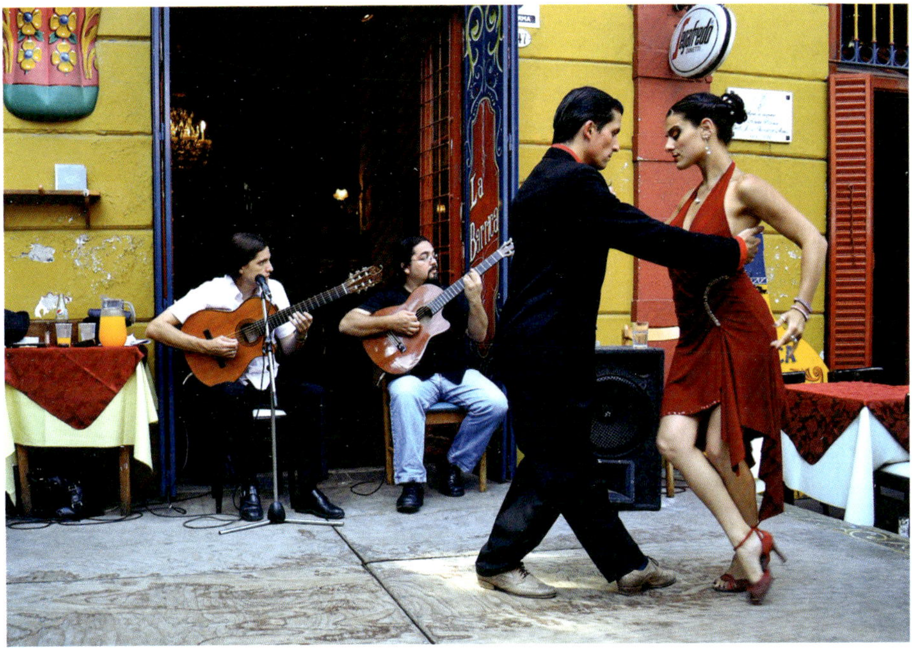

Feurige Musik, Leidenschaft und Körperbeherrschung sind die Elemente des Tangos.

besonders stärkt und bei großer Schonung der Gelenke wirksam gegen Osteoporose ist. Zudem hilft Tanzen beim Abnehmen, da pro Stunde zwischen 300 und 600 Kalorien verbraucht werden. Die meisten Menschen bewegen sich gern zu Musik und haben ein Gefühl für Rhythmus. Somit ist der Tanzsport ideal für Fitness und Gesundheit und bedeutet pure Lebensfreude.

Tanzsport ist vielfältig: Neben den Standardtänzen wie Walzer, Slowfox oder Quickstep, den lateinamerikanischen Tänzen wie Samba, Rumba und Cha-Cha-Cha oder Salsa und TangoArgentino gibt es auch die Disco- und Partytänze. Mittlerweile gibt es sogar Bauchtanzkurse speziell für Senioren. Somit sind Ihren persönlichen Vorlieben und Ihrem Musikgeschmack keine Grenzen gesetzt. Ob Sie zu klassischer Musik im Walzertakt dahingleiten, die Hüften bei orientalischen Tänzen schwingen oder den Körper zu Rockmusik dynamisch bewegen, ist letztlich Ihrem Geschmack überlassen. Ihre Kondition und Beweglichkeit stärken Sie bei jeder Form des Tanzens.

Tango Argentino

Auch bei zunehmendem Alter ist der Tango durch seine optimale Bewegungstechnik und seine rhythmische Offenheit ein Erlebnis. Man wird nicht durch ein Tempo getrieben oder zu irgendwelchen Figuren gezwungen, sondern kann ihn immer nach persönlichen Wünschen gestalten und dosieren. Sogar für Personen mit Arthritis oder Rheuma sind die schwungvollen und eleganten Schritte eine Wohltat. Also ist Tango ein Tanz für jedes Alter und jede körperliche Konstitution.

Tanzen lernen

Eigentlich braucht man nur ein wenig Platz und eine passende Musik, um tanzen zu können. Für Menschen, die gerne etwas mit anderen unternehmen wollen und neue Kontakte knüpfen möchten, ist der Besuch einer Tanzschule ideal dafür. So lässt sich Spaß mit Sport und dem Kennenlernen neuer Leute locker miteinander verbinden.

Dabei muss man nicht unbedingt einen mehrmonatigen Kurs besuchen. Oft gibt es auch Wochend-Workshops, in denen man einige Standardtänze kennenlernen oder längst vergessenes Können auffrischen kann.

In Deutschland gibt es über 2000 Tanzsportvereine und Tanzschulen, die eigene Tanzstudios oder Clubheime haben. Somit hat man es fast überall nicht weit. Unterrichtet wird von qualifizierten Tanzlehrern oder Trainerinnen.

Tanzsportvereine bieten ein großes Angebot an verschiedenen Tanzkursen. Für Neu- oder Wiedereinsteiger gibt es beispielsweise Angebote, welche zum Herz-Kreislauf-Training, Muskelaufbau in der Rückenschule oder Entspannungstraining geeignet sind.

Tanzsporterfahrene Senioren finden in den einzelnen Tanzarten viele Kurse, die entweder nur als Freizeitsport, aber auch durchaus als Leistungssport für Ältere betrieben werden können.

Nicht nur das breit gefächerte Angebot spricht für das Tanzen im Sportverein. Hier knüpft man auch leicht Sozialkontakte mit gleichgesinnten, jüngeren und auch älteren Menschen. Man tanzt und feiert zusammen, und das auch oft über Generationsgrenzen hinweg.

In der Tageszeitung, im Internet oder im Branchenfernsprechbuch findet man eine riesengroße Auswahl an Tanzschulen verschiedener Stile. Auch Volkshochschulen bieten Kurse an.

Mit dem richtigen Partner, nämlich einem, der auf einem ähnlichen Niveau tanzt wie man selbst, macht das Tanzen besonders Spaß. Regelmäßig etwa zweimal die Woche Tanztraining ist eine optimale Frequenz, um die Kondition zu steigern und die verschiedenen Schrittfolgen zu lernen.

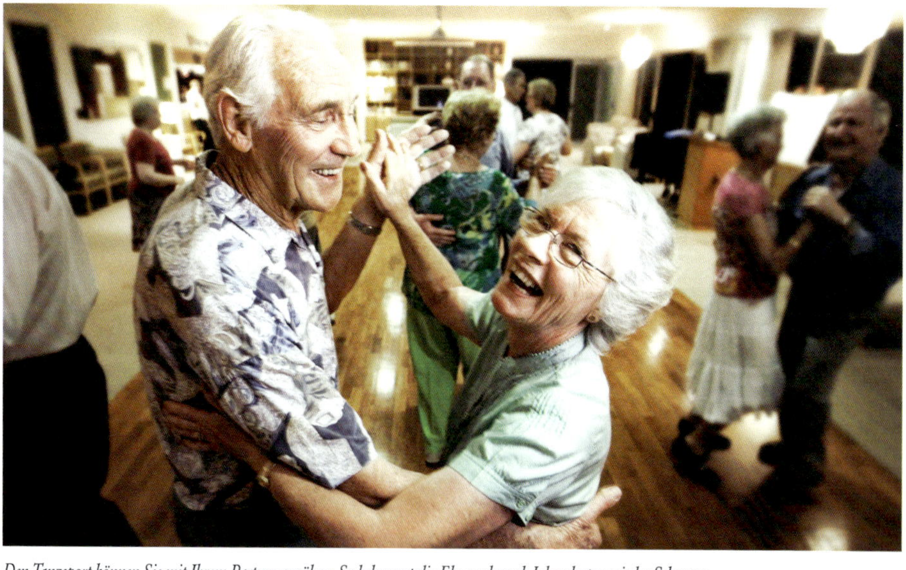

Den Tanzsport können Sie mit Ihrem Partner ausüben. So bekommt die Ehe auch nach Jahrzehnten wieder Schwung.

Stretching (Dehnen) als notwendige Ergänzung zu jedem Sport

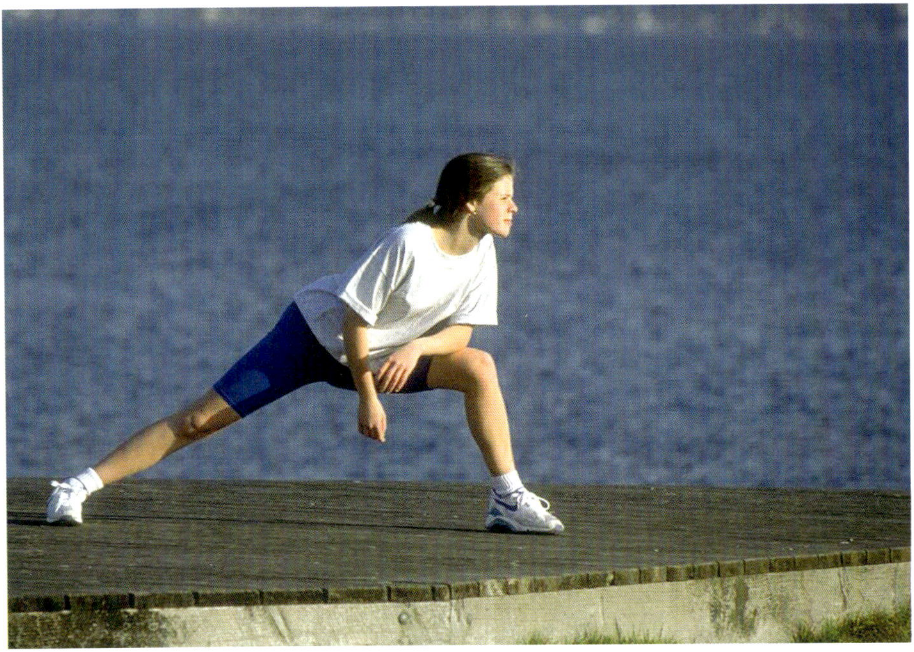

Regelmäßiges Dehnen nach dem Sport ist unerlässlich, um die Beweglichkeit zu erhalten.

Schon Babys machen es uns vor: Dehnen ist ein ganz natürlicher, wohltuender Reflex. Wenn ein Baby aufwacht, streckt es unwillkürlich Ärmchen und Beinchen und räkelt sich, bis es sich bereit fühlt für den Tag. Ein gesunder, belastbarer Körper braucht nicht nur Kraft und Ausdauer, sondern auch Beweglichkeit. Steife Gelenke und wenig Elastizität verhindern die Ausübung jeder Sportart. Außerdem bedeuten sie ein erhöhtes Verletzungsrisiko. Wer sich wohlfühlen will und zudem noch mit gezieltem Training seine Kraft und Ausdauer stärken möchte, kommt an einem Dehnprogramm nicht vorbei.

Das Dehnen gehört zum Abschluss von jedem Kraft- und Ausdauertraining.

Was bedeutet eigentlich „Beweglichkeit"?

Jedes Gelenk hat eine gewisse natürliche Bewegungsreichweite, einen Radius, in dem es sich zum Beispiel drehen oder kippen kann. Dieser Radius wird zunächst von dem Gelenk und seiner Funktionsweise selbst vorgegeben. Ein Kniegelenk etwa kann je nach Veranlagung etwas mehr oder weniger gestreckt werden, je nachdem, wie es gebaut ist. Außerdem hat es eine natürliche Grenze. Normalerweise kann ein gesunder Mensch seinen Unterschenkel nur nach hinten, vielleicht noch leicht seitlich kippen, aber niemals nach vorn.

Bewegungsarmut bedeutet eine verminderte Produktion von Gelenkflüssigkeit. Diese ist aber notwendig, um den Knorpel zu ernähren. Der sitzt an den Enden der Knochen und schützt diese vor Reibung. Wer eine natürliche Beweglichkeit hat, bei dem ist dieses Gelenksystem in Ordnung und gut mit Nährstoffen versorgt.

Muskelverkürzung

Unsere Muskeln sind dafür ausgelegt, sich bis auf das Doppelte zu verlängern. Wenn wir sie aber zu selten benutzen, verlieren sie diese Elastizität und verkürzen sich. Das schränkt nicht nur die Bewegungsfähigkeit ein, sondern kann auch zu Schmerzen und Haltungsfehlern führen. Auch eine einseitige Belastung der Muskulatur kann zu Verkürzungen führen.

Bindegewebe

Die Umhüllung der Muskelfasern nennt man Bindegewebe. Wird der Muskel zu wenig gedehnt, neigt dieses dazu, sich zu verfestigen und zu verkleben.

Was bewirkt regelmäßiges Stretching?

Die Muskulatur wird beweglicher und geschmeidiger und bekommt ihre natürliche Elastizität zurück. Ein regelmäßig gedehnter Muskel hält größere Kräfte aus, bevor es zu einer Zerrung kommt. Gelenke, Sehnen und Bänder werden flexibler. Muskelverkürzungen werden rückgängig gemacht, und das Verletzungsrisiko im Sport, aber auch im Alltag wird vermindert. Stretching beugt Muskelkater und Erschöpfung vor. Wer dehnt, verbessert seine Körperhaltung und die Durchblutung. Die Funktionsfähigkeit der Gelenke wird bis ins hohe Alter erhalten. Die Produktion von Gelenkflüssigkeit wird angeregt. Einseitige Gelenkbelastungen werden ausgeglichen.

Stretching im Alter?

Wird man älter, so entwickeln sich oft die Bewegungsfunktionen nachteilig. Muskeln verlieren Kraft, Gelenke versteifen und Organe werden durch Fehlhaltungen in ihrer Funktion eingeengt. Es ist egal, wie alt Sie sind, Sie können sofort mit

Regeln für richtiges Dehnen

1) Nehmen Sie sich genügend Zeit fürs Stretching.
2) Täglich 10 Minuten bringen viel mehr als ein einzelnes Mammutprogramm.
3) Denken Sie nicht, dass Sie etwas leisten müssen.
4) Üben Sie ohne Stress und in Ruhe.
5) Die Dehnungen müssen immer vorsichtig und langsam ausgeführt werden.
6) Schmerzen sind tabu!
7) Vermeiden sie wippende Bewegungen!
8) Führen Sie alle Übungen mit großer Kontrolle aus.
9) Nach dem Stretching müssen Sie den Muskel wieder entspannen.
10) Alle nicht beteiligten Muskeln sollen während des Trainings entspannt bleiben!
11) Konzentrieren Sie sich ganz auf den Muskel, den Sie gerade dehnen.
12) Üben Sie auf einer weichen Matte.
13) Im Übungsraum darf es nicht zu kalt sein.
14) Atmen sie immer doppelt so lang aus wie ein.
15) Eine Dehnung sollte mindestens 20 Sekunden lang dauern.
16) Achten Sie auf eine gute, aufrechte Haltung.
17) Machen Sie niemals ein Hohlkreuz!
18) Stretchen Sie niemals, wenn Sie verletzt sind!
19) Übertreiben Sie nicht!

Tipps für Ältere beim Stretching

Dehnen Sie nie am frühen Morgen, denn der Körper eines älteren Menschen braucht morgens deutlich länger, um den Kreislauf in Schwung zu bringen. Stellen Sie sich ein Dehnprogramm zusammen, welches Ihnen guttut, und bleiben Sie dabei. Wechseln Sie die Übungen nicht zu häufig. Auf gar keinen Fall dürfen Sie den Kopf im Nacken kreisen lassen! Dabei können schmerzhafte Knorpelabnutzungen entstehen! Sie sollten auch den Rumpf nicht so stark vorbeugen, dass die Wirbelsäule sich extrem krümmt. Vermeiden Sie es, sich nach dem Stretchen zu schütteln. Für nicht elastische Muskeln, Bänder und Sehnen ist das eher schädlich.

einem Dehnprogramm beginnen. Hier gibt es nämlich keine Anfänger oder Fortgeschrittenen, weil jeder seine Grenzen täglich selbst neu setzen muss. Aber gerade Ältere werden die wohltuende Wirkung des Stretchings sehr schnell erkennen, denn im Laufe der Jahre haben sich sicher einige Muskeln verkürzt oder hartnäckige Verspannungen eingeschlichen. Ein sanftes Dehnen bringt hier sofort kleine Erfolge. Verspannungsschmerzen verschwinden recht schnell. Schon dadurch werden Sie sich wieder jünger und dynamischer fühlen. Wenn Sie Beweglichkeit erhalten beziehungsweise wieder zurückerlangen möchten, sollten Sie nicht nur nach dem Ausdauer- oder Krafttraining dehnen, sondern zusätzlich ein- bis zweimal pro Woche eine reines Stretching-Programm absolvieren. Außerdem gibt es auch zahlreiche Übungen, die man einfach in den Alltag integrieren kann.

Wie dehnt man richtig?

Zunächst sollten Sie bei allen Übungen die empfohlene Ausgangsstellung einnehmen und sich erst einmal entspannen. Dann gehen Sie beim Ausatmen langsam und behutsam in die Dehnposition, bis Sie eine Spannung spüren. Schmerzen darf dies keinesfalls! Halten Sie jetzt diese Stretchposition und versuchen Sie den gedehnten Muskel zu entspannen. Während der Dehnung atmen Sie tief und lassen den Atem fließen. Dabei atmen Sie etwa doppelt so lange aus wie ein. Halten Sie die Dehnung etwas mehr als 20 Sekunden und lösen Sie sie dann sehr langsam. Dann können Sie die Übung ein- bis zweimal wiederholen. Anschließend sollten Sie in sich hineinhorchen und den Muskel erspüren sowie sein Erwärmen bewusst wahrnehmen. Wenn Sie dann die nächste Übung anschließen möchten, machen Sie keine zu große Pause zwischendurch!

Übungsbeispiele

Den Nacken dehnen: Für die Dehnung des Nackens gehen Sie in eine Ausgangsposition mit geradem Rücken, im Stehen oder im Sitzen. Schauen sie nach vorn und entspannen Sie die Schultern. Jetzt neigen Sie den Kopf nach rechts und ziehen die rechte Schulter hoch. Danach

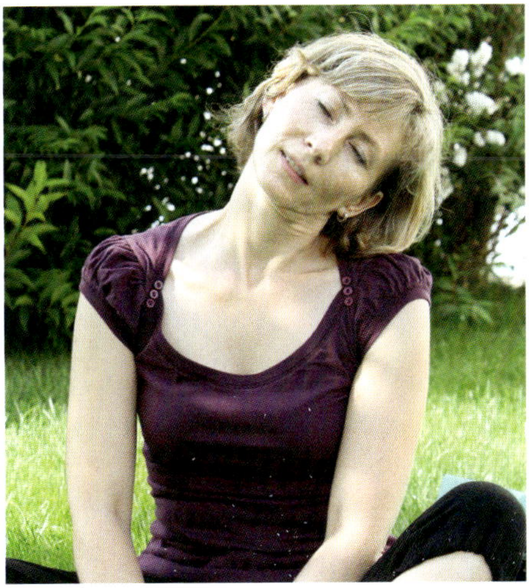

Den Nacken dehnen. Im Alltag kommt es häufig zu Verspannungen im Nackenbereich.

drücken Sie die Schulter nach unten. Führen Sie die Bewegung langsam aus und spüren Sie das Ziehen in der linken Seite. Nach etwa 20 Sekunden entspannen Sie und stellen den Kopf wieder gerade. Nach links das Gleiche.

Die Schultern dehnen: Stehen Sie aufrecht und falten Sie die Hände hinter dem Rücken oder halten Sie mit einer Hand das andere Handgelenk. Jetzt ziehen Sie langsam die Schulterblätter nach unten, während Sie die Arme strecken. Versuchen Sie dann, die Arme leicht nach oben zu heben.

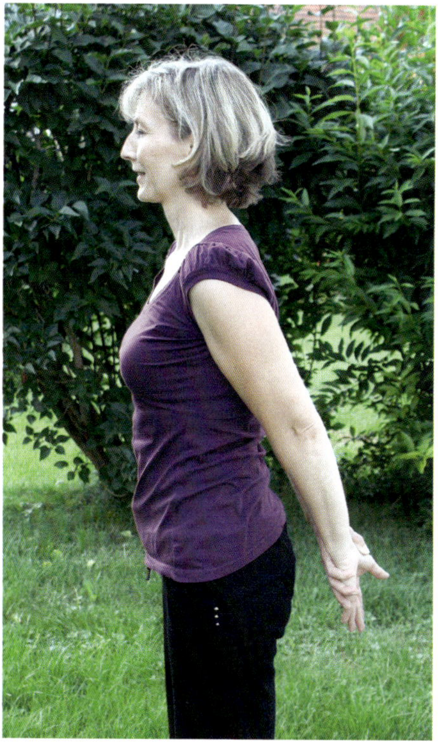

Die Schultern dehnen.

Dehnung des Brustmuskels: Hocken Sie sich auf die Knie und legen Sie den Kopf auf einen Unterarm. Jetzt strecken Sie den anderen Arm nach seitlich außen ab.

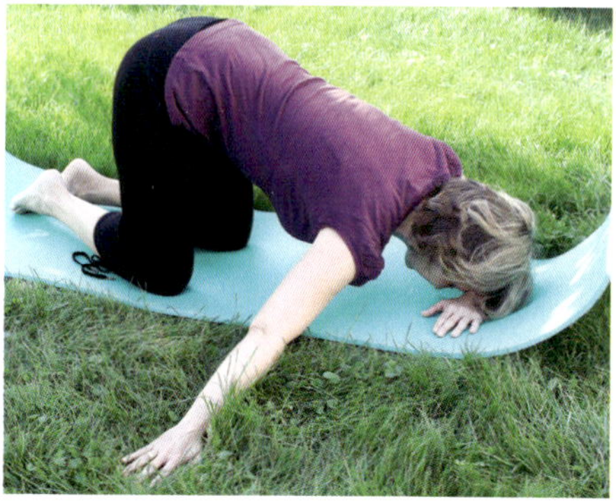

Dehnung des Brustmuskels.

Dehnung des Lendenwirbelbereichs: Legen sie sich auf den Rücken. Ziehen Sie zunächst ein Bein gebeugt zur Brust und halten Sie es fest. Wiederholen Sie dies dann mit dem anderen und schließlich mit beiden zusammen. Bringen Sie dabei das Kinn zur Brust.

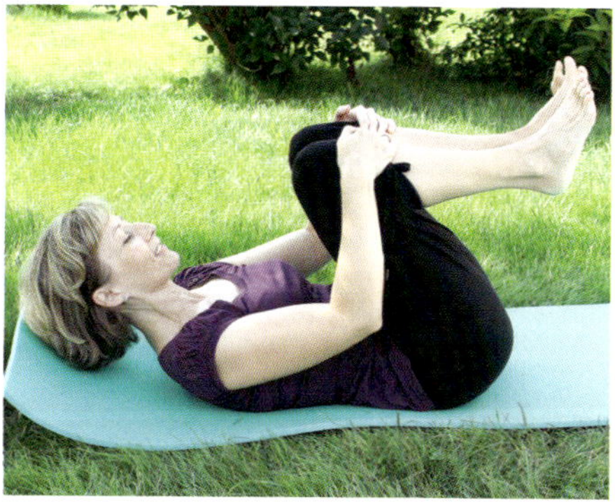

Dehnung des Lendenwirbelbereichs.

Dehnung von Hüftmuskel und Wade: Beugen Sie im Stand beide Knie, als wollten sie sich hinsetzen, und legen Sie beide Hände auf einen Oberschenkel. Jetzt stellen Sie das andere Bein möglichst gestreckt nach hinten auf. Dabei lagert das meiste Körpergewicht auf der Ferse des Standbeins.

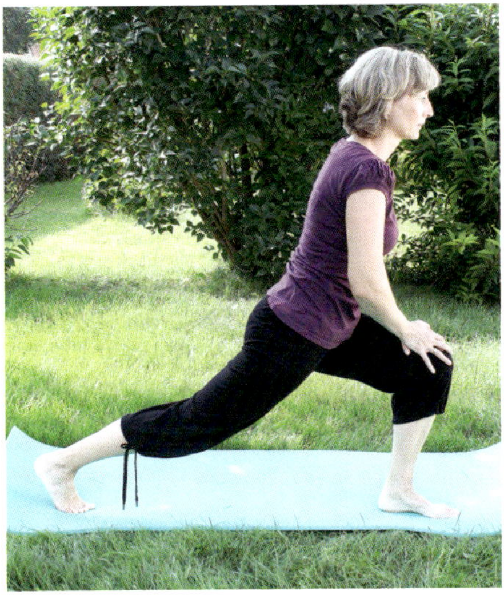

Dehnung von Hüftmuskel und Wade.

Dehnung der Innenseite des Oberschenkels: Setzen Sie sich auf den Boden und winkeln Sie die Beine an. Drücken Sie jetzt die Fußsohlen gegeneinander und umfassen Sie Ihre Knöchel. Ziehen Sie jetzt die Knie nach unten, soweit Sie können, ohne dass es schmerzt. Dabei werden die Schultern nach hinten unten gedrückt.

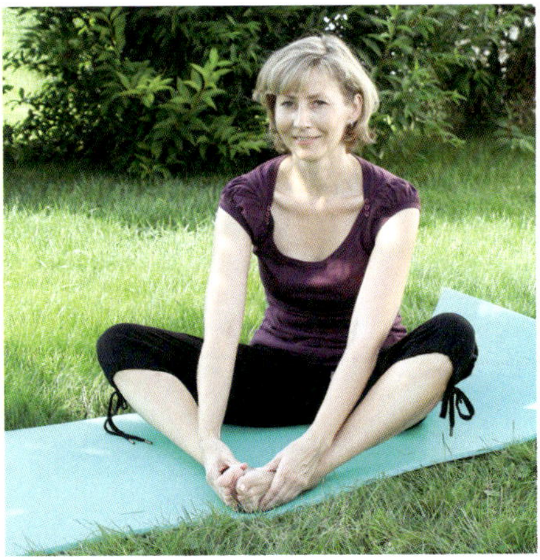

Dehnung der Innenseite des Oberschenkels.

Dehnung des hinteren Oberschenkels: Legen Sie sich auf den Rücken, winkeln Sie nun ein Bein ab und ziehen Sie es zur Brust. Fassen Sie es dabei unterhalb des Kniegelenks.

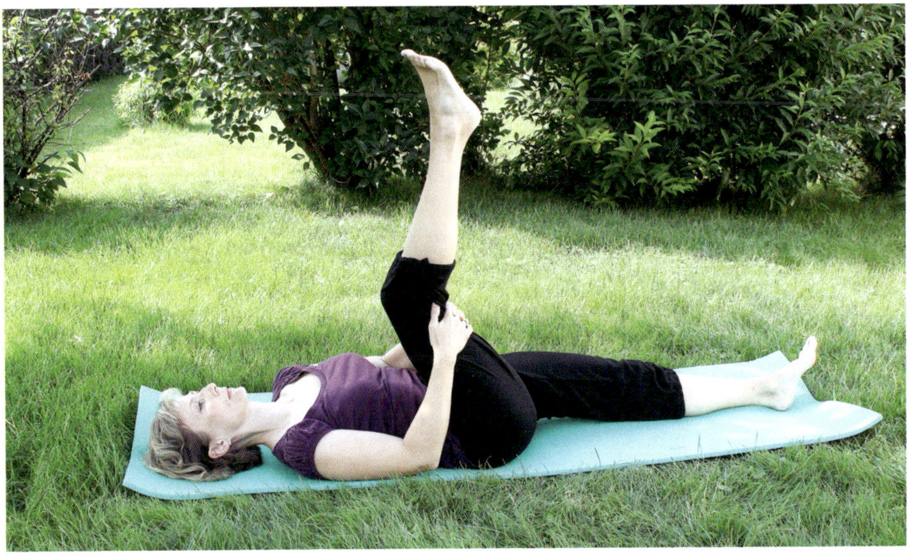

Dehnung des hinteren Oberschenkels.

Gerade nach dem Joggen ist Stretching äußerst wohltuend.

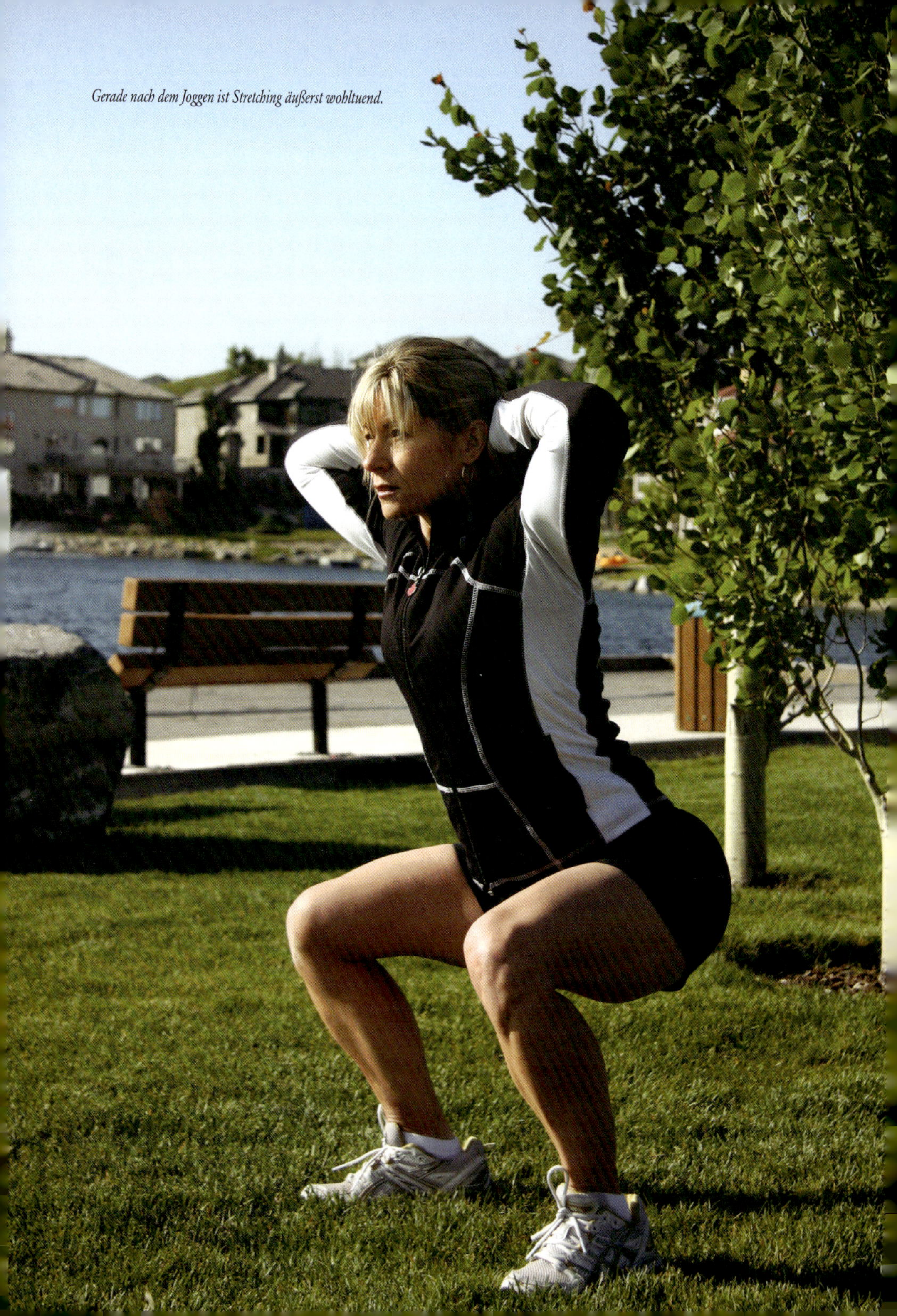

Tiefenentspannung

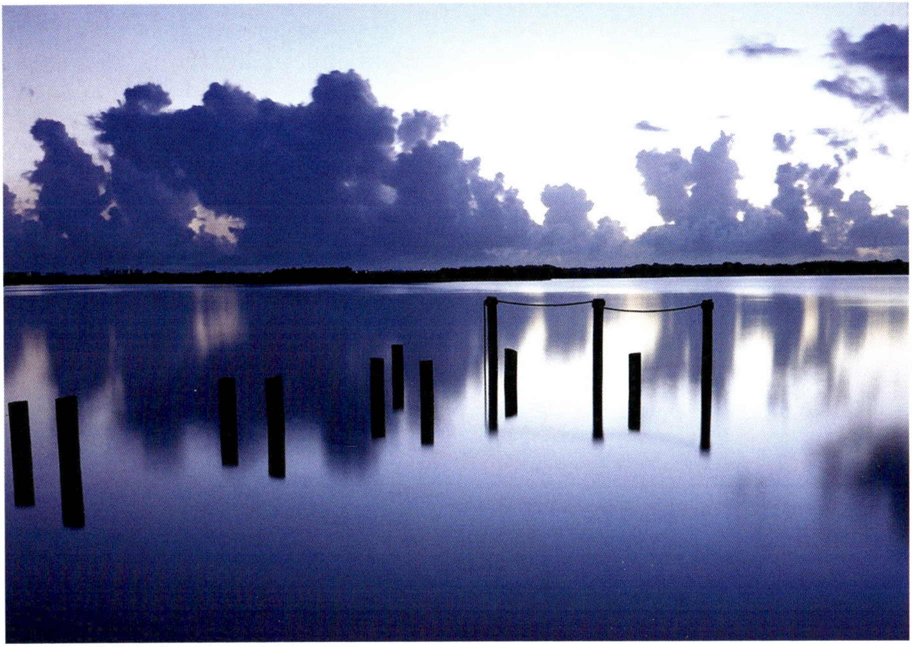

Um den alltäglichen Stress bewältigen zu können, empfiehlt sich das Erlernen einer Entspannungstechnik für Geist und Psyche.

Autogenes Training

Der Berliner Nervenarzt Johannes H. Schultz entwickelte diese Entspannungstechnik. Sie ist so einfach, dass sogar Kinder sie erlernen können. Grundlage für die Erkenntnisse von Johannes H. Schultz war die Fähigkeit der meisten Menschen, allein mithilfe der Vorstellungskraft in der Lage zu sein einen Zustand tiefer Entspannung zu erreichen. So kann man zum Beispiel bei Menschen, die sich intensiv vorstellen, ihre Hände seien warm, tatsächlich feststellen, dass diese stärker durchblutet sind und dadurch die Oberflächentemperatur zugenommen hat. Autogenes Training ist eine Art Selbsthypnose, um auf den eigenen Körper einwirken zu können, dabei völlig unabhängig von einer Kultur oder der Weltanschauung. Heutzutage ist das Autogene Training eine weit verbreitete und anerkannte Psychotherapie, in Österreich sogar per Gesetz.

Auch Rudolf Steiner, der Begründer der Anthroposophie, hat Meditationen in seine Lehre eingebaut.

Gesunde Menschen können sie zur Erhöhung der allgemeinen Lebensqualität und zur Steigerung der Leistungsfähigkeit prima anwenden. Es dient der Vorbeugung von nervösen Störungen und wirkt ihnen entgegen. Sie stellt einen für westliche Menschen leicht verständlichen Weg in die Meditation dar. Jede Person kann es überall einsetzen.

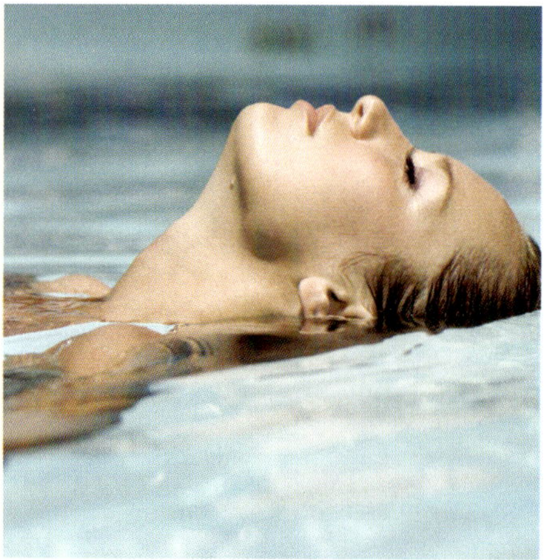

Unsere Vorstellungskraft ist ein wesentliches Element des Autogenen Trainings.

Dabei unterscheidet man zwischen Grund-, Mittel- und Oberstufe. Die Grundstufe besteht dabei aus den Teilen Schwereübung, Wärmeübung, Herzübung, Atemübung, Stirnkühleübung und Sonnengeflechtsübung.

Jeder dieser Übungsteile bewirkt im Körper einen Entspannungszustand. Sie werden mithilfe von Formeln ausgeführt. Bei der Schwereübung zum Beispiel lautet diese: „Arme und Beine sind ganz schwer." Man stellt sich vor, Arme und Beine wären so schwer, als würden sie durch ein großes Gewicht beschwert. Ist diese Vorstellung besonders stark, führt das zu einem tatsächlichen Schweregefühl und zur Entspannung. Beherrscht man eine der Übungen, kann man nach und nach die anderen anschließen, bis man sich ein etwa zehn Minuten dauerndes Entspannungsprogramm erarbeitet hat. Am besten übt man dabei regelmäßig täglich. Autogenes Training befreit von Stress und entspannt die Nerven.

Manche Krankenkassen bieten Kurse zum Autogenen Training kostenlos oder sehr preisgünstig an, aber auch Volkshochschulen sind eine geeignete Anlaufstelle. Sollte der Hausarzt bestätigen, dass sich das Autogene Training positiv auf eine Erkrankung auswirken kann, übernehmen manche Kassen sogar die Kosten.

In einem Kurs lernt man es am besten. Bücher und CDs sind eher eine Möglichkeit, um erst einmal „hereinzuschnuppern".

Die Grundstufe

Zunächst bleibt man einen Moment in der eingenommenen Körperhaltung einfach still und nimmt sich ganz bewusst wahr.

Dabei werden Formeln gedacht (oder vom Trainer gesprochen) wie: „Fühle deinen Körper, da wo er Kontakt mit der Unterlage hat." „Beobachte deine Gedanken, aber analysiere sie nicht." „Die Gedanken fliegen schwerelos an dir vorbei." „Stelle dir einen Ort vor, an dem du gern bist. Deine Gedanken werden ruhiger und du kannst tiefer und noch tiefer entspannen."

Dann folgt die erste Übung, um die Schwere zu spüren. Man stellt sich vor, wie jedes Körperteil nach und nach schwer wird, erst der rechte Arm, dann der linke, Schultern, Nacken, rechtes Bein, linkes Bein und so weiter.

Dabei denkt man: „Der rechte Arm ist schwer und entspannt". „Der linke Arm wird immer schwerer."usw., bis man sagen kann: „Mein ganzer Körper ist entspannt und schwer."

Nach dieser und auch jeder weiteren Übung folgt die sogenannte Zurücknahme, das heißt, man stellt sich bewusst vor, dass Frische und Vitalität wieder zurückkehren.

Man fängt langsam an, die Gliedmaßen wieder zu

> Schon im Altertum waren Methoden der Entspannung und Selbstbeeinflussung bekannt. Die geistigen Grundlagen dafür finden sich im Buddhismus. Allerdings waren diese kaum von der Weltanschauung der jeweiligen Lehre zu trennen.

bewegen, und öffnet die zuvor geschlossenen Augen.
Die zweite Übung ist die Wärmeübung und soll für eine bessere Durchblutung sorgen. Hier arbeitet man mit Formeln wie: „Die rechte Hand wird wärmer und wärmer", und geht auch hier von Körperteil zu Körperteil über. Dann folgt die dritte Übung: „Meine Atmung ist ruhig und regelmäßig; es atmet mich", damit man seinen ganz eigenen Atemrhythmus finden kann. Die vierte Übung nennt man Herzübung. Sie beugt einem nervösen Puls vor. Die fünfte Übung heißt Sonnengeflechtsübung und bezieht sich hauptsächlich auf den Körperbereich zwischen Ansatz des Brustbeins und Bauchnabel. Sie ist geeignet, um nervöse Störungen des, Magen-Darm-Traktes zu beheben. Schließlich folgt noch die sechste Übung, die Kopfübung, in der man sich unter anderem vorstellt, die Stirn sei ganz kühl. Sie hilft gegen Kopfschmerzen.

Die Mittelstufe

In der Mittelstufe versucht man eine Verbesserung und Veränderung des Verhaltens zu erreichen. Das wird durch Vorsätze bewirkt, zum Beispiel: „Ich bin stets ruhig und gelassen", um sich auf einen Vortrag vor Publikum vorzubereiten. Diese Sätze werden immer positiv formuliert, man sagt also (in diesem Beispiel) nicht: „Während meines Vortrags werde ich nicht nervös."

Die Oberstufe

Sie ist psychoanalytisch konzipiert. Der Versuch einer Erklärung würde diesen Rahmen sprengen. Wer Grund- und Mittelstufe durchlaufen hat, kann sie in entsprechenden Kursen erlernen.
Die Körperhaltung sollte beim autogenen Training bequem sein. Empfehlenswert ist es, einmal täglich liegend und einmal täglich sitzend zu trainieren.
Die folgenden Abbildungen zeigen die üblichen Körperhaltungen während der Übungen.

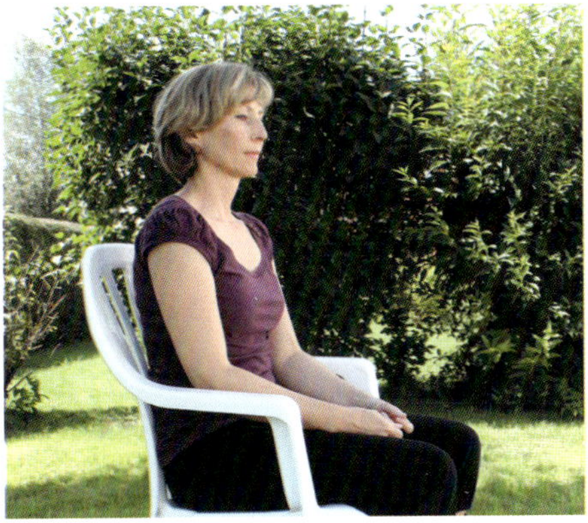

Droschkenkutscherhaltung

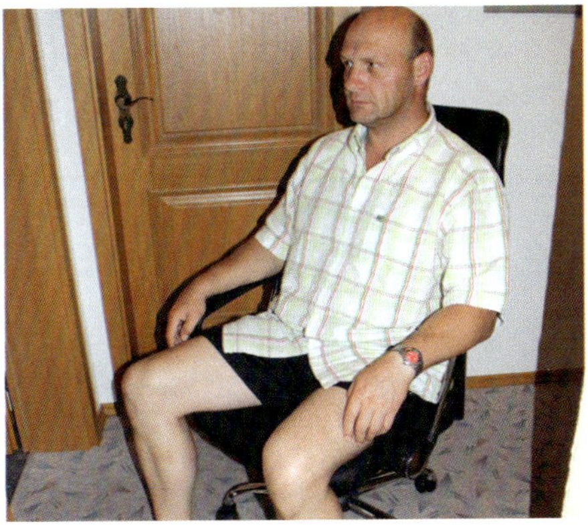

Sitzhaltung mit Armlehnen

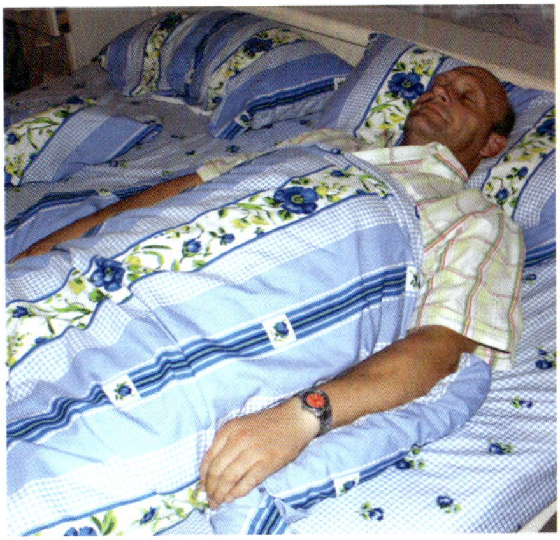

Liegehaltung

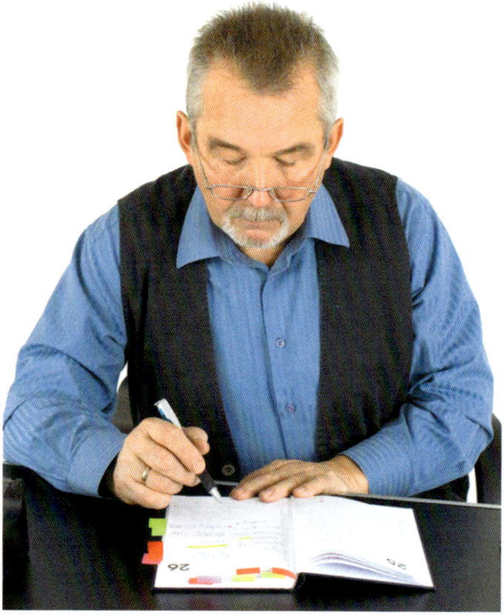

Schreibtischhaltung

Meditation

Schon in den fernöstlichen Bewegungsmethoden wie Yoga, Tai-Chi oder Qigong finden sich viele Übungen, die als Meditation bezeichnet werden können.

Das Wort Meditation kommt aus dem Lateinischen. Es ist abgeleitet von meditari, was nachdenken bedeutet. Die Meditation ist eine spirituelle Methode, die in vielen Religionen und Kulturen ausgeübt wird. Der Geist soll sich beruhigen und sammeln. In fernöstlichen Kulturen ist sie eine grundlegende Praxis. Je nach Kultur und Tradition wird angestrebt, still, leer, eins mit sich oder gedankenfrei zu werden.

Im Buddhismus ist das höchste Ziel der Meditation die Erleuchtung und das Erreichen des Nirwana, in anderen Kulturen und Religionen die Erfahrung der göttlichen Kraft. Es existieren zahllose verschiedene Meditationstechniken. Mann kann sie in zwei große Gruppen einteilen: Einerseits sind dies die passiven Meditationen, die still und meist sitzend ausgeübt werden, und andererseits die aktiven, bei denen man sich bewegt oder laut Meditationsformeln (Mantra) rezitiert. Zu den passiven Methoden gehören unter anderen die transzendentale Meditation und die Konzentrationsmeditation.

Yoga, Kampfkünste, Gehmeditationen und Tanzmeditationen gehören zu den aktiven Methoden.

Auch viele westliche Praktiken haben meditativen Charakter wie zum Beispiel das Singen von Chorälen in Klöstern.

Heutzutage werden Meditationstechniken oft als Entspannungsmethoden empfohlen. Währenddessen verlangsamt sich nämlich der Herzschlag, die Atmung vertieft sich und die Muskeln entspannen. Bluthochdruck und sogar der Cholesterinspiegel werden nachweislich gesenkt.

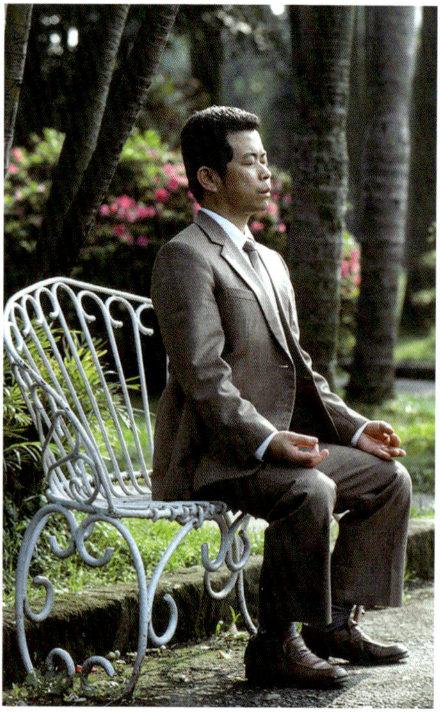

Typische Meditationshaltung.

Sehkraft, Hörvermögen, Gedächtnisleistung

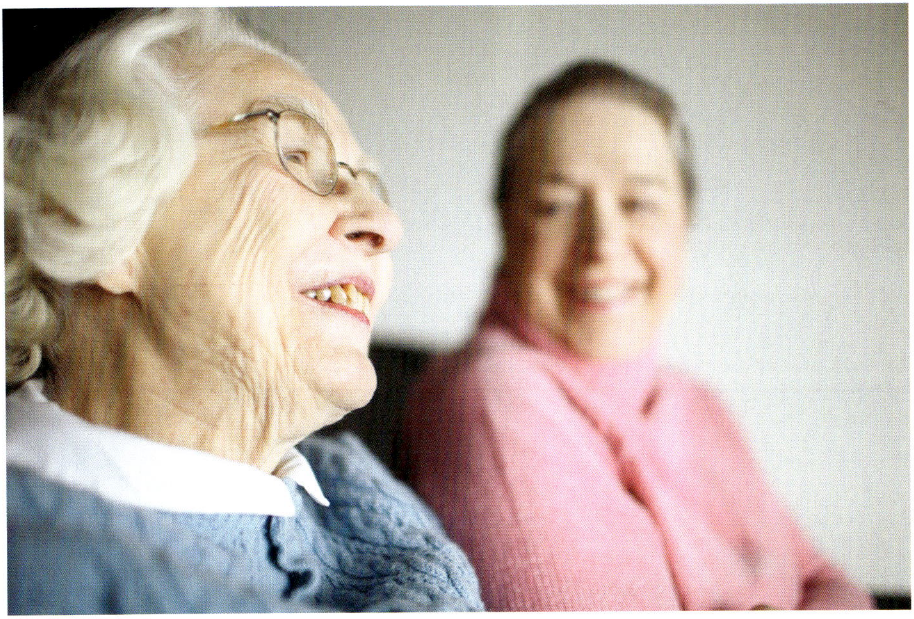

Hören wie ein Luchs, sehen wie ein Falke und denken wie ein Schachmeister, wer wünscht sich das nicht auch noch im hohen Alter?

Augentraining

Der Amerikaner Dr. William H. Bates untersuchte Anfang des 20. Jahrhunderts an der Augenklinik von New York jährlich Tausende von Augenpatienten und entwickelte so als einer der Ersten ein Sehtraining zur Verbesserung der Sehleistung. Er erkannte, wie wesentlich die Muskeln des Auges für das Sehvermögen sind. Bei Weitsichtigkeit zum Beispiel sind die vier geraden Muskeln des Auges so verspannt, dass sich dadurch der Augapfel ein wenig verkürzt. Verkrampfungen der Augenmuskulatur durch stundenlanges Starren kann die Sehleistung vermindern. Das Gleiche gilt für eine schlechte Durch-

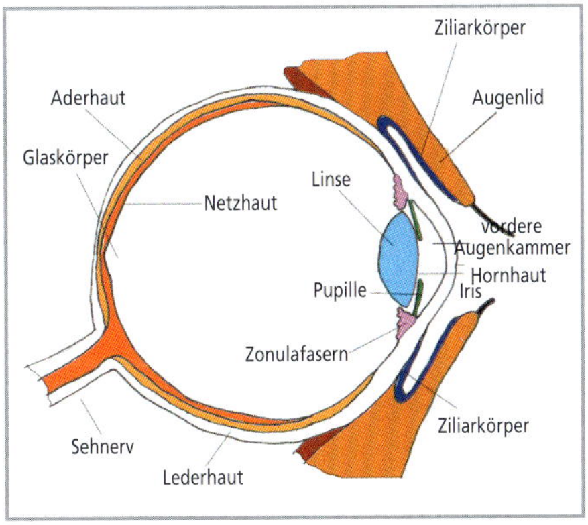

Die sechs Muskeln des Auges können dieses in die verschiedenen Richtungen drehen und auf diverse Distanzen einstellen.

blutung des Auges und ungenügende Sauerstoffzufuhr.

Augenübungen zur Verbesserung der Sehleistung fördern die Beweglichkeit der Augenmuskulatur, unter anderem auch dafür, dass das Auge sich auf verschiedene Entfernungen wieder flexibler einstellen kann. Durch sogenannte Fusionsübungen wird außerdem die Fähigkeit des räumlichen Sehens verbessert. Überkreuzübungen sind dafür gedacht, die beiden Gehirnhälften beim Sehen besser zu vernetzen.

Übungsbeispiel für das Sehtraining

Beweglichkeitsübung: Die Peitsche:

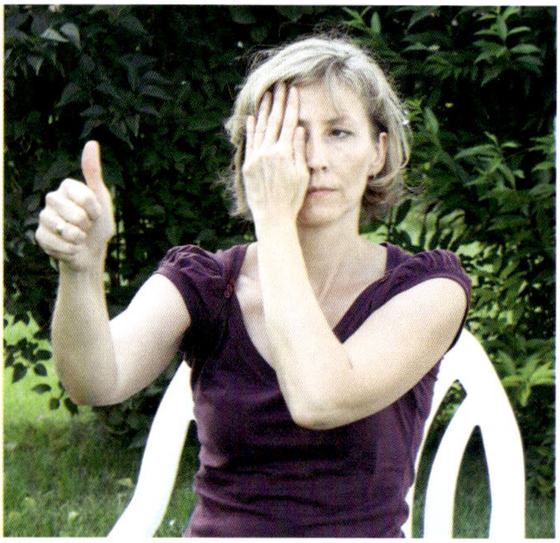

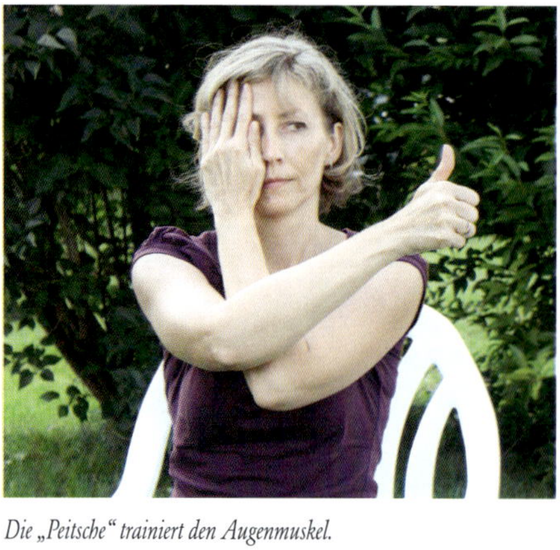

Die „Peitsche" trainiert den Augenmuskel.

Sitzen Sie aufrecht und bedecken Sie Ihr (offenes) rechtes Auge mit der linken Hand. Strecken Sie jetzt Ihren rechten Arm aus, Daumen nach oben. Bewegen Sie ihn so weit nach außen, dass sie ihn durch Ihr linkes Auge gerade noch sehen können. Nun bewegen Sie den Daumen ganz langsam zum Auge, während Sie ihn im Blick haben. Danach lassen Sie ihn in einer peitschenden Bewegung wieder in die vorherige Position zurückschnellen.

Hörtraining

Neben der Gehörbildung, die als eigenständiges Fach in der musikalischen Erziehung und während des Musikstudiums angeboten wird, wurde in den letzten Jahren auch ein Hörtraining für Laien entwickelt. Bei diesem wird speziell zusammengestellte Musik über einen Kopfhörer und einen sogenannten Hörwahrnehmungstrainer gehört, die das Ohr besonders mit Hochtonfrequenzen über 1000 Hz beschallen. Die Befürworter sagen, dass diese Impulse die Hörmuskeln, das sind die kleinsten Muskeln unseres Körpers im Mittelohr, trainieren. Bei beginnender Schwerhörigkeit verlieren wir nämlich zuerst mehr und mehr die Fähigkeit, hohe Frequenzen zu hören. Deshalb stammen die verwendeten Musiktitel eher aus der Klassik (Mozart, Vivaldi und Ähnliches), da hier hochtönige Bereiche öfter vorkommen als in der Popmusik.

Manche Menschen spüren bei diesem Training tatsächlich ein leichtes Ziehen oder Drücken wie beim Sport mit anderen Muskelpartien, also eine Art Muskelkater.

Wer etwas höhere Ansprüche an sein persönliches Hörtraining hat und Effekte erreichen will, die schon seit Jahrhunderten nachgewiesen wurden, sollte sich aber an ein Musikinstitut wenden und einen Gehörbildungskurs belegen. Hier werden Sie deutlich erfahren, wie gut trainierbar Ihr Gehör ist. Studierte Musikpädagogen schulen mit oft sehr anspruchsvollen Übungen ihr Gehör.

Dabei sind aber Notenkenntnisse erforderlich. Dafür werden Sie mit einem erheblich besser differenzierten Hörvermögen belohnt.

Warum Hörtraining?

Heutzutage leben wir in einer ständigen alltäglichen Geräuschkulisse. Im Büro hören wir die Telefone klingeln, die Computer surren, Tastaturanschlagsgeräusche, Mausklicken und Stimmengewirr. In der Industrie gibt es oft sehr laute Maschinengeräusche, und auch Landwirte sind oft Treckermotorengeräuschen und Maschinenlärm ausgesetzt.

Zu Hause geht es dann oft weiter. Geräusche von Haushaltsgeräten, ein ununterbrochen laufender Fernseher, die Playstation und das Nintendo der Kinder geben oft absonderliche, nervtötende Geräusche von sich, Baustellen-, Straßen- oder Fluglärm kann uns auch belasten.

Oft nehmen wir diese Hintergrundgeräusche gar nicht mehr bewusst wahr, denn sie sind ja immer da. Das Gehirn lernt nach und nach, gar nicht mehr hinzuhören. Aber das Ohr kann sich nicht erholen.

Unbewusst wahrgenommene Geräusche erzeugen Stress. Auch das Ohr braucht gelegentlich Entspannung. Manche Menschen blenden die ihnen unangenehmen Geräusche aus, indem sie sie mit anderen übertönen (Musik aus dem iPod, Lauterstellen des Fernsehers usw.). Doch diese komprimierten Beschallungen können die Hörwahrnehmung überanstrengen und trüben.

Wer mit Hörbeschwerden zum Ohrenarzt geht, bekommt meist ein Hörgerät verordnet. Denn die meisten Fachleute meinen, wenn die Haarsinneszellen im Innenohr abgestorben sind, gäbe es keine Hoffnung mehr. Ein Hörgerät mag in schweren Fällen sicher die einzig richtige Lösung sein.

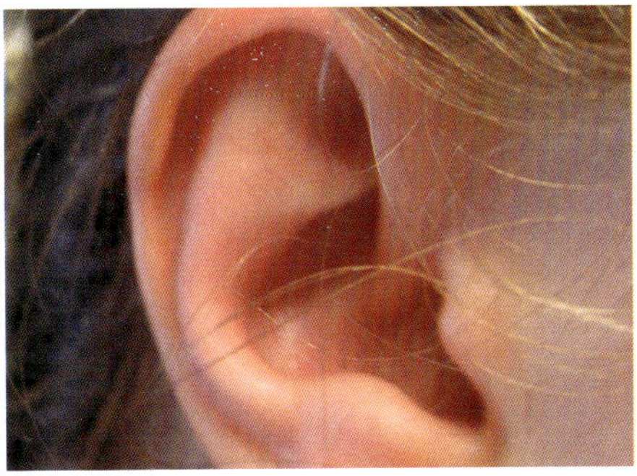

Im Ohr befinden sich die kleinsten Muskeln des Körpers.

Doch bis heute kann man gar nicht sicher nachweisen, ob die Haarzellen tatsächlich abgestorben sind oder nicht. In den meisten Fällen wird nur eine Rückschlussdiagnose vorgenommen. Weil man die Pieptöne des Messgerätes beim Arzt nicht mehr oder erst bei hoher Lautstärke hört, wird angenommen, die Zellen seien abgestorben. Nach neuesten Erkenntnissen jedoch lassen sie sich reanimieren, indem man durch gefilterte Musik eine Bewegung und somit mehr Durchblutung und Stoffwechselarbeit im Hörorgan anregt.

Gehirnjogging

Auch das Gehirn ist trainierbar wie ein Muskel. Wissenschaftler haben das schon seit Langem festgestellt und mit ihren Tests von Übungsmethoden bereits überraschende Erfolge erzielt.

Sowohl in den Augen als auch in den Ohren befinden sich trainierbare Muskeln.

Auch für das Gehirn gilt: Wer rastet, der rostet. Wer alltäglich immer nur Routine hat und nichts Neues mehr lernt und sich in der Freizeit lediglich von Medien berieseln lässt, riskiert, dass die Synapsen im Gehirn schlaff werden oder sich ganz auflösen. Die Nerven im Gehirn vernetzen sich also nicht mehr so gut, und somit nimmt die Gedächtnisleistung ab.

Synapsen

Die Synapsen sind (vereinfacht ausgedrückt) Schnittstellen zwischen Nervenzellen, also wesentlich für die Übertragung und Verknüpfung von Reizen. Im Gehirn eines Erwachsenen befinden sich durchschnittlich 100 Billionen Synapsen.

Durch das Lernen jedoch verändert sich das Gehirn. Nervenzellen können wieder nachwachsen, oder alte Nervenzellen werden wieder miteinander verflochten. Es ist erwiesen, dass unser Gehirn sich lebenslang in die eine oder andere Richtung verändern und seine Leistung bis zum Dreifachen steigern kann.

Beim Gehirnjogging geht es vorwiegend um das Arbeitsgedächtnis. Ein Training bewirkt hier, dass man sich wieder besser konzentrieren kann, Ordnung in den Gedanken schafft, Regelmäßigkeiten erstellt und jeweils den Kern einer Angelegenheit besser definieren kann.

Man sollte sich täglich zweimal ca. zehn Minuten Zeit nehmen, um mit dem Kopf zu joggen. Dabei sind Rätselaufgaben wie Sudoko und Kreuzworträtsel sinnvoll, aber besonders empfehlenswert sind echte Gehirnjogging-Aufgaben. Mit diesen kann man seinen Intelligenzquotienten um bis zu 15 Prozent erhöhen.

Übungsbeispiele für Gehirnjogging

1. Rückwärtssprechen

Denken Sie sich einen Satz aus und versuchen Sie ihn Buchstabe für Buchstabe rückwärts zu sprechen. Aus: „Ich liebe dich" wird „hcid ebeil hci". Das fördert die Konzentrationsfähigkeit.

2. Buchstaben durchstreichen

Nehmen Sie sich eine Zeitung und versuchen Sie so schnell wie möglich alle Buchstaben von einem bestimmten vorher festgelegten auf einer Seite zu suchen und anzustreichen. Auch das bringt eine Steigerung der Konzentration.

3. Zuhören und wiederholen

Stellen Sie Ihren Fernseher oder Ihr Radio auf eine niedrige Lautstärke, sodass Sie gerade noch alles verstehen können. Versuchen Sie jetzt, etwas zeitversetzt, alles Gehörte zu wiederholen. Dies schult das Kurzzeitgedächtnis.

4. Ein bestimmtes Wort nicht benutzen

Denken Sie sich morgens ein Wort aus, das Sie häufig benutzen, wie etwa: „aber". Versuchen Sie den ganzen Tag lang bei der Bildung Ihrer Sätze dieses Wort zu vermeiden. Das zwingt Sie, andere Umschreibungen zu finden.

5. Alphabet rückwärts

Versuchen Sie einmal, das Alphabet in umgekehrter Reihenfolge aufzusagen.

6. Viele Wörter aus einem finden

Denken Sie sich ein sehr langes Wort aus und versuchen Sie aus seinen Buchstaben so viele wie mögliche kürzere Worte zu bilden.

7. Autokennzeichen

Bei langen Autofahrten können Sie Ihr Gehirn damit schulen, aus irgendwelchen Kennzeichen Sätze zu bilden. Aus DO-RS wird zum Beispiel: „Deine Oma radelt schnell."

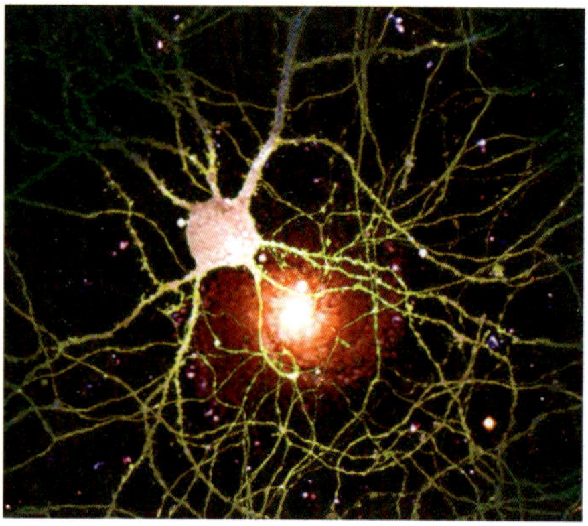

Hier sieht man eine 2000-fach vergrößerte Nervenzelle mit zahlreichen Synapsen.

Bei sich selbst Hand anlegen

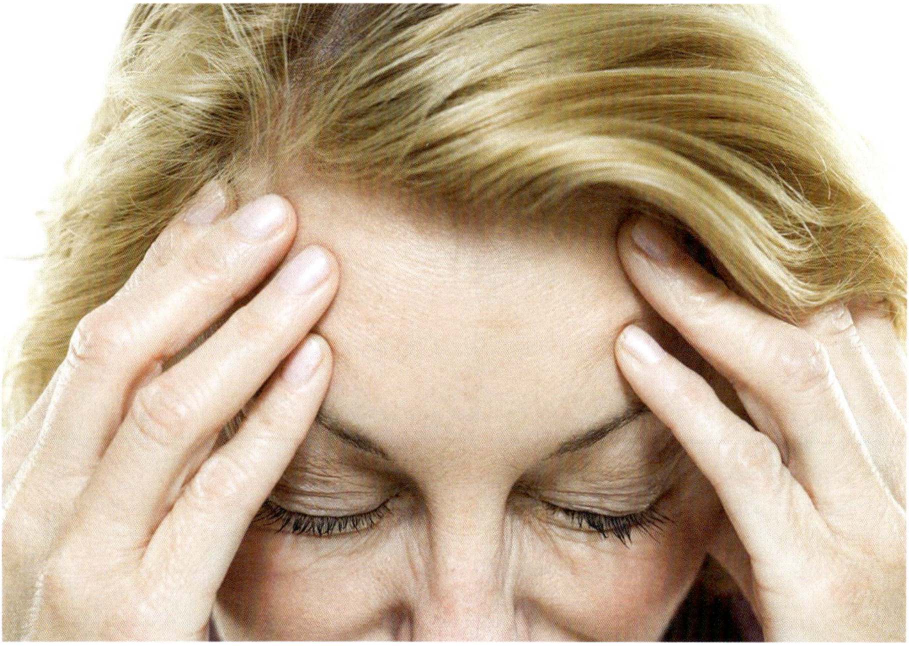

Selbstmassage und Akupressur: So helfen Sie sich selbst!

Selbstmassage

Sicher ist es Ihnen schon oft so gegangen. Sie haben irgendwo am Körper ein Wehwehchen oder haben sich gerade irgendwo angestoßen und reiben sich daraufhin ganz instinktiv die betroffene Körperstelle. Oder Sie massieren Ihren Nacken, wenn er schmerzt. Das ist ganz natürlich und zeigt uns, dass durch Druck oder Hin- und Herstreichen schon seit jeher unsere Selbstheilungskräfte aktiviert wurden. Sowohl die chinesische, indische als auch die traditionelle schwedische Massage haben sich diesen Umstand zunutze gemacht. Durch die Massage führt man dem Körper Wärme zu und manchmal heilt er dann ganz ohne Medikamente.

Selbstmassage lässt sich prima aus geeigneter Literatur erlernen.

Massage ist eine sanfte und ganzheitliche Heilmethode. Schon 3000 vor Christus wurde in China das ganzheitliche Massieren als Therapie eingesetzt. Darauf fußen solche Techniken wie Akupressur und Akupunktur. Auch die Ägypter, die Griechen und die alten Römer praktizierten schon Massagen mit Duftölen. Die mittelalterliche Klostermedizin und die damaligen Kräuterhexen schworen auf Knetkuren und Einreiben. Die mittelamerikanischen Schamanen

Die wichtigsten Grifftechniken

1. Pressen: Dabei üben Finger, Hände oder Ellbogen gleichmäßigen Druck auf eine Stelle aus. Der Druck wird nicht verändert. Am besten geht das mit den Fingerkuppen.

2. Kneten: Die Finger oder die Handflächen reiben mit sanften Bewegungen kreisförmig auf dem entsprechenden Körperpunkt. Dabei bleibt das Handgelenk stets locker.

3. Rollen: Gerollt wird mit dem gewölbten Handrücken. Von der Kante der Hand rollt man über den Rücken der Hand zum Ballen des kleinen Fingers bei ständigem Hautkontakt.

4. Reiben: Die Fingerkuppen von Zeige-, Mittel- und Ringfinger reiben im Kreis oder als Linie. Das geschieht mit vorsichtigem Kraftaufwand, sollte aber niemals zerren.

5. Klatschen: Bei gebeugtem lockerem Handgelenk klatscht man mit zusammengehaltenen Fingern auf die Haut.

nutzen das Handauflegen zur Heilung. Die schwedische Massage wirkt auf das Bindegewebe und die Muskeln. Indische Ayurveda-Massage soll den Energiefluss in den Energiebahnen des Körpers anregen. Egal, welche Kultur und welches Zeitalter, irgendeine Form der Berührung oder Massage gehört immer zu den üblichen Heilmethoden. Auch die absolut kostenfreie Selbstmassage kann Wohlbefinden und Linderung bringen. Man kann sie durchaus nur durch Anleitung in entsprechenden Büchern erlernen. Dazu braucht man ansonsten keine Vorkenntnisse. Die einfache Regel, dass man keinen Schmerz dabei spüren darf, reicht schon aus. Allerdings sollten Ihre Fingernägel nicht zu lang sein, und Sie sollten kratzenden Schmuck ablegen. Man darf maximal so viel Kraft anwenden, wie man im Allgemeinen für das Kneten eines Kuchenteigs braucht. Dabei vertragen Körperpartien mit etwas Fleisch oder Fett mehr Druck als die knochigen. Die Bewegungen sollten stets fließend und ruhig sein. Man kann Selbstmassage an jedem Ort ausüben und braucht keinerlei Hilfsmittel. Das wesentliche Element ist Ihre eigene Konzentration. Mit der Massage können Sie Ihren Lymphfluss anregen, für eine bessere Durchblutung sorgen und die Muskulatur lockern.

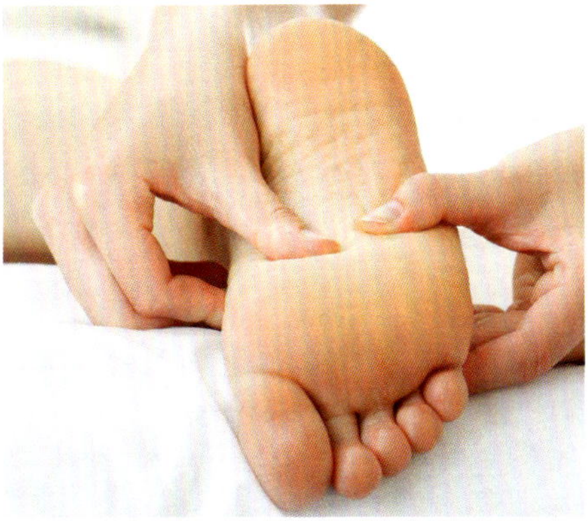

Fast jedem Organ des menschlichen Körpers ist ein Reflexpunkt an den Füßen zugeordnet.

Eine ganz simple Methode der Rücken-Selbstmassage

Dazu brauchen Sie einen Massageball mit Noppen oder mindestens einen Tennisball und eine Wand. Stellen Sie sich mit dem Rücken zur Wand und bringen Sie den Ball zwischen sich und die Wand. Jetzt können Sie ihn über Ihren ganzen Rücken rollen lassen, indem Sie sich wohlig hin und her bewegen. Das erfordert zwar Übung, weil der Ball anfangs immer herunterfällt, kann aber äußerst angenehm sein.

Reflexzonenmassage

Eine besondere Form der Massage ist die der Reflexzonen an den Händen oder Füßen.

Schon viele alte Kulturen in Asien, Südamerika oder Ägypten gingen davon aus, dass bestimmte Zonen an Füßen oder Händen mit inneren Organen zusammenhängen und durch Druck auf diese Zonen heilende Wirkungen erzielt werden können. Anfang des 20. Jahrhunderts legte der amerikanische Arzt William Fitzgerald den Grundstein für die moderne Reflexzonentherapie. Sie kann sehr gut auch als Selbstbehandlung ausgeführt werden.

Schwedische Massage

Sie wurde entwickelt von dem Schweden Per Henrik Ling. Sie ist die populärste Entspannungsmassage überhaupt und sorgt für eine bessere Durchblutung und einen verstärkten Lymphfluss. Sie wird durch Streichen, Reiben oder Kneten ausgeführt. Die Streichungen sollten immer in Richtung des Herzens gehen, damit beim Anregen der Durchblutung Schlacken abtransportiert werden können. Bemerkt man Knötchen oder Verhärtungen, sollte man diese vorsichtig, aber regelmäßig behandeln.

Warum funktioniert das?

Unsere Organe und auch die Haut senden Informationen durch die Nervenbahnen zum Rückenmark. Hier treffen sie zusammen und werden zum Gehirn geschickt. Dieses Zusammentreffen ermöglicht Wechselwirkungen zwischen Haut und Organen. Deshalb können Reize von den Reflexzonen der Haut an die Organe gesandt werden. Faustregel dabei ist: Der linke Fuß ist für die linke Körperhälfte zuständig, der rechte für die rechte. Der Ballen entspricht dem Becken, und je weiter es zu den Zehen geht, wandern die Zonen „in Richtung Kopf". Die Fußreflexzonenmassage wird vorwiegend mit den Daumen ausgeführt. Man legt den entsprechenden Fuß auf den Oberschenkel des anderen Beins.

So kann man alle Punkte gut erreichen.

Schon Goethes Mephisto wusste: „Es ist ihr ewig Weh und Ach so tausendfach. Aus einem Punkte zu kurieren."

Akupressur

Akupressur (und Akupunktur) sind uralte chinesische Heilmethoden. Hier werden Beschwerden durch die Massage bestimmter Punkte des Körpers unter Druck gelindert. Dabei geht die Wirkung der Akupressur über die herkömmliche Massage hinaus, da nicht größere Körperstellen, sondern nur ganz wenige, genau

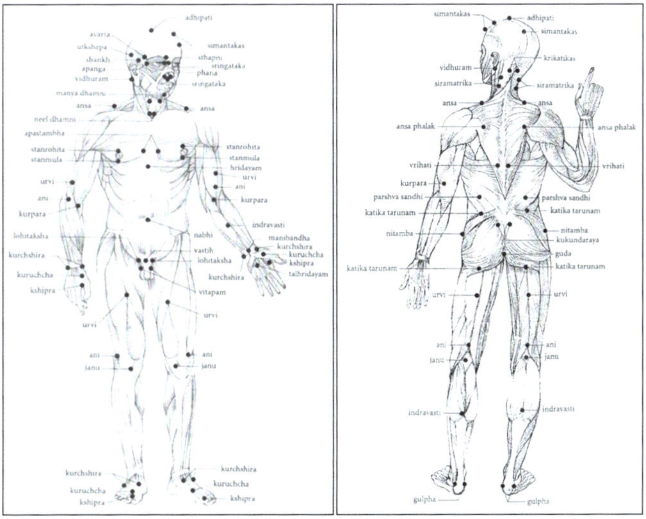

Die Akupressurpunkte liegen über den ganzen Körper verteilt entlang der Meridiane.

Akupressur – So geht's

- Die Kuppen der Finger auf den Punkt legen.
- Mit den Kuppen kreisen.
- Der Druck sollte deutlich zu spüren sein.
- Behandeln Sie sehr empfindliche Punkte vorsichtiger.

beschriebene Punkte aktiviert werden. Die Akupressur wurde kürzlich von der Weltgesundheitsorganisation genauestens untersucht. Sie wird zur Linderung von Beschwerde-Symptomen empfohlen wie auch zur Prävention. Akupressur kommt ohne Nebenwirkungen aus.

Auch bei ihr geht es so wie bei vielen fernöstlichen Techniken darum, dass Energiebahnen, die sogenannten Meridiane, den Körper durchziehen. Die Akupressurpunkte sind an ihnen aufgereiht. An ihnen sind die Meridiane mit der Körperoberfläche verbunden, deshalb kann man hier angreifen. Das ist mittlerweile auch wissenschaftlich nachgewiesen, da sich genau an diesen Punkten besondere Nervenbündel finden lassen. Offenbar ist das deswegen so effektiv, weil sich während der Entwicklung des Embryos Verbindungen zwischen weit entfernten Körperregionen entwickeln. So liegen einige Akupressurpunkte relativ weit von dem Organ entfernt, auf das sie einwirken sollen. Ein an diesen Punkten erzeugtes Nervensignal erreicht über die Verbindungen sein Ziel.

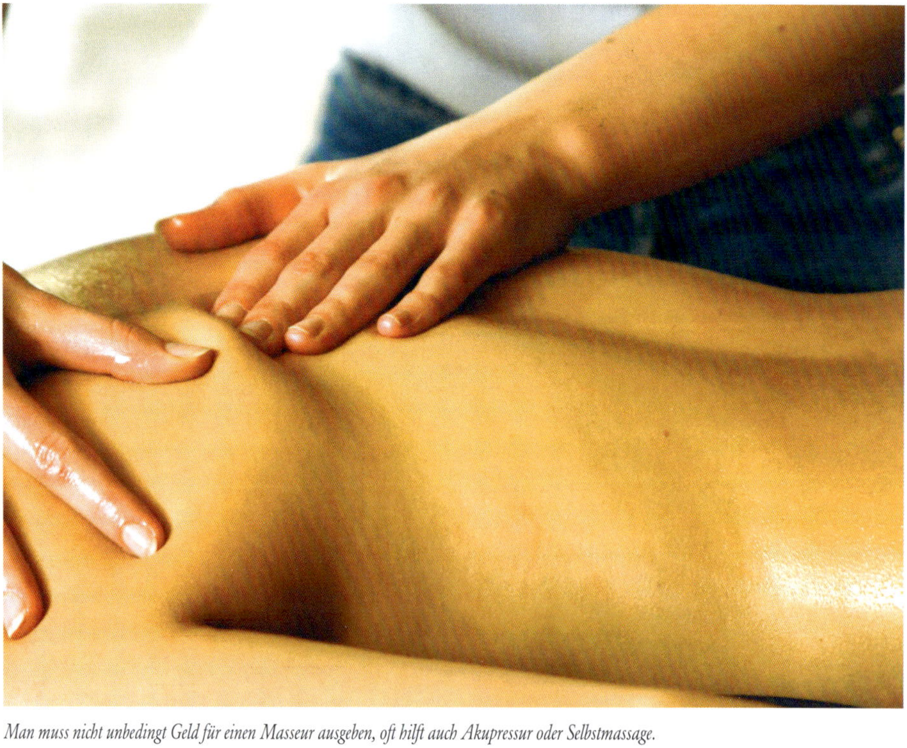

Man muss nicht unbedingt Geld für einen Masseur ausgeben, oft hilft auch Akupressur oder Selbstmassage.

Das nasse Element für tägliche Fitness

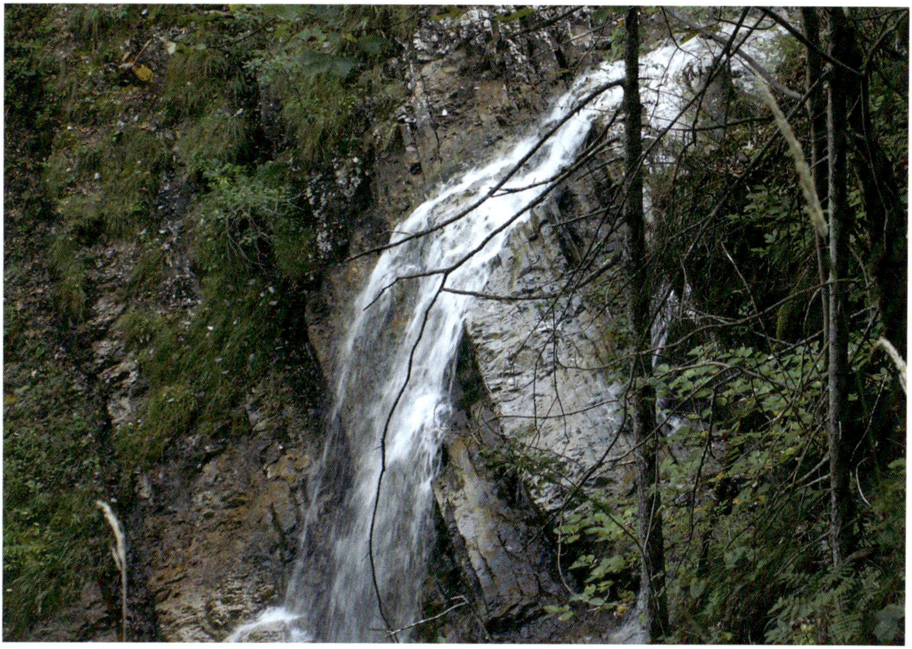

Wasser ist das natürlichste Mittel für gesundes Wohlbefinden.

Kneipp

Der Pfarrer Sebastian Kneipp (1821–1897) hat im 19. Jahrhunderts seine Methode für ein gesundes Leben entwickelt, die bis heute aktuell blieb. Er beschäftigte sich mit den Zusammenhängen zwischen Mensch und Natur und zwischen Körper, Seele und Geist. Sein ganzheitliches Naturheilverfahren fußt auf den Wirkprinzipien Wasser, Pflanzen und Kräuter, Bewegung, Ernährung und Lebensordnung.

Für Sebastian Kneipp waren die Pflanzen der heimischen Umgebung eine Basis für alle seine Behandlungen, und er verwendete sie als Tees, Säfte, Badezusätze und stellte Tinkturen und Salben aus ihnen her. Klostergärten dienten ihm hierfür als Vorbild.

Im Alter mag die Kneipe oft sehr wichtig für das Wohlbefinden sein, aber Kneipp wirkt besser!

Eine möglichst naturbelassene Ernährung, die schmeckt, alle wichtigen Nährstoffe beinhaltet und dem Bedarf des Menschen entspricht, hielt er für genauso wichtig für das Wohlbefinden wie regelmäßigen Ausgleichssport. Außerdem lehrte er, jeder Einzelne solle sich bemühen, seelische Ausgeglichen-

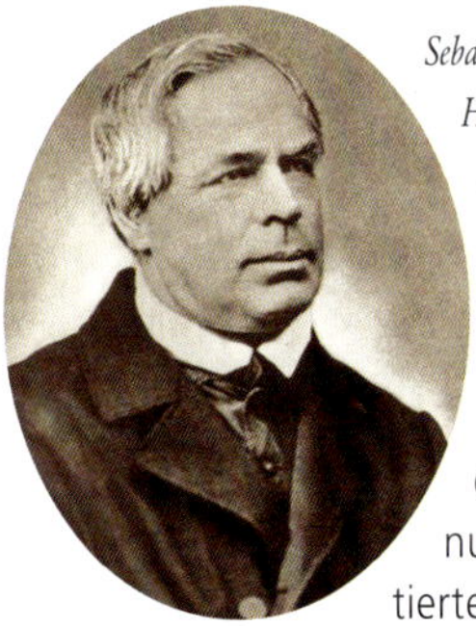

Sebastian Kneipp hat eine ganzheitliche Heilmethode entwickelt, die nicht dem asiatischen Raum entsprang.

heit, Stresstoleranz und soziale Kompetenz zu erreichen. Kneipps Ordnungstherapie komplettierte seine Methode und machte sie ganzheitlich. Also sieht man, dass es durchaus auch in der westlichen Welt das Bestreben nach Heilmethoden gab, die den Menschen im Ganzen betrachten, keineswegs nur im alten China.

Wasser

Was Sebastian Kneipp aber wirklich berühmt gemacht hat, waren seine Wassertherapien. Sie brachten ihm den Beinamen „Der Wasserdoktor" ein.

Kneipp betrachtete und verwendete dieses natürliche Heilmittel als wichtige Grundlage seiner Gesundheitslehre. Wir kennen heutzutage wohl alle das Wassertreten, bei dem man durch kniehohes Wasser in einem Becken watet, was immer ein wenig nach einem desorientierten Storch aussieht.

Achtung! Den Kopf beim Wechselduschen nicht mit einbeziehen, außer man ist schon ein „Wechselduschen-Profi".

Kneipp entwickelte Waschungen und Güsse, entweder heiß oder kalt, die heilende und vorbeugende Effekte auf den ganzen Körper des Menschen haben.

Wasseranwendungen stärken die Abwehrkräfte und die Nerven und fördern die seelische Gelassenheit.

Aber das Wasser heilt nicht nur, sondern durch Wasser werden auch die Wirkstoffe von Heilpflanzen übertragen. Als Tee oder Badezusatz ist es Träger dieser heilsamen Substanzen, da es auch ein wichtiger Träger für die Wirkstoffe dieser Heilpflanzen ist.

Wechseldusche

Die Wechseldusche ist wohl eine der günstigsten und einfachsten Methoden, um sich und dem Körper etwas Gutes zu tun. Sie fördert die Gesundheit und bringt uns in Schwung mit denkbar einfachen Mitteln: mit warmem und kaltem Wasser dreimal abwechselnd den Körper abduschen, am Schluss sollte es kalt sein.

Das klingt erst einmal unangenehm, aber die Methode hat sich bewährt. Sie stärkt nachweislich das Immunsystem, regt die Durchblutung der Haut und den Lymphfluss an und hilft bei der Entschlackung. Erkältungskrankheiten wird vorgebeugt.

Richtig wechselduschen

Um einen Maximaleffekt zu erreichen, sollte man mit den Füßen beginnen und sich dann langsam an den Beinen hocharbeiten in Richtung des Herzens. Dann kommen die Hände dran, und es geht die Arme aufwärts. Wer schnell friert, kann nach dem ersten Kaltduschen von Beinen und Händen erst mal wieder eine Warmwasserportion über den Körper laufen lassen. Schnell spürt man, wie die Gliedmaßen durchbluten und warm werden und fühlt sich bereit für die nächste kalte Runde. Hier sollte man jetzt mutiger werden und auch Po, Bauch und schließlich den Oberkörper mit einbeziehen. Jetzt folgt wieder eine Runde Warmduschen. Sie werden sofort merken, dass das Frieren vollständig aufhört, und sich auf die dritte eiskalte Runde geradezu freuen. Danach werden Sie sich rundherum wohl, wach und warm fühlen.

Unterstützen können Sie die Wirkung mit einer Massagebürste oder einem Massagehandschuh, damit abgestorbene Hautzellen entfernt werden

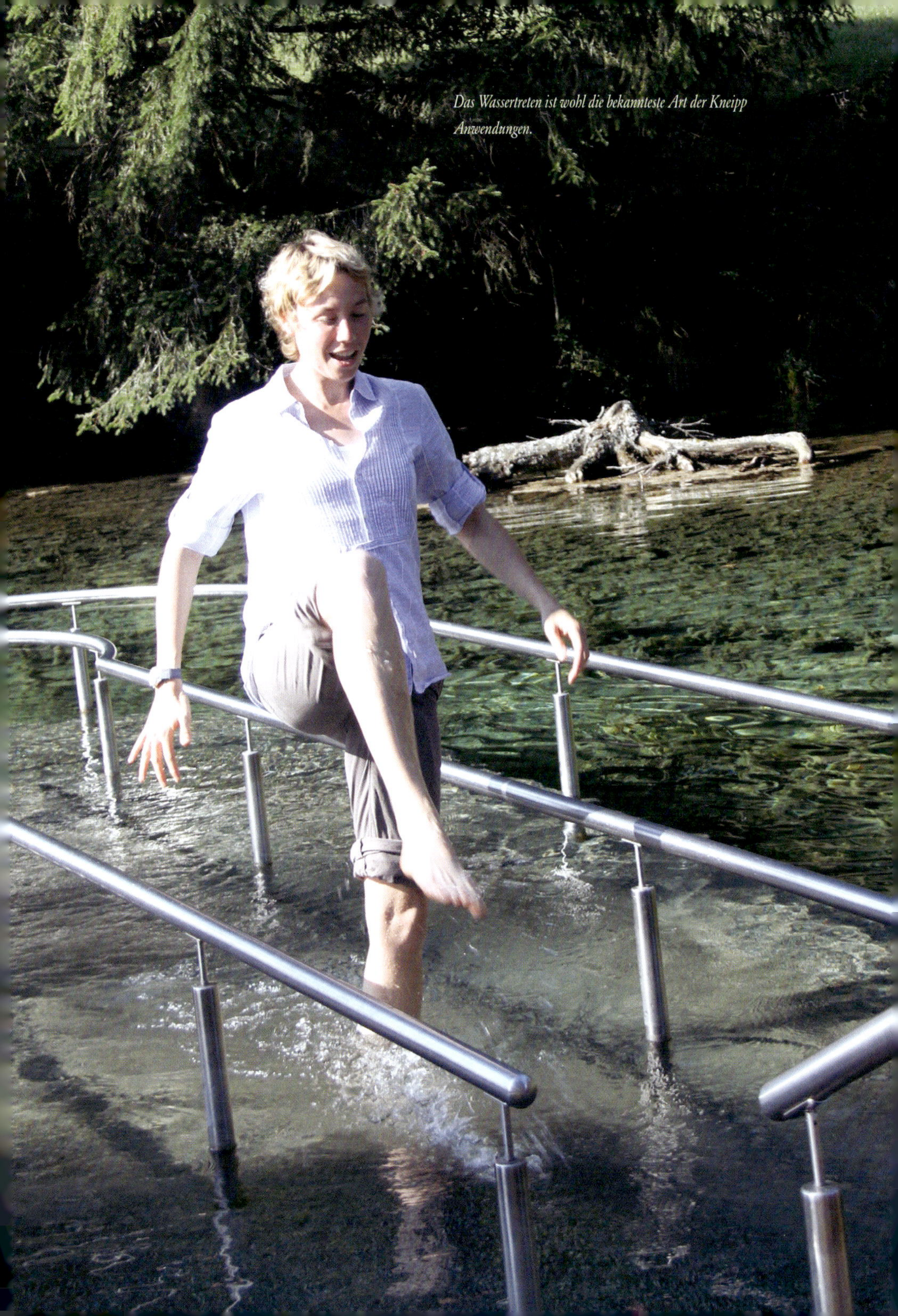

Das Wassertreten ist wohl die bekannteste Art der Kneipp Anwendungen.

und die Haut weich und geschmeidig wird. Auf diese Weise wird nicht nur das Immunsystem ungemein gestärkt und die Widerstandskräfte erhöht, sondern die Gefäße „lernen" auch, sich schneller zu erweitern und wieder zu verengen, was sie elastischer macht.

Dampfbad

„Sauna-Profis" wissen längst, wie ungemein gut das Bad in der heißen, feuchten Luft tun kann. Wer sein ganzes Leben saunierte, wird im Alter sicher nicht damit aufhören. Wer aber erst spät damit anfangen möchte, sollte sich sehr langsam an die hohen Temperaturen heranpirschen. Denn der Aufenthalt in einer 90 Grad heißen finnischen Sauna bedeutet eine große Anstrengung für das Herz-Kreislauf-System und kann für Herzpatienten tödlich sein.

Nach Absprache mit Ihrem Hausarzt können Sie es aber erst einmal mit einem Dampfbad versuchen. Mit Dampfbädern hielten sich schon die alten Römer und Griechen fit. Hier liegen die Temperaturen lediglich bei 42 bis 45 Grad. Der feuchte Dampf ist nicht so belastend für den Kreislauf und auch für hitzeempfindliche Personen und ältere Menschen eine Wohltat. Er hat einen heilsamen Effekt bei rheumatischen Beschwerden und Atemwegsproblemen.

Die Luftfeuchtigkeit liegt bei 100 Prozent. Der Dampf wird durch Düsen eingeleitet. Man kann ihn mit verschiedenen Düften, wie Minze oder Eukalyptus zur Befreiung der Atemwege anreichern. Die Schweißproduktion wird gesteigert, und die Haut nimmt Feuchtigkeit auf. Sie wird stärker durchblutet, und der Stoffwechsel wird angekurbelt. Auch auf Hautprobleme wirkt sich das Dampfbad positiv aus.

Ein Besuch im Dampfbad sollte nicht länger als eine Viertelstunde dauern. Denn der Körper wird sehr stark erwärmt, und diese Wärme kann nicht an die feuchtwarme Umgebung abgegeben werden, dazu muss man das Dampfbad erst verlassen und sich mit kaltem Wasser abkühlen. Die Nasenschleimhaut wird befeuchtet, und der Körper wird entschlackt. Man fühlt sich erfrischt und sieht jünger aus.

Dampfbadbesuche entspannen ungemein und sorgen für ein besseres Immunabwehrsystem.

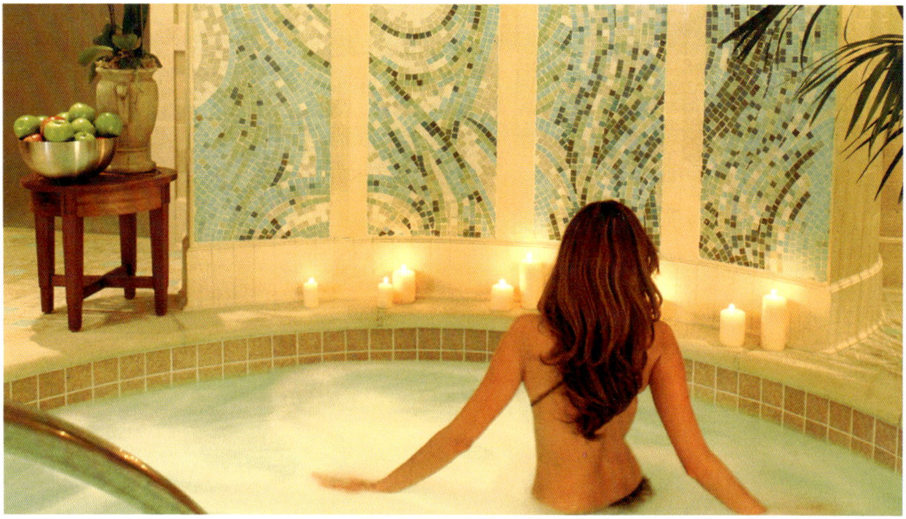

Besuche im Dampfbad sind ein optimaler Einstieg für Sauna-Anfänger.

Den inneren Schweinehund überwinden

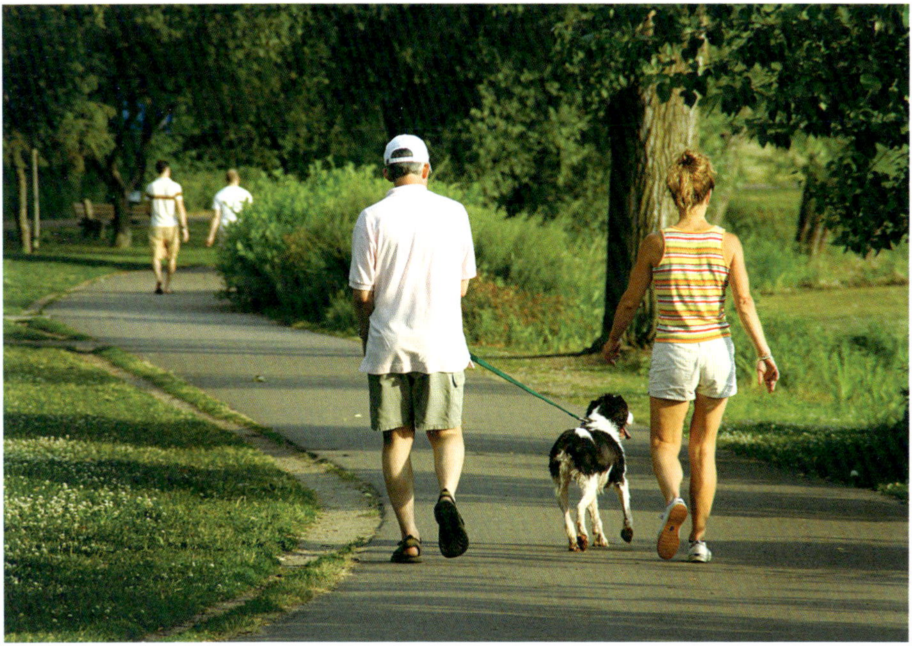

Manchmal braucht man jemanden, der einen zum Training motiviert.

In diesem Buch wurden Ihnen verschiedene Trainings-, Bewegungs- und Entspannungsmethoden vorgestellt und vielleicht schmackhaft gemacht. Vielleicht haben Sie etwas gefunden, wozu Sie Lust haben und womit Sie gern beginnen möchten. Vielleicht haben Sie sich aber auch an Ihre Fähigkeiten in längst vergangenen Zeiten erinnert und möchten daran wieder anknüpfen.

Bei schlecht erzogenen Hunden liegt das Problem immer am anderen Ende der Leine.

Egal, ob Sie Ihr ganzes Leben lang Sport getrieben haben und in einem für Ihr Alter hervorragenden Zustand sind oder ob Sie bisher jeder körperlichen Bewegung aus dem Weg gegangen sind, jetzt könnten Sie doch mal etwas für Ihre Gesundheit tun, das Ihren Neigungen entspricht. Lassen Sie das Jammertal der ewig schwindenden Kräfte hinter sich und suchen Sie sich die geeignete Trainingsform (oder machen Sie weiter, wenn Sie schon fit sind). Dabei findet sich für jeden etwas. Sie können 50 Jahre alt und top trainiert sein, aber auch 80 und schon recht unbeweglich. Vielleicht haben Sie starkes Übergewicht oder sind körperlich durch irgendwelche Ereignisse in Ihrem Leben beein-

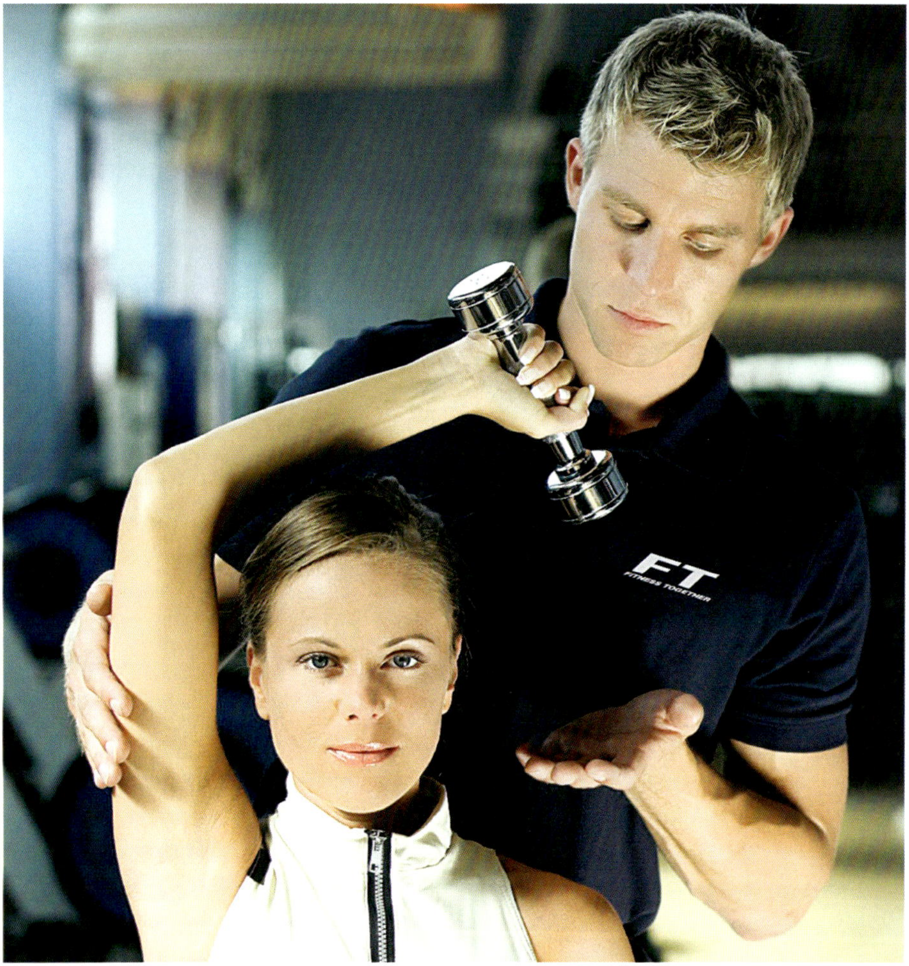

Einen Personal Trainer zu engagieren ist sicher nicht billig, aber es garantiert ein besonders effektives Training.

trächtigt. Möglicherweise schämen Sie sich ein wenig, weil man Ihnen Ihre Jahre gar zu sehr ansieht. Dann packen Sie's an! Gleich jetzt!

Wer stolz darauf sein kann, dass er im Alter noch so vital ist, wird wahrscheinlich keine Probleme haben, weiterhin etwas Sport zu treiben. Wem es aber noch an Motivation fehlt, wer ganz neu beginnt oder wer sich von irgendwelchen Dingen, Menschen oder Lebenssituationen gehindert fühlt, dem seien hier noch ein paar Gedanken mit auf den Weg gegeben. Vielleicht lässt sich der innere oder äußere „Schweinehund" ja doch besiegen.

Training Solo

Wer am liebsten allein Sport treibt, sollte sich einen geeigneten Plan anfertigen, der aus einer guten Kombination von Ausdauersport, Krafttraining, Bewegungs- und Dehnübungen besteht. Dreimal eine halbe bis eine Stunde pro Woche ist für die meisten Menschen ideal. Aber natürlich müssen Sie auf Ihren Zustand und Ihr Alter Rücksicht nehmen. Holen Sie sich Anregungen aus der umfangreichen Fachliteratur oder dem Internet. Legen Sie beim Üben zu Hause Musik auf, die Ihnen gefällt, oder nutzen Sie die Zeit des Trainings zusätzlich zur inneren Einkehr.

Training mit Personal Trainer

Wenn es Ihnen finanziell gutgeht, können Sie einen persönlichen Trainer damit beauftragen, sich fachgerecht um Ihr Fitnessprogramm zu kümmern. Achten Sie darauf, dass dieser eine gute und zertifizierte Ausbildung genossen hat! Adressen finden Sie im Internet, oder fragen Sie bei einem guten Fitnessstudio nach!

Trainieren zu zweit

Oft ist es besser, mit einem Partner zu trainieren. Das motiviert, feste Trainingstermine auch einzuhalten, weil man sich verabredet hat. Ein Partner kann Sicherheit vermitteln, weil ein Senior beim Training natürlich etwas mehr Angst vor Stürzen hat. Der andere kann schnell einspringen und unterstützen, wenn die Muskeln mal versagen. Das gemeinsame Training mit jemandem, der aus einer anderen Generation stammt, kann zu ganz neuen Kontakten führen. Das fördert auch die geistige Beweglichkeit. Training mit dem Ehepartner hilft oft, sich nicht zu überschätzen, da man sich gegenseitig so gut kennt und im richtigen Moment den anderen vielleicht bei Übereifrigem ausbremsen kann.

Training im Verein

Es gibt in Deutschland sage und schreibe 91000 Sportvereine mit knapp 24 Millionen Mitgliedern. Die Beiträge sind oft sehr moderat und das Kursangebot unendlich groß. Training im Sportverein bringt Sie mit Menschen aus Ihrer näheren Umgebung zusammen, wobei es die unterschiedlichsten Sportrichtungen gibt, um Körper und Geist fit zu machen, auch noch viele, die in diesem Buch gar nicht genannt wurden, wie zum Beispiel Kegeln, Minigolf oder Golf, Billard oder Schach. Bestimmt ist etwas für Sie dabei!

Tanzschulen

In jeder mittelgroßen Stadt gibt es mindestens eine Tanzschule, und fast jede hat ein nach Altersklassen gestaffeltes Angebot. Egal, ob Sie das mit Ihrem Partner nutzen wollen oder dort neue Kontakte knüpfen möchten, Tanzen ist eine Freizeitbeschäftigung, die Spaß macht und einen fließenden Übergang zum menschlichen Zusammensein nach dem Training bietet.

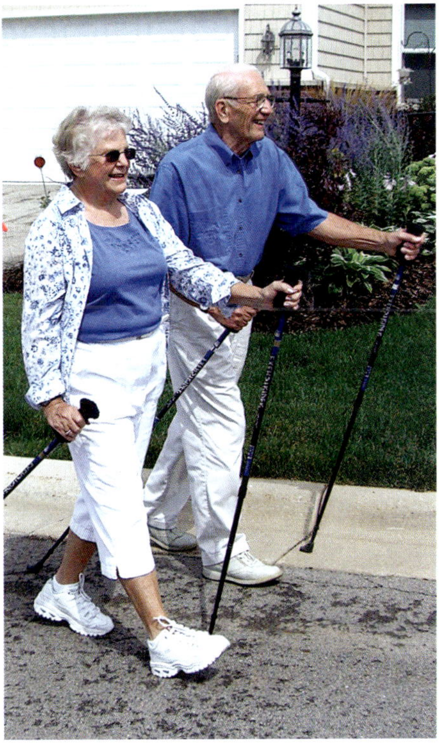

Mit einem Partner geht vieles leichter.

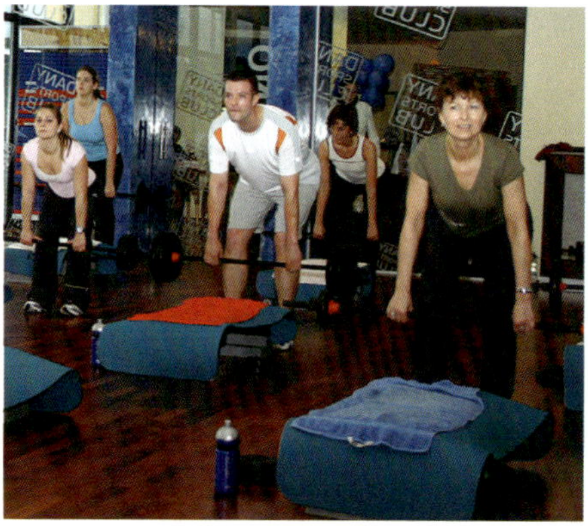

Sportvereine bieten oft Gruppentraining an.

Training im Fitnessstudio

Wenn Sie etwas älter sind, sollten Sie aufpassen, dass Sie nicht in eine „Muckibude" für ganz junge Leute geraten. Techno-Rhythmen und Comics beim Sport sind nicht jedermanns Sache, wenn man die 50 überschritten hat. (Kann aber auch ganz lustig sein!) Suchen Sie sich besser ein Studio, welches auch speziell für Ältere ein reichhaltiges Kurs- und Trainingsangebot annonciert. Die meisten guten Studios bieten kostenlose Probestunden an, in denen Sie beraten werden und eine gründliche Untersuchung Ihrer Leistungsfähigkeit dem Training vorangeht. Die Trainer sollten genügend Zeit haben, um Ihnen unterstützend und beratend immer wieder zur Seite stehen zu können, und eine in regelmäßigen Abständen stattfindende Trainerstunde für Sie persönlich sollte unbedingt im Vertrag enthalten sein.

Der Hund, ein idealer Motivationspartner

Hundebesitzer wissen alle, dass sie ein lebendiges Fitnessstudio daheim haben, das gleichzeitig Bodyguard-Funktionen übernimmt und ein treuer und fröhlicher, fast immer gut gelaunter Partner für alle Aktivitäten an der frischen Luft ist.

Joggen macht doppelt Spaß, wenn man mit einem gut erzogenen Hund in der freien Natur läuft.

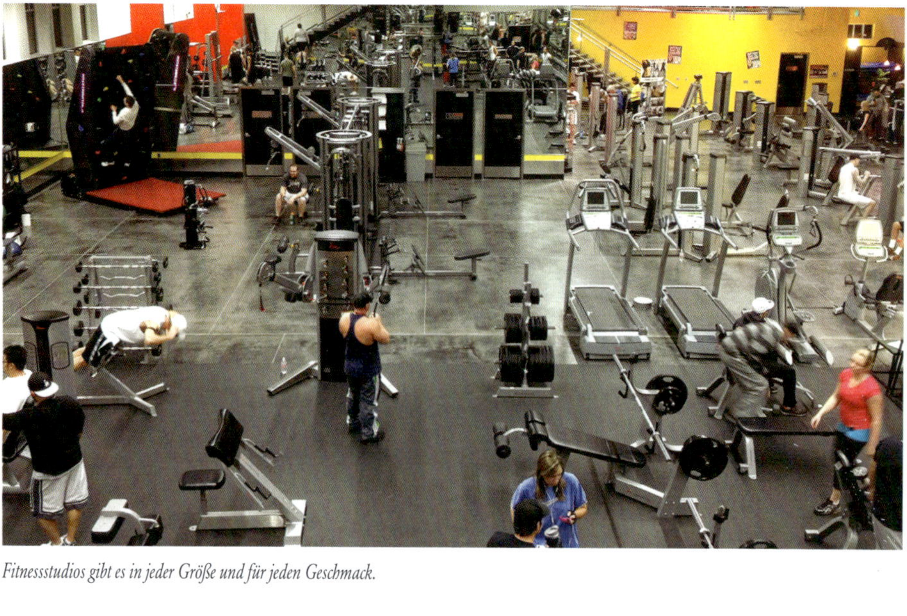

Fitnessstudios gibt es in jeder Größe und für jeden Geschmack.

Der Vierbeiner zeigt durch sein natürliches Bewegungsbedürfnis, was auch uns guttut. Er bringt uns nach draußen, egal, welches Wetter gerade herrscht. Es ist längst erwiesen, dass Hundebesitzer ein deutlich stärkeres Immunsystem als andere haben.

Er beschützt uns in unbekannten Revieren und gibt Laut, wenn sich ein Fremder nähert, was gerade allein laufenden Frauen viel Sicherheit geben kann.

Der Hund vermittelt Freude und zeigt uns, wie schön die einfachen Dinge des Lebens sein können, wie ein grüner Wald mit zwitschernden Vögeln, Schnee, in dem man herumtollen kann, Wiesen mit weichem Grasboden, schwirrende bunte Insekten oder ein Bach am Wegesrand. Für den Hund ist all das hochinteressant, und es zu sehen, zu hören und zu spüren bedeutet pure Lebensfreude.

Allerdings ist einiges zu beachten.

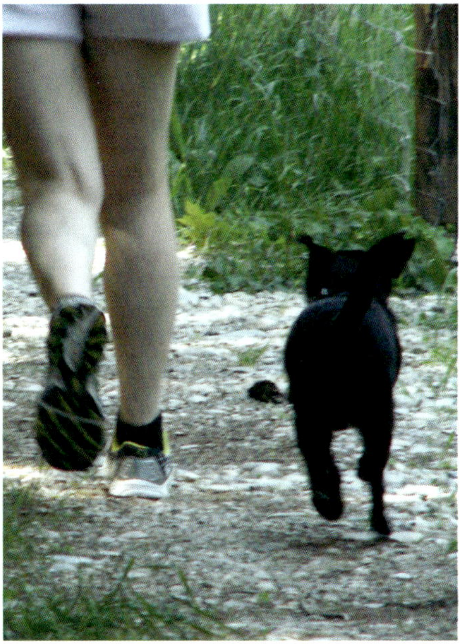

Der Hund als Trainingspartner muss gut erzogen sein, damit es Spaß macht.

Hundeerziehung

Zunächst und vor allem muss der Hund gut erzogen sein. Falls man das nicht selbst schafft, ist ein Besuch in der Hundeschule oder das Heranziehen eines Hundetrainers extrem wichtig, um unbeschwert mit dem Tier Sport treiben zu können. Kommandos wie „Hier", „Stop", „Sitz", „Platz", „Bleib" oder „Geh bei Fuß" muss jeder Vierbeiner unbedingt und zwingend beherrschen. Ein Hund, der jeden entgegenkommenden Menschen ankläfft, bedrängt oder sogar anspringt, der anderen Joggern an die Waden hüpft oder plötzlich mehrere Kilometer weit entfernt auf eigene Faust die Gegend erkundet, ist natürlich völlig ungeeignet als Fitnesspartner. Zu beachten ist auch, dass entgegenkommende Radfahrer durch einen nicht zurückzurufenden Hund gefährdet werden können, aber auch er selbst bei einer Kollision schwerste Verletzungen davontragen kann.

Sollte der Hund solch ein Verhalten zeigen, muss man aber keineswegs aufgeben. Das Problem liegt nämlich nie beim Vierbeiner selbst, sondern immer bei dem jeweiligen Besitzer und seinem Unvermögen, das Tier richtig zu erziehen. Selbstverständlich gibt es auch bei Hunden solche, die mehr, und solche, die weniger intelligent sind. Aber die Grundkommandos kann man wirklich jedem beibringen, wenn man es richtig macht.

Die Wahl des richtigen Hundes

Für ein ungetrübtes Sportvermögen muss der Hund natürlich auch zum Training und zum Leistungsstand des Trainierenden passen. Ein riesengroßer junger und ausgelassener Windhund ist wohl kaum dazu geeignet, um eine 80-Jährige beim Nordic Walking zu begleiten. Keiner von beiden wird das genießen können. Andererseits kann ein kurzbeiniger 15 Jahre alter Dackel wohl kaum mit einem Marathonläufer mithalten.

Achten Sie also darauf, welches Alter und welche körperliche Konstitution Ihr Hund hat. Es gibt durchaus auch kleinere Rassen, die ausgesprochen schnell laufen können (wie zum Beispiel der „Jack Russel" und größere, die eher ruhig sind, wie Bernhardiner).

Erziehen Sie ihn nach Ihren Bedürfnissen. Ein Hund fühlt sich, da er ein Rudeltier ist, immer wohl, wenn Sie ihm ganz genau seinen Platz im „Rudel"(in der Familie) zuweisen. Sie sind der Rudelführer, nicht Ihr Hund! Das heißt, Sie müssen der Chef sein und im wahrsten Sinne des Wortes bestimmen, wo's langgeht.

Umgang mit Hundehassern

Leider ist unsere Welt voll von Zeitgenossen, die den Hund nur als Umweltverschmutzer, Gefahr oder niedrigere Kreatur sehen.

Damit Sie keinerlei Schwierigkeiten mit diesen unangenehmen Zeitgenossen bekommen, sollten Sie einige Regeln beachten:

Innerhalb von Ortschaften muss jeder Hund an der Leine bleiben, auch die kleinen. Denn für ein einjähriges Kind zum Beispiel ist auch ein winziger Vierbeiner bedrohlich, da das Kind ihn ja als viel größer empfindet.

Es gibt Leinen in allen erdenklichen Längen, Techniken und Variationen, sodass Sie sicher eine für Ihre Sportart geeignete finden werden. Es gibt sogar Hüftgurte für den Menschen, an dem die Hundeleine befestigt werden kann. Dadurch bleiben die Hände frei.

Nehmen Sie unbedingt eine „Hundetüte" mit, damit Sie die „Geschäfte" Ihres Vierbeiners fachgerecht entsorgen können und der nächste Läufer nicht darauf ausrutscht.

Wenn Ihnen Menschen entgegenkommen, rufen Sie den Hund nah zu sich und achten Sie auf sein Verhalten.

Sollte Sie, was leider häufig vorkommt, ein Hundehasser grundlos beschimpfen, bleiben Sie ruhig und weisen Sie ihn höchstens auf das korrekte Verhalten Ihres Vierbeiners und die Gesetzeslage hin. Wenn Sie mit Ihrem Hund richtig umgehen und Verhaltensmaßregeln beachten, hat niemand das Recht, seinen selbstzerstörerischen Lebenshass auf Sie und Ihren Vierbeiner zu projizieren.

Der Hund als Therapeut

Wer als älterer Mensch allein lebt und unter der Isolation leidet, aber noch über eine gewisse Beweglichkeit verfügt, dem sei dringend empfohlen, über die Anschaffung eines geeigneten Hundes nachzudenken.

Daheim ist er nette Gesellschaft, Freund und Kuschelpartner und wird Ihnen die Liebe, die Sie ihm schenken, gern zurückgeben. Außerdem gibt es keine bessere Alarmanlage. Wer einen Hund hat, braucht sich vor Einbrechern wirklich nicht zu fürchten.

Aber damit die Wohnung hygienisch bleibt, werden Sie quasi dazu gezwungen, mindestens dreimal täglich an die frische Luft zu gehen. Das wird Ihrem Wohlbefinden entscheidend guttun, und der Hund kann alles Nötige erledigen und zudem noch seinen Spaß haben. Außerdem finden Sie mit einem Vierbeiner draußen viel schneller soziale Kontakte. Es ergeben sich ausgesprochen häufig Gelegenheiten zu einem netten Plausch, für den der Hund als Anlass immer taugt.

Haben Sie auch keine Angst, wenn Sie häufig zu Verwandten reisen wollen. Ein Hund bis zu 40 cm Schulterhöhe darf praktisch überallhin und ist bei guter Erziehung ein hervorragender Reisebegleiter. Ihre Enkel werden sich sicher auch über den lustigen Familienzuwachs freuen. Jeder Einkauf im Supermarkt ist umso schöner, wenn Sie wissen, dass jemand draußen treu auf genau Sie wartet! Und im Notfall kann der Hund auch mal maximal bis zu acht Stunden allein daheim bleiben.

Was muss man bei der Ernährung 50plus beachten?

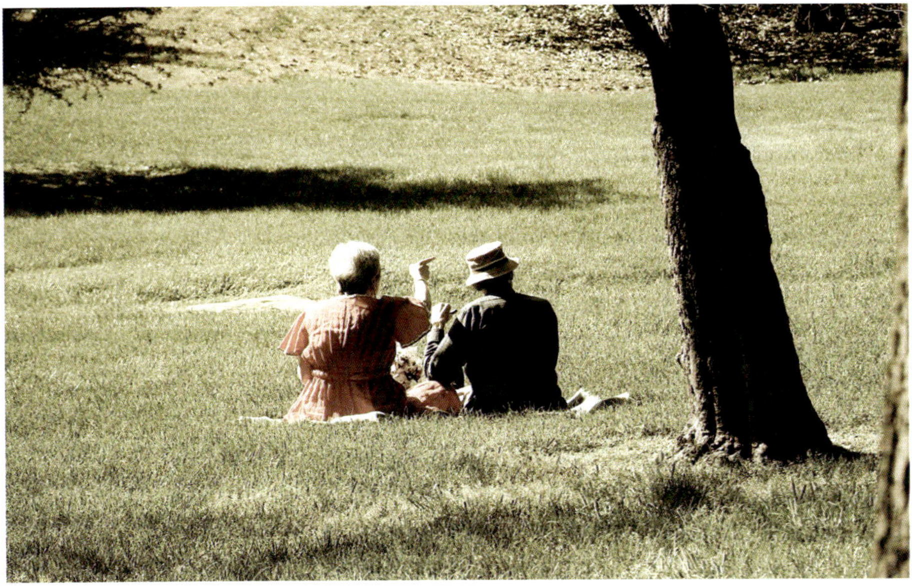

Im Alter wird eine ausgewogene Ernährung noch wichtiger, aber Essen und Trinken müssen trotzdem Spaß machen!

Je älter wir werden, desto mehr verändert sich auch unser Körper hinsichtlich der Nahrungsverarbeitung. Das Geschmacksempfinden nimmt ab, die Hormonproduktion wird geringer, Verdauungsstörungen nehmen zu und der Kalorienbedarf nimmt ab. Deshalb sollte man im Alter auch die Ernährung umstellen. Dann wird es besonders wichtig, dass die Ernährung kalorienbewusst und ausgewogen ist und der ältere Mensch mit ausreichend Nährstoffen versorgt wird. So bleibt man gesund und vital.

Bei sehr hochbetagten Menschen nimmt die Zahl derer, die zu wenig essen und trinken, leider stark zu. Das ist die Folge von altersbedingten physiologischen Veränderungen und mangelndem Appetit. Wenn die Sinneswahrnehmungen, also Geruch, Geschmack, Sehen und Hören, eingeschränkt funktionieren, fehlt der Anreiz zum Essen. Bereits nach sehr kleinen Portionen wird nicht mehr weitergegessen. Auch Kau- und Schluckbeschwerden, Mundtrockenheit und Beeinträchtigungen der Verdauungsfunktionen können die Gründe dafür sein. Auch die Einnahme von Medikamenten und Schmerzen oder eine schlechtere geistige Verfassung lassen den Senioren den Appetit vergehen. Trauer, Depression, Vergesslichkeit oder Verwirrtheit tun ihr Übriges.

Eine ausgewogene Ernährung liefert alle lebenswichtigen Nährstoffe und die Menge an Energie, die der übergewichtige genauso wie der zu magere Senior braucht.

Für Senioren gilt: Zwar soll die Energiezufuhr

abnehmen, die Nährstoffversorgung muss aber gleich bleiben. Bei Männern reduziert sich der Grundbedarf an Kalorien vom 25. bis zum 75. Lebensjahr um ca. 375, bei Frauen um 200 am Tag. Das bezieht sich aber nur auf den Grundumsatz, das heißt auf die Kalorienmenge, die für die Erhaltung lebensnotwendiger Körperfunktionen vonnöten ist. Da man sich im Alter meist auch weniger bewegt, verringert sich der Leistungsumsatz, der den für körperliche Tätigkeiten nötigen Energiebedarf beschreibt, ebenfalls.

Im Alter muss man also aufpassen, bei der Lebensmittelauswahl und Zubereitung der Speisen einen möglichst hohen Gehalt bzw. Erhalt an Nährstoffen, Vitaminen und Mineralstoffen zu erreichen. In den meisten Fällen sollte man also seine Ernährungsgewohnheiten ändern.

Die Zufuhr von Nahrungsergänzungsmitteln, zum Beispiel Präparate aus der Apotheke, sollte man vorher mit dem Hausarzt besprechen. Einiges davon kann sinnvoll sein, die meisten jedoch verringern eher die Energiemenge Ihrer Geldbörse und schaden dem Gehalt Ihres Bankkontos.

Natürliche Vitamin- und Mineralstoffprodukte wie Sanddornsaft, Hagebuttenmus oder Holundersaft sowie verdauungsfördernde Präparate wie Leinsamen, Kleie sind im Allgemeinen unbedenklich.

Wenn Hochbetagte weniger Appetit haben

Für Senioren, die aufgrund der körperlichen Veränderungen im hohen Alter einfach weniger Lust haben, zu essen, gibt es einige Tricks, um wieder Spaß am Essen zu haben.

Die Mahlzeiten sollten möglichst nicht allein eingenommen werden. Essen am Familientisch oder mit Freunden an einem schön gedeckten Tisch, eventuell mit Musik, bedeutet gleichzeitig Erhöhung der Lebensqualität. Tägliche Bewegung an der frischen Luft oder ein wenig Gymnastik macht Appetit.

Regelmäßige Mahlzeiten mit kleinen Portionen über den Tag verteilt sind leichter verdaulich. Farblich aufeinander abstimmte und vielfältige Gerichte sprechen alle Sinne an.

Wenn es Probleme mit den Zähnen oder mit dem Schlucken gibt, sollten die Speisen leicht kaubar und gut schluckbar sein, aber bitte kein Einheitsbrei! Beim Würzen sollte man mit dem Salz sparsam umgehen und eher Kräuter bevorzugen.

Rutschfeste Teller, Tellerranderhöhungen, Becher mit zwei Griffen und Bestecke mit ausgeformten Griffen sind praktische Hilfen für den Hochbetagten.

Kalorienbedarf

Sobald man erwachsen geworden ist, braucht der menschliche Körper von Jahr zu Jahr weniger Kalorien, um gut zu funktionieren, denn er befindet sich nicht mehr im Wachstum beziehungsweise Aufbau, und außerdem nimmt im Allgemeinen die Muskelmasse ab. Zudem bewegt man sich meist auch weniger, je älter man ist.

Der Kalorienbedarf für über 60-Jährige pro Tag wird folgendermaßen errechnet:

Männer:

(0,0491 x Körpergewicht in kg) + 2,46] x 239 x Bewegungsfaktor

Frauen:

[(0,0377 x Körpergewicht in kg) + 2,75] x 239 x Bewegungsfaktor

Der Bewegungsfaktor ist:

bei Senioren, die sich sehr viel bewegen: 2,0
bei Senioren, die sich mittelhäufig bewegen: 1,75
bei Senioren, die sich seltener bewegen: 1,5
bei Senioren, die gar nicht mehr mobil sind: 1,2

Beispielrechnung für einen Mann mit 87 kg Körpergewicht, der sich seltener bewegt:

(0,0491 x 87 + 2,46) x 239 x 1,5 = 2413 kcal täglich.

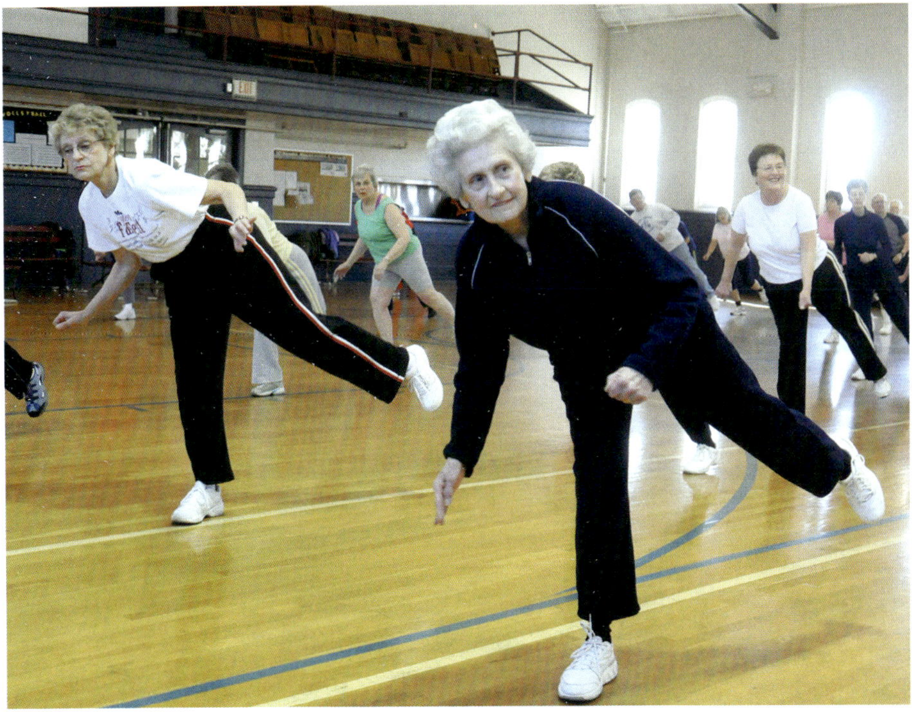

Bei der Berechnung des Kalorienbedarfs spielt auch der Bewegungsfaktor eine Rolle.

Nährstoffe

Trotzdem bleibt der Bedarf an Nährstoffen gleich. Also ist es für Senioren besonders wichtig, dass die Speisen kalorienarm sind und gleichzeitig möglichst viele Nährstoffe enthalten. Sehr fetthaltiges Essen, Süßigkeiten und Alkohol gehören nicht dazu und sollten immer sparsamer genossen werden. Außerdem nimmt im Alter die Produktion von Insulin ab. Auch das muss berücksichtigt werden, sodass Vollkornprodukte denen aus Weißmehl unbedingt vorzuziehen sind. Muskelschwund und Altersschwäche beugt man am besten mit einer ausreichenden Zufuhr von Eiweiß vor. Fleisch, Fisch und Milchprodukte sollten zum täglichen Speiseplan gehören. Dass man sich mit Fetten zurückhalten sollte, ist wohl jedem klar. Dabei sind die mehrfach ungesättigten den gehärteten Fetten vorzuziehen. Rapsöl, Sonnenblumenöl und das in Fisch enthaltene Fett beugen Herz-Kreislauf-Krankheiten, Störungen des Stoffwechsels und Gelenkschmerzen vor. Obst, Gemüse und Vollkornprodukte enthalten viele Ballaststoffe. Sie beugen Dickdarmkrebs vor und sorgen für eine geregelte Verdauung. Calcium und Vitamin D wirken positiv

> Männer zwischen 65 und 75 Jahren sind fast zu drei Viertel übergewichtig, Frauen zu zwei Drittel. Die Männer haben den Bauch im wahrsten Sinne des Wortes vorn. Der Begriff „starkes Geschlecht" bekommt somit schon im Alter um die 40 eine doppelte Bedeutung.

Motivation zu mehr Aufnahme von Flüssigkeit

Hat man den Verdacht, dass man zu wenig trinkt, sollte man zunächst auf die Symptome achten: vermehrter Durst, Blutdruckabfall, Pulsfrequenzanstieg, Abgeschlagenheit, Schwindel und Schwäche, trockene Schleimhäute, Mundtrockenheit, reduzierte Harnmenge, Urin stark konzentriert und stark riechend, verminderte Wahrnehmungsfähigkeit, Verwirrtheit, Thrombosen, Lungenembolie, Krampfanfälle oder Gewichtsverlust. Dann helfen folgende Maßnahmen gegen Austrocknung des Körpers (Dehydration):

- Legen Sie ein Trinkprotokoll an!
- Stellen Sie regelmäßig und in Reichweite Getränke bereit.
- Stellen Sie sich Ihre Lieblingstasse, -becher, -glas bereit.
- Variieren Sie die Getränke regelmäßig, es darf auch mal Cola, Buttermilch oder Malzbier sein.
- Essen Sie im Sommer Wackelpudding und Wassereis (enthält viel Wasser).
- Ein Glas zu jeder Mahlzeit sollte zur Gewohnheit werden.
- Zelebrieren Sie Tee- oder Kaffeezeit in schöner Atmosphäre.
- Trinken Sie ab und an auch mal ein Glas Wein oder Bier zum Essen.

auf die Knochen und schützen somit vor Osteoporose. Calcium ist in Käse, Eiern und Fisch enthalten. Wer täglich etwa eine Viertelstunde Sonne genießt, dessen Körper kann das Vitamin D selbst produzieren. Ansonsten ist es besonders in Eiern und Fisch reichlich enthalten.

Flüssigkeit

Ab der Mitte des Lebens geht das Durstgefühl üblicherweise langsam zurück. Da ein gesunder Körper aber zum allergrößten Teil aus Wasser besteht, ist die Zufuhr von ausreichend Flüssigkeit extrem wichtig. Ein alter Mensch sollte also ganz bewusst „eine über den Durst" trinken, aber bitte nicht mit alkoholhaltigen Getränken, sondern mit Wasser, Kräutertee oder Saft.

So wird der Flüssigkeitsbedarf errechnet:
100 ml je kg für die ersten 10 kg Körpergewicht
+ 50 ml je kg für die zweiten 10 kg Körpergewicht
+ 15 ml für jedes weitere kg Körpergewicht
= Gesamtflüssigkeitsbedarf
– 0,33 ml je zugeführter kcal, weil in jeder Kalorie ein Flüssigkeitsanteil von ca. 0,33 ml enthalten

Genuss im Alter

Trotzdem sie gern mal ab und zu ein Gläschen Gin gebechert hat, wurde Elizabeth Bowes-Lyon, die berühmte Queen-Mum, stolze 101 Jahre alt. Statistiken zeigen, dass ein mäßiger Alkoholkonsum Menschen eher älter werden lässt. Alkohol säubert vereinfacht gesagt die Innenwände der Gefäße, und dadurch kann das Blut besser fließen und gerinnt nicht so schnell. Das hängt damit zusammen, dass der Alkohol die Werte für das „gute" HDL-Cholesterin erhöht und somit das „schlechte" LDL-Cholesterin sich nicht ablagern kann.

Aber Vorsicht! Zu hoher Alkoholkonsum hinterlässt Spuren im ganzen Organismus. Das Risiko für Leberzirrhose, Mundhöhlen- und Kehlkopfkrebs, Entzündungen der Bauchspeicheldrüse, das Absterben von Gehirnzellen und Schrumpfung des Gehirns und der Hoden ist bei Trinkern nachweislich viel höher.

Mehr als ein Achtel Wein oder ein viertel Liter Bier pro Tag sollte es nicht sein. Das sind Mengen, die Ernährungswissenschaftler für völlig unbedenklich halten, umso mehr, wenn man pro Woche zwei bis drei absolut alkoholfreie Tage einlegt.

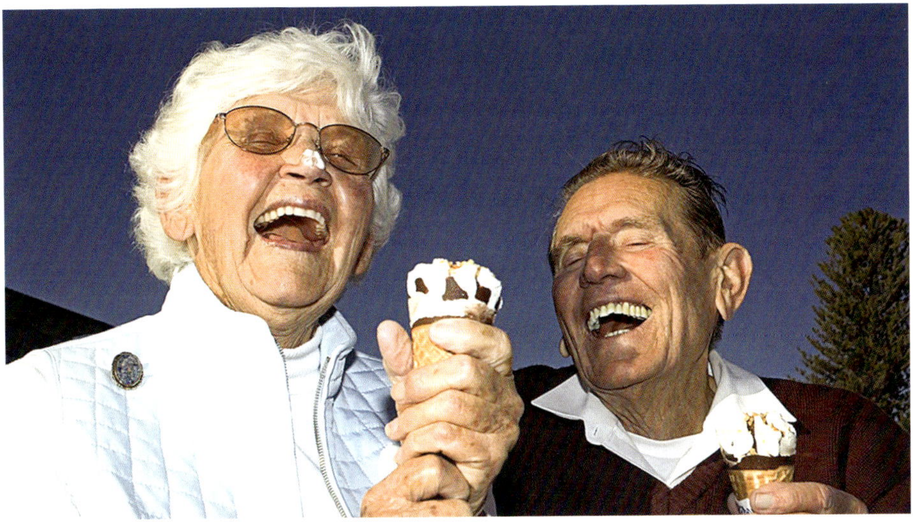

Man muss auch mal mit Lust über die Stränge schlagen.

ist = Trinkflüssigkeitsmenge.
Beispiel für eine Frau von 64 kg mit einem Kalorienbedarf von 2200 kcal
100 ml x 10 + 50 ml x 10 + 15 ml x (64 – 10 – 10)
= 1000 ml + 500 ml + (15 ml x 44) = 2160 ml
= Gesamtflüssigkeitsbedarf.
2160 ml – (0,33 ml x 2000) = 1500 ml = 1,5 Liter Trinkflüssigkeitsmenge.
Wem das zu kompliziert ist, der sollte sich an die grobe Grundregel halten, am Tag mindestens 1,5 bis zwei Liter zu trinken.

Auch mal „fünfe gerade sein lassen"

Natürlich ist es sinnvoll, sehr auf sich zu achten und diszipliniert mit dem eigenen Körper und dessen Ernährung umzugehen. Aber wer dabei zu verkrampft ist und sich stets nur kasteit, hat statistisch gesehen weniger Chancen, ein „Methusalem" zu werden als diejenigen, die es etwas lockerer angehen lassen. Wenn es mal was zu feiern gibt oder das tägliche Pralinchen nun mal zum seelischen Wohlbefinden dazugehört, dann sollte man sich diese kleinen Freuden in Maßen unbedingt zugestehen. Der Mensch ist eben ein Ganzes, und der Seelenzustand ist mindestens genauso wichtig wie ein trainierter und gut ernährter Körper.

Abnehmen fängt im Kopf an. Und Wissen über die Zusammensetzung von Lebensmitteln ist wichtig.

Übergewicht und Diäten

Das Wichtigste vorweg: Da wir alle im Alter ohnehin davon bedroht sind, ständig Muskelmasse zu verlieren, ist eine Diät ohne Sport, bei der man sehr schnell abnimmt, absolut nicht für ältere Menschen zu empfehlen. Nach so einer Diät müssen Sie sich nicht wundern, wenn Sie Schwächeanfälle bekommen und sich kraftlos fühlen, oder noch schlimmer, sich bei Stürzen böse Verletzungen zuziehen oder Kreislaufprobleme haben.
Also ist regelmäßiges Training während des Abnehmens für Übergewichtige 50plus Pflicht, und von der Vorstellung, dass Sie ganz schnell

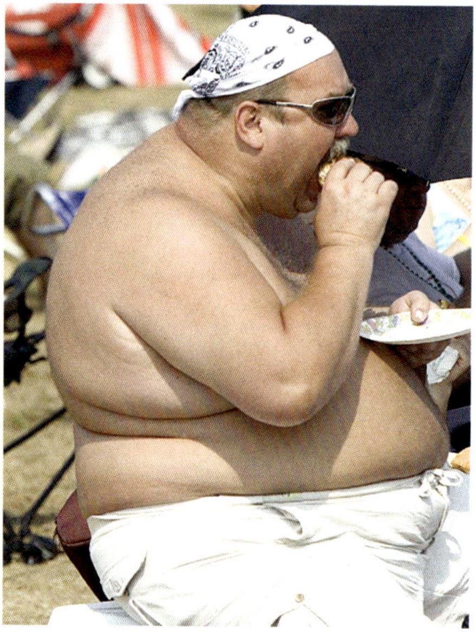

Das beste Mittel zum Abnehmen ist eine dauerhafte Ernährungsumstellung.

ganz schlank werden können, sollten Sie sich verabschieden. Ein stetiges langsames Abnehmen ist nicht nur gesünder, sondern bewahrt Sie auch vor dem gefürchteten Jo-Jo-Effekt, nämlich davor, nach der Diät schnell wieder noch mehr zuzunehmen, als man vorher abgenommen hat. Mit Sport wirken Sie dem zusätzlichen Abbau von Muskeln entgegen, der bei einer Diät zwangsläufig stattfindet, da wir dabei nie nur Fett, sondern auch Muskelzellen verlieren.

Außerdem funktioniert erfolgreiches Abnehmen eigentlich immer nach dem einfachen logischen Prinzip, dass die Energiezufuhr geringer sein muss als die Energie, die verbraucht wird. Wer Sport treibt und gleichzeitig weniger Kalorien zu sich nimmt, hat also beim Abnehmen ganz klar die Nase vorn.

Aber der Stoffwechsel verändert sich während unseres Lebens stark, und auch der Körper selbst ist nicht mehr so vital wie mit 20. Deshalb kann unter Umständen eine reguläre Diät äußerst gefährlich sein, ebenso wie das schnelle und intensive Abnehmen. Mehr als zwei Kilo pro Woche sind weder realistisch noch gesund. Zunächst sollten Sie also unbedingt einen Termin bei Ihrem Hausarzt machen und ihn von Ihrem Vorhaben in Kenntnis setzen. Er wird die nötigen Untersuchungen anordnen, nach denen Sie dann guten Gewissens ins Abenteuer Diät starten können.

Im Alter sollte es auch nicht darum gehen, möglichst viele Kilos abzunehmen, sondern vielmehr die Ernährung gesund und inhaltsreich umzustellen.

Einige einfache Regeln

Vollwertkost: Sorgen Sie für eine vollwertige Ernährung, indem Sie vorwiegend Vollkornprodukte, viel Eiweiß in Form von Quark, Joghurt und Käse, viel Obst und Gemüse und gesündere Fette, nämlich Pflanzenöle einsetzen. Weißbrot, frittierte Speisen und sehr fetthaltiges Fleisch sollte es nur sehr selten geben, stattdessen können Sie Pute oder Hähnchen oder frischen Fisch essen.

Wenig Fett: Achten Sie auf den Fettgehalt von Nahrungsmitteln und versuchen Sie, so wenig Fett wie möglich zu verwenden. An Butter sollten Sie sparen, Raps-, Lein- oder Olivenöl dagegen sind gesunde Öle.

Kleine Portionen: Fünf kleine sind besser als drei große Mahlzeiten. Dabei kann eine Portion auch aus einer Quarkspeise oder etwas Obst bestehen.

Trinken Sie viel: Aber achten Sie unbedingt auch bei den Getränken auf den Kaloriengehalt!

Wann gilt man als stark übergewichtig?

Wie schon früher erwähnt, errechnet sich der BMI aus dem Verhältnis des Körpergewichts in Kilogramm zum Quadrat der Körpergröße in Meter, etwa:

$63\ kg : 1{,}66\ m^2 = 22{,}9\ kg/m^2$

Dabei ist ein älterer Mensch mit einem BMI unter 22 untergewichtig und mit einem ab 29 übergewichtig. Ab einem BMI von 30 spricht man von Fettleibigkeit.

Welche Sportarten sind die besten, um abzunehmen?

Walking: Hier kann man 380 kcal pro Stunde abnehmen. Dieser Sport ist besonders gelenkschonend und gut geeignet für Anfänger.

Radeln: Hier liegt der Kalorienverbrauch bei ca. 400 Kalorien pro Stunde.

Schwimmen: Dies ist der ideale Sport zum Abnehmen für Personen, die ihre Gelenke schonen wollen oder müssen. Schwimmen verbraucht 430 Kalorien pro Stunde.

Nordic Walking: Hier verbraucht man ca. 430 Kalorien pro Stunde, das ist ein sehr guter Wert für die gelenkschonende Sportart. Darüber hinaus ist es optimal für Anfänger, die ihre Kondition noch aufbauen wollen.

Laufen: Das Joggen ist beim Kalorienverbrauch der Spitzenreiter mit ca. 550 Kalorien pro Stunde. Aber man muss vorsichtig beginnen, denn bei jedem Schritt wirkt etwa das Dreifache des eigenen Körpergewichts auf Fuß- und Kniegelenke, deshalb ist es für stark übergewichtige und zudem noch untrainierte Personen eher nicht zu empfehlen.

Was bedeutet eigentlich „ausgewogene Ernährung"?

Nach dem heutigen Erkenntnisstand der Ernährungswissenschaften wurde die sogenannte Nahrungspyramide erstellt. Sie zeigt uns, wie Nahrungsaufnahme gestaltet sein sollte, damit eine optimale Nährstoffzufuhr erreicht wird. Ausgewogen meint also in einer gesunden Ernährung das Mengenverhältnis der Lebensmittel zueinander.

Nahrungsmittel, die vorwiegend aus Kohlenhydraten bestehen, bilden den Fuß der Pyramide

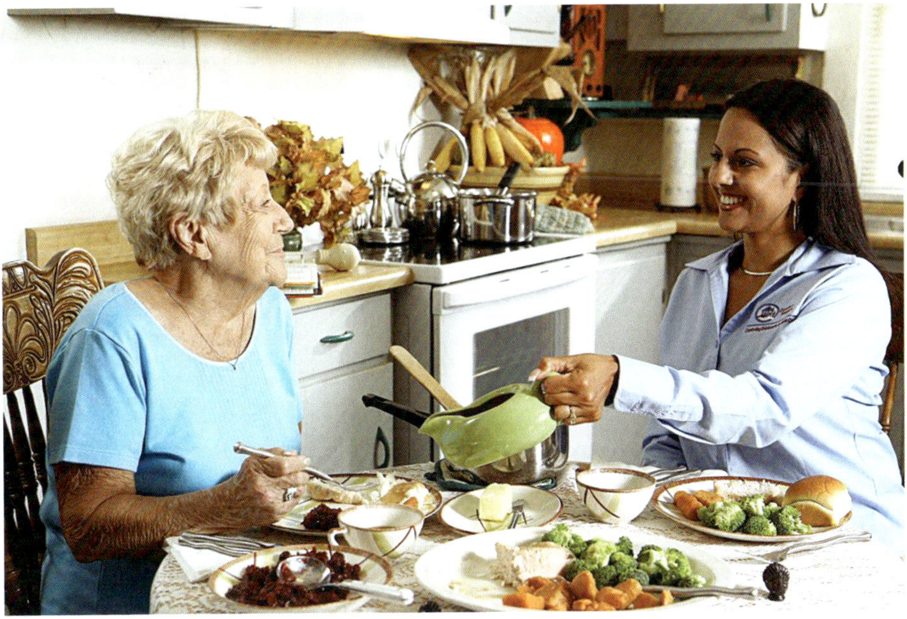

Damit gesundes Essen auch Freude macht, sind ein liebevoll gestalteter Esstisch und die Gesellschaft von lieben Menschen eine große Hilfe.

Viele chronische Krankheiten werden durch Übergewicht begünstigt, so Fettstoffwechselstörungen, Gicht, Arthrose, Gallensteine, Schlaganfall und verschiedene Krebserkrankungen, aber auch der Herzinfarkt.

Dabei ist Fett nicht gleich Fett. Ein dicker Bauch ist ungesünder als der Speck an Hüfte und Gesäß. Im Bauch befindet sich das Fett, das die inneren Organe wie Leber und Bauchspeicheldrüse umschließt. Dieses Fettgewebe um die Eingeweide zeichnet sich durch einen besonders aktiven Stoffwechsel aus und setzt Fettsäuren frei, die in der Leber sofort in Energie umgewandelt werden. Im Ernstfall, bei dringender Gefahr nutzt das dazu, schnell die Flucht ergreifen zu können. Doch wenn man nicht um sein Leben laufen muss, wabern die Fette unnütz im Blut herum, und so verfettet auch die Leber. Nach Statistiken leiden bis zu 95 Prozent der fettleibigen Personen unter einer Fettleber. Ein dicker Bauch bedeutet ein deutlich erhöhtes Gesundheitsrisiko.

und sollten also mengenmäßig den Hauptteil unserer Nahrung ausmachen. Dazu gehören u.a. Getreide, Getreideprodukte wie Nudeln und Brot, Kartoffeln und Reis. Kohlenhydrate sollten ca. die Hälfte unserer Gesamtenergiezufuhr ausmachen, aber nicht Industriezucker, Kuchen oder Weizenbrot! Gemüse und Obst machen den nächsthöheren Anteil aus. Mindestens fünf Portionen davon sollte es täglich geben, am besten zu jeder Haupt- und Zwischenmahlzeit. Es sollte möglichst frisch und Gemüse nur kurz gegart sein. Proteine, also Eiweiße sollten zwölf bis 15 Prozent ausmachen. Proteine enthalten das Element Stickstoff, welches in unserem Körper eine große Rolle spielt und zum Aufbau vieler Körperstoffe benötigt wird, wie zum Beispiel für den Harn. Die Bausteine des Proteins, die Aminosäuren, sind lebenswichtig. Sie müssen in ausreichendem Maß zugeführt werden, sonst kann es zu Störungen der körperlichen und geistigen Entwicklung kommen und die Leistungsfähigkeit und -bereitschaft nimmt ab. Infektionserkrankungen werden verhindert. Eine zu hohe Zufuhr von Eiweiß kann jedoch Nierenerkrankungen nach sich ziehen. Also sollte man zwar täglich Milch und Milchprodukte wie Käse zu sich nehmen, aber Fisch, Fleisch, Wurstwaren und Eier nur mäßig essen. Fette, Öle und Samen sind die vorletzte Stufe der Pyramide. Hier sind die ungesättigten den gesättigten vorzuziehen, das heißt, besser Pflanzenöle als solche tierischen Ursprungs. 3 bis 5 g pro Tag davon reichen eigentlich aus. Den absolut kleinsten Anteil der Nahrung sollten die „Leckerlis" ausmachen. Speiseeis, Schokolade, Chips sowie Kuchen und Co. sollten auf jeden Fall nichts anderes als kleine Extras sein. Natürlich gehört zu einer ausgewogenen Ernährung, auch die Aufnahme von genügend Flüssigkeit und wenn man sich größtenteils an diese Regeln hält, muss man sich darüber, ob man Vitamine, Mineralstoffe und

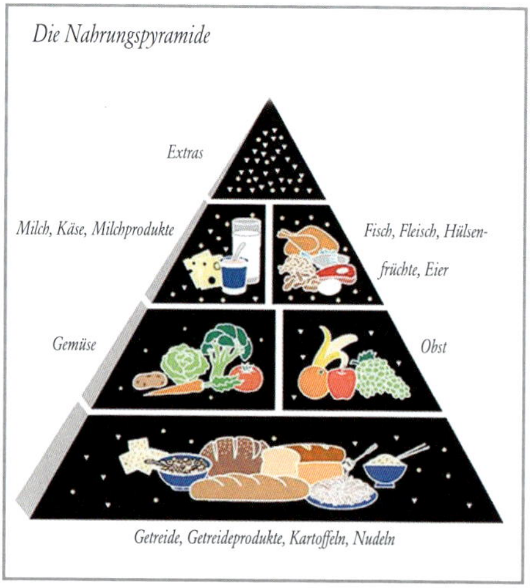

Die Nahrungspyramide zeigt uns, in welchem Verhältnis zueinander die Aufnahme von diversen Nahrungsmitteln im Optimalfall erfolgen sollte.

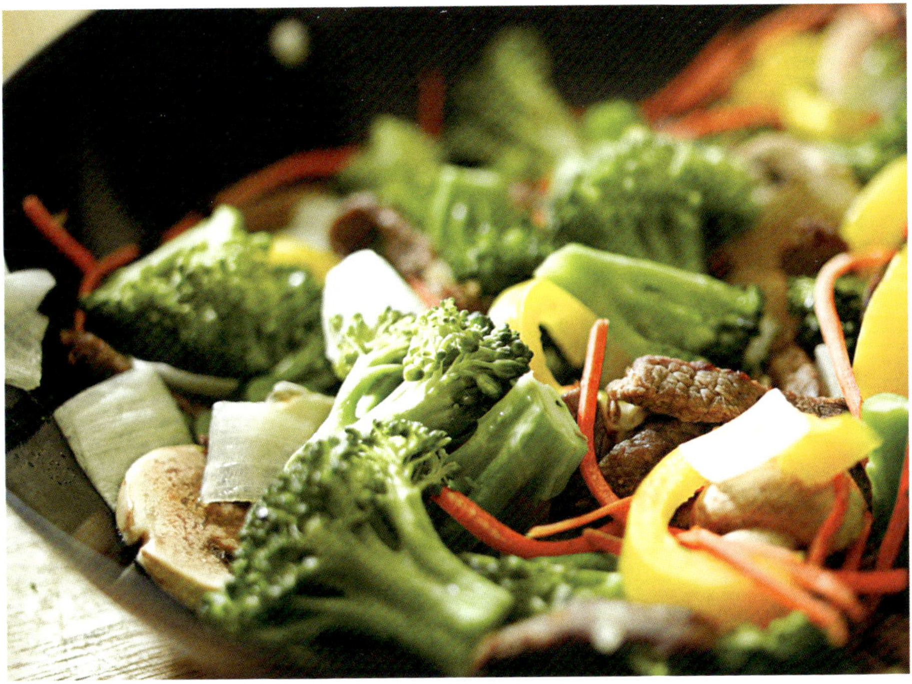

Bei der Trennkost dürfen Sie zum Beispiel Fleisch und Gemüse kombinieren.

Spurenelemente in ausreichender Form zu sich nimmt, eigentlich keine Gedanken machen.

Trennkost

Wer übergewichtig ist, aber zum Kalorienzählen überhaupt keine Lust hat, sollte es einmal mit der Trennkost versuchen.

Sie hat sich schon seit Jahren sehr bewährt. Diese besondere Ernährungsform ist keine wirkliche Diät, sondern eine Umstellung des Essverhaltens, die bedeutet, dass gewisse Nahrungsmittel einfach nicht gleichzeitig gegessen, also getrennt werden. Sie bewirkt eine deutlich bessere Verdauung, und so setzt der Körper nicht so viel Fett an.

Was genau ist die Trennkost?

Der Mediziner Howard Hay entwickelte die Trennkost zu Beginn des 20. Jahrhunderts, denn er war selbst übergewichtig und litt auch noch an einer schweren Nierenerkrankung.

Durch die in unserer Zivilisation im Allgemeinen übliche gleichzeitige Aufnahme von Eiweiß und Kohlenhydraten wird die Verdauung oft gestört und die Menschen leiden an Völlegefühl und Verstopfungen. Einfach gesagt, brauchen Eiweiße nämlich säurehaltige und Kohlenhydrate basische Verdauungsflüssigkeiten zur Zersetzung und Aufspaltung im Körper.

Aus dem Chemie-Unterricht wissen alle, die sich mal mit Basen und Säuren beschäftigt haben, was das bedeutet. Die Funktion der Stoffe schwächt sich gegenseitig ab, beziehungsweise der Körper wird unnötig stark animiert, ständig neue Magensäure zu produzieren. Trennkost vermeidet diese Mischung. Dadurch wird die Verdauung effektiver.

Bei dieser Ernährungsumstellung wird sämtliche Kost getrennt. Das ist recht einfach, denn die Nahrungsmittel werden in drei große Gruppen aufgeteilt, diese kann man in Tabellen nachlesen, und dann kann man sie nach den Vorgaben der Trennkost kombinieren. Dabei darf man fast alles essen, was man möchte. Man muss aber aufpassen, dass bestimmte Lebensmittel nicht zusammen verzehrt werden.

Die erste Gruppe sind die neutralen Lebensmittel, die zweite Gruppe die Eiweiße, und die dritte Gruppe sind die Lebensmittel mit hohem Kohlenhydratgehalt.

Gruppe 1 (neutral): Hierzu gehören fast alle Gemüsesorten, Salate, Pilze, Erdnüsse, das meiste Obst und Öle, außerdem Milchprodukte mit einem Fettgehalt von mindestens 60 Prozent.

Gruppe 2 (Eiweiß): Das sind Fleisch, Fisch, Milchprodukte mit einem Fettgehalt von unter 50 Prozent, Joghurt und Quark, Käse- und Sojaprodukte, fast alle Früchte, Eier und Nüsse.

Gruppe 3 (Kohlenhydrate): Dazu zählen Brot, Kuchen, Weizenmehlprodukte, Nudeln, Kartoffeln, Mehl, Reis, Zucker und zum Beispiel Bananen.

Wie läuft die Trennkost ab?

Aus diesen drei Gruppen und ihren Lebensmitteln kann man also seinen Trennkost-Ernährungsplan zusammenstellen. Dabei muss man nur darauf achten, immer nur zwei Gruppen zu kombinieren, und zwar entweder 1 mit 2 oder 1 mit 3. Nahrungsmittel der Gruppen 2 und 3 dürfen niemals gemischt werden.

Wichtig ist, dass man täglich sowohl aus der Eiweißgruppe als auch aus der Kohlenhydratgruppe jeweils Mahlzeiten zusammenstellt. Zwischen den Mahlzeiten aus diesen beiden Gruppen sollten aber immer mindestens drei Stunden vergehen, damit die Verdauung der einen schon fortgeschritten ist, bis die andere „dran" kommt.

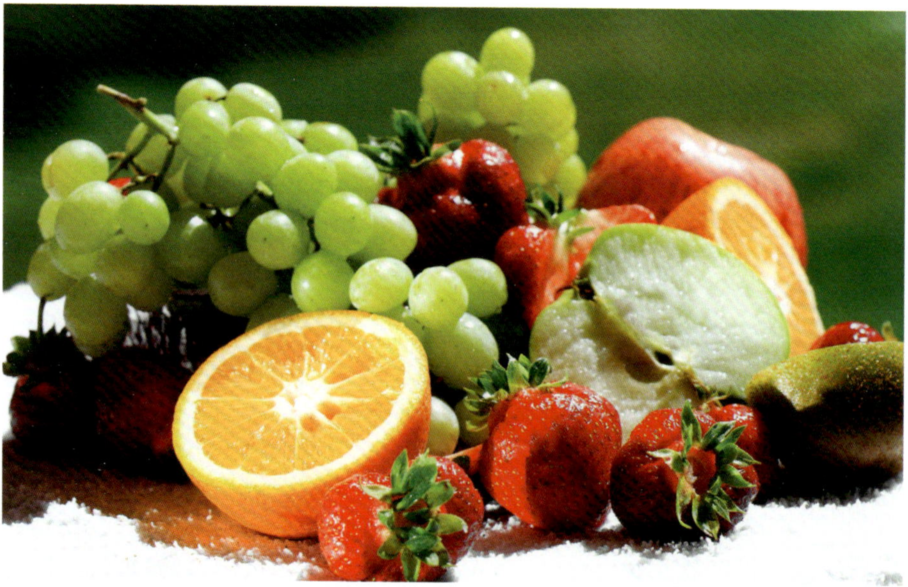

Obst gehört in der Trennkost zu den neutralen Lebensmitteln.

Kalorientabelle der wichtigsten Nahrungsmittel (Auswahl)

Alle Angaben beziehen sich jeweils auf 100 g des entsprechenden Nahrungsmittels und sind Circa-Werte

100 Gramm	kcal	100 Gramm	kcal
		Zwieback	368
Obst			
Ananas	55	**Gemüse & Salat**	
Apfel	54	Aubergine	17
Aprikose	43	Blattspinat	15
Avocado	221	Blumenkohl	18
Banane	94	Bohnen, grün	32
Birne	55	Brokkoli	26
Brombeere	44	Chicorée	16
Erdbeere	32	Eisbergsalat	13
Grapefruit	45	Endiviensalat	14
Heidelbeere	37	Erbsen	70
Himbeere	33	Feldsalat	14
Honigmelone	54	Fenchel	24
Johannisbeere	33	Grünkohl	37
Kirschen	63	Gurke	12
Mango	59	Ingwer	61
Kiwi	50	Karotte	25
Mandarinen	46	Kartoffeln, gekocht	70
Orange	42	Kohlrabi	24
Pfirsich	43	Kopfsalat	12
Pflaume	49	Kürbis	26
Wassermelone	37	Lauch	25
Zitrone	36	Mangold	14
Brot & Brötchen		Paprika	20
Baguette	236	Pilze	16
Brötchen, Semmel	274	Radieschen	14
Croissant	350	Rhabarber	13
Knäckebrot	318	Rosenkohl	36
Laugenbrezel	226	Rucola	24
Pumpernickel	185	Sauerkraut	17
Roggenbrot	219	Sellerie	18
Toastbrot	262	Spargel	17
Weizenvollkornbrot	204	Tomate	17

100 Gramm	kcal
Weißkohl	24
Wirsing	25
Zucchini	19
Zwiebel	27
Fette	
Butter	754
Gänseschmalz	896
Kürbiskernöl	900
Maiskeimöl	899
Mayonnaise	727
Olivenöl	897
Rapsöl	900
Sesamöl	896
Sojaöl	899
Milchprodukte und Eier	
Appenzeller Käse	386
Bavaria Blue	413
Bel Paese	373
Bergkäse	386
Brie	345
Butterkäse	380
Buttermilch	35
Camembert	285
Cambozola	413
Créme fraiche	378
Dickmilch	61
Doppelrahmfrischkäse	340
Feta	237
Frischkäse mit Kräutern 20 %	134
Gorgonzola	360
Gouda	300
Harzer-Käse	126
Hühnerei	156
Hüttenkäse	81
Joghurt mit Früchten	124
Kefir	61

100 Gramm	kcal
Magerquark	72
Mascarpone	460
Milch	64
Mozarella	255
Fruchtquark	124
Kochkäse	187
Leerdamer	352
Limburger	267
Maaslander	355
Naturjoghurt 3,5 %	61
Parmesan	375
Raclette	343
Romadur	226
Sahne	309
Sahnequark	160
Schafsmilch	47
Schlagsahne	309
Schmelzkäse, Sahne	270
Schmelzkäse, Scheibletten	207
Tilsiter	358
Weichkäse	366
Ziegenkäse	329
Ziegenmilch	69
Teigwaren, Reis und Getreide	
Biskuit	320
Blätterteig	375
Buchweizen	341
Dinkel	336
Gerste	315
Grieß	328
Hafer	337
Hefeteig	303
Hirse	354
Kartoffelstärke	336
Käsespätzle	260
Lasagne	230

100 Gramm	kcal
Mais	331
Maultaschen	180
Müslimischung	364
Nudeln	160
Pizzateig	258
Reis	347
Roggenmehl	320
Schupfnudeln	80
Spaghetti	180
Vollkornmehl	293
Weizenmehl	337
Süße Sachen	
Apfelstrudel	230
Bienenhonig	327
Bonbons	388
Butterkuchen	366
Eiscreme	200
Gummibärchen	320
Käsekuchen	230
Konfitüre	266
Lakritze	370
Marmorkuchen	381
Marzipan	430
Nougat	500
Nusskuchen	417
Rote Grütze	115
Sahnetorte	365
Schokolade, Vollmilch	531
Schokolade, Zartbitter	479
Schokopudding	120
Wassereis	115
Zucker	400
Fleisch, Wurst	
Bierschinkenwurst	169
Bratwurst	370
Cervelatwurst	394

100 Gramm	kcal
Eisbein	186
Ente	227
Frankfurter	272
Fleischwurst	296
Gans	342
Geflügelwurst	108
Hähnchenbrust	75
Hase	113
Hirsch	112
Jagdwurst	205
Kalbfleisch	100
Kasseler	151
Lammfilet	185
Leber	130
Leberwurst	270
Mortadella	345
Münchner Weißwurst	287
Putenbrust	107
Reh	97
Rinderfilet	115
Rinderhack	216
Roastbeef	130
Salami	500
Schinken, gekocht	125
Schinken, roh	152
Schweinebauch	261
Schweinekotelett	150
Schweineschnitzel	110
Speck, durchwachsen	621
Tatar	112
Fisch	
Aal	260
Fischstäbchen	200
Forelle	20
Karpfen	70
Krabben	90
Lachs	130

100 Gramm	kcal
Makrele	120
Riesengarnelen	80
Scholle	40
Thunfisch	300
Chips & Fast Food	
Big Mac	497
Bockwurst	286
Cheeseburger	343
Chips	500
Currywurst & Pommes frites	1000
Döner	750
Erdnüsse	600
Erdnussflips	600
Hähnchen, gegrillt, 1/2	475
Hotdog	500
Käsestangen	550
Pommes frites	350
Popcorn	380
Salamipizza	239
Salzstangen	350
Getränke	
Altbier	43
Bockbier	62
Branntwein	117
Cola	43
Dessertwein	160
Exportbier	47
Fruchtsaftgetränke	49
Kölsch	42
Likör	166
Limonaden	49
Malzbier	48
Obstler	248
Sekt	83
Wasser	0
Wein	67

100 Gramm	kcal
Weizenbier	46
Whisky	247
Fertiggerichte	
Apfelrotkohl	50
Baguettes Champignon	215
Bami Goreng	118
Eierspätzle	171
Fleischsalat	330
Germknödel	285
Kartoffeltopf	262
Maultaschen	221
Nudelsauce Basilikum	55
Nudeltopf mit Huhn	115
Pfannengemüse, italienisch	111
Pizza Margherita	206
Pizza Schinken	229
Rahmporree	64
Ravioli in Tomatensauce	90
Sahne-Meerrettich	283
Schlemmerfilet (Fisch)	220
Semmelknödel	274
Spaghetti Bolognese	97
Tafelspitz	156
Tomatencremesuppe	55

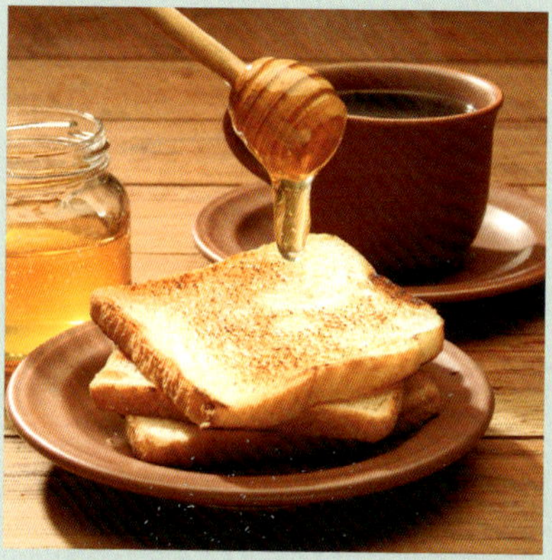

Tabelle der wichtigsten Mineralien und Vitamine

Name	Kommt vor in	Wirkung	Mangelerscheinung	Überdosierung	Erhöhter Bedarf im Alter	Eigenschaften	Bedarf (täglich)
Calcium	Milch und Milchprodukte, Grünkohl, Mandeln, härteres Trinkwasser	Stabilität von Knochen und Zähnen, Nerven und Muskelzellen, Blutgerinnung, Behandlung von Allergien	Erschöpfungszustände, Hautentzündungen, Muskelschmerzen, Haarausfall, Übelkeit	behindert Aufnahme von Eisen	ja	Mengenelement, nicht anwenden bei Leber- und Nierenerkrankungen	800–1000 mg
Chlorid	Koch- und Meersalz, Fertigsuppen, Schinken, Kassler	Regulierung Wasserhaushalt, Regulation Säure-Basen-Haushalt	Wachstumsstörungen, Muskelschwäche, Kreislaufstörungen, Durchfall, Schwitzen	Chlorvergiftung		Mengenelement	830 mg
Chrom	Kartoffeln, Nüsse, Gemüse, Vollkornprodukte, Obst, Hefe, Honig, Kalbsleber	Kohlenhydratstoffwechsel, Fettsäureabbau, Reaktion mit Rezeptoren an Zelloberfläche	Gewichtsverlust, verminderte Glukosetoleranz	Chromvergiftungen (6-wertiges Chrom)	ja	Spurenelement	30–100 µg
Eisen	Fleisch, Kohl, Nüssen, Eigelb, Leber, Hülsenfrüchte, Schwarzwurzel	Blutbildung, Sauerstoffversorgung im Blut, Bildung von Hämoglobin	Wachstumsstörungen, Muskelschwäche, Blässe, Anämie, Müdigkeit	Magen-Darm-Probleme, Bauchkrämpfe, Schock	ja	Vitamin C verbessert Eisensorption, Phosphate mindern Resorption, tierisches Eisen wird verwertet	10–15 mg
Fluor	Fisch, Innereien, Getreide, schwarzer Tee, Mineralwasser	Stabilität Knochen und Zähne, Mundbakterien, Wundheilung, Sehfunktion	Zahnschäden, Karies	kann ebenfalls zu Zahnschäden führen, Störungen der Muskel- und Nierenfunktion	ja	Spurenelement	1,5-4 mg
Jod	jodiertes Speisesalz, Meeresprodukte, Algen, Seefisch	Schilddrüsenfunktion, Regulation Stoffwechsel und Körpertemperatur	Unterfunktion der Schilddrüse, Kropfbildung, Gewichtsschwankungen	Schilddrüsenüberfunktion, Fettleibigkeit, Kopfschmerzen, Bindehautentzündung, Durchfall		Spurenelement, nicht anwenden bei Schilddrüsenüberfunktion	ca. 200 µg/d
Kalium	Bananen, Pflaumen, Gemüse, Aprikosen, Kartoffeln, Milchprodukte, Fleisch, Fisch, getrocknete Früchte	Regulierung Wasserhaushalt der Zellen, Verwertung Kohlenhydrate, Proteinaufbau, Herzrhythmusstörungen, Herzmuskelschwäche	Muskelschwäche, gestörte Herztätigkeit, Magenprobleme, Durchfall, Darmlähmung, Pulsunregelmäßigkeiten	Magen-Darm-Beschwerden, Kreislaufkollaps, Schweregefühl der Muskeln	ja	Mengenelement, nicht anwenden bei Leber- und Niereninsuffizienz	2000 mg
Kupfer	Bohnen, Pilze, Vollkornprodukte, Kartoffeln, Obst, Erbsen	Stoffwechsel, Eisentransport, Immunsystem	(eher selten) Anämie, Schlafstörungen, erhöhte Cholesterinwerte, Schwächegefühl, Appetitlosigkeit, Atembeschwerden	Migräne, Nervosität, Depressionen, Leberstörungen, Vorsicht: giftig!		Spurenelement	1–1,5 mg/Tag

Magnesium	Gemüse, Nüsse, Haferflocken, Getreide, Milch, Bananen, Mineralwasser	Energiebereitstellung, Muskeln und Knochen, Vorbeugung Krämpfe, bei Unruhe und Stress, Adrenalinfreisetzung, Enzymaktivierung, senkt Cholesterinspiegel	Krämpfe, Reizbarkeit, Konzentrationsstörungen, Herzrhythmusstörungen, Magen-Darm-Probleme	Durchfall, Blähungen, gesteigerte Muskelspannung	ja	Mengenelement, nicht anwenden bei Nierenfunktionsstörungen	ca. 350 mg
Mangan	Bananen, Nüsse, Vollkornprodukte, schwarzer Tee	Stoffwechselprozesse, Produktion Sexualhormone	Störungen im Skelettwachstum und der Fruchtbarkeit	Muskelstarre, Sprachstörungen, Fieber		Spurenelement	2–5 mg
Molybdän	Blumenkohl, Hülsenfrüchte, Vollkornprodukte, Knoblauch	Kohlenhydrat-, Fett- und Eisenstoffwechsel	geringere Harnsäurekonzentration, übermäßige Aufnahme von Kupfer	erhöhter Harnsäurespiegel, gichtähnliche Symptome		nicht bekannt	50–100 µg
Natrium	Schinken, Fleisch, Karotten, Spinat, Hartkäse	Regulation Wasserhaushalt, Blutdruck, Aufnahme von Zucker und Aminosäuren	Krämpfe, Kreislaufversagen	Ödeme, Müdigkeit, Schwindel, erhöhter Blutdruck		Mengenelement	550 mg
Phosphor	Kartoffeln, Weizen, Brot, Fleisch, Milch	Energiegewinnung und -verwertung, Erhalt von Knochen und Zähnen	Muskelschwäche, Knochenleiden	zu viel stört den C-Stoffwechsel, Nierenschwäche		Mengenelement	800–1300 mg
Selen	Fisch, Fleisch, Milch, Eier, Nüsse, Leber	Gewebeelastizität, Bestandteil Knochen- und Zahnmasse und Proteinen, Stoffwechsel, bindet freie Radikale	Herzmuskelschäden, Darmerkrankungen	chronische Vergiftung ab 30 mg täglich, Haarausfall, Leberzirrhose, Durchfall, Hautrötungen	ja	nicht zusammen mit Vitamin C einnehmen	0,05–0,2 mg
Silicium	Tomaten, Gurken, Petersilie, grüne Bohnen, Kieselerde	Erhaltung von Knorpel, Bindegewebe, Knochen, Haare, Zähne, Nägel	vorzeitiges Altern	nicht bekannt	ja	Spurenelement	30–70 µg/d
Zink	Getreide, Leber, Hülsenfrüchte, Innereien, Meeresfrüchte, Milchprodukte	Stärkung Immunsystem, Farben sehen, wichtig für Haut und Bindegewebe, Insulinspeicherung	Appetitlosigkeit, Haarausfall, Hautschäden	Metallgeschmack, Kopfschmerzen, Übelkeit, Erbrechen	ja	Spurenelement	15 mg
Vitamin A (Retinol)	Lebertran, Leber, Niere, Milchprodukte, Butter, Eigelb, als Provitamin A in Karotten	normales Wachstum, Funktion und Schutz von Haut, Augen und Schleimhaut	Wachstumsstillstand, Nachtblindheit	Sehstörungen, Kopfschmerzen, Übelkeit, Erbrechen, Müdigkeit, Hautveränderung		fettlöslich, licht- und sauerstoffempfindlich	ca. 1–5 mg

Vitamin B1 (Thiamin)	Weizenkeime, Vollkorngetreide, Erbsen, Herz, Schweinefleisch, Hefe, Haferflocken, Leber, Naturreis	wichtig für das Nervensystem, Leberschaden, Leistungsschwäche, Schwangerschaft, Mückenschutz (hochdosiert), Gewinnung von Energie im Körper, beeinflusst den Kohlenhydratstoffwechsel, wichtig für die Schilddrüsenfunktion	schwere Muskel- und Nervenstörungen, Müdigkeit, Verdauungsstörungen, Wassersucht, Herzschwäche, Krämpfe, Lähmungen, Kribbeln in Armen und Beinen	keine		wasserlöslich, Thiamin wird durch Hitze und lange Lagerung zerstört, jedoch nicht beim Gefrieren; tägliche Aufnahme von B1 ist wichtig, da über Nahrung aufgenommenes B1 nicht vom Körper gespeichert werden kann	ca. 2 mg
Vitamin B2	Milchprodukte, Fleisch, Vollkorngetreide, Käse, Eier, Leber, Seefisch, grünes Blattgemüse, Molkepulver	wichtig für Körperwachstum, Verwertung von Fetten, Eiweiß und Kohlenhydraten, gut für Haut, Augen und Nägel, wichtiger Energiebringer, Sauerstofftransport	(selten) Hautentzündungen, spröde Fingernägel, Blutarmut, Hornhauttrübung	nicht bekannt	ja	wasserlöslich, Vitamin-B2-haltige Nahrungsmittel kühl und dunkel lagern	ca. 2 mg
Vitamin B3 (Niacin, Nicotinsäure)	Bierhefe, Erdnüsse, Erbsen, Leber, Geflügel, Fisch, mageres Fleisch	Auf- und Abbau von Fett, Eiweiß und Kohlenhydraten, guter Schlaf	Haut- und Schleimhautentzündungen, Kopfschmerzen, Zittern, Schlafstörungen, Schwindel, Depression, Kribbeln und Taubheitsgefühl in den Gliedmaßen	(bei über 100 mg täglich) Hautjucken, Übelkeit, Allergien		wasserlöslich, Wirkung wird durch Zucker und Alkohol aufgehoben	13–16 mg
Vitamin B5 (Pantothensäure)	Leber, Gemüse, Weizenkeime, Spargel, Krabben, Fleisch, Sonnenblumenkerne, Pumpernickel	gegen Ergrauen, Haarausfall, Haar- und Schleimhauterkrankungen, wird benötigt zum Abbau von Fett, Eiweißen und Kohlenhydraten	Nervenfunktionsstörungen, schlechte Wundheilung, frühes Ergrauen, geschwächtes Immunsystem	wird über Urin ausgeschieden	ja	wasserlöslich, hitzeempfindlich	ca. 10 mg
Vitamin B6 (Pyridoxin)	Bananen, Nüsse, Vollkornprodukte, Hefe, Leber, Kartoffeln, grüne Bohnen, Blumenkohl, Karotten	hilft bei Reisekrankheit, Nervenschmerzen, Leberschaden, prämenstruellem Syndrom, Eiweißverdauung, zusammen mit Folsäure wichtigstes Schwangerschaftshormon, Entgiftung	(eher selten) Darmbeschwerden, schlechte Haut, Müdigkeit, spröde Mundwinkel	bei längerer Einnahme in Form von Tabletten kann es sich im Gewebe ablagern und zu Nervenschäden führen		wasserlöslich, weder hitze- noch lichtbeständig	ca. 2 mg
Vitamin B7 (Biotin)	Leber, Blumenkohl, Champignons, Vollkornprodukte, Ei, Avocado, Spinat, Milch	Hauterkrankungen, Haarwuchsschäden, Leberschäden, unterstützt Stoffwechselvorgänge, wird zusammen mit Vitamin K zum Aufbau der Blutgerinnungsfaktoren benötigt, unterstützt	Erschöpfungszustände, Hautentzündungen, Muskelschmerzen, Haarausfall, Übelkeit	nicht bekannt		wasserlöslich	ca. 0,5 mg

		Kohlenhydrat- und Fettsäurestoffwechsel für Haut und Schleimhäute					
Vitamin B9 (Folsäure)	Leber, Weizenkeime, Kürbis, Champignons, Spinat, Avocado	Leberschäden, Zellteilung, Heilung und Wachstum der Muskeln und Zellen, Eiweißstoffwechsel, Gewebeaufbau	Blutarmut, Verdauungsstörungen, Störungen des Haar-, Knochen- und Knorpelwachstums	Allergien, Schlafstörungen und Launen (bei mehr als 15 mg täglich)		wasserlöslich, verträgt keine Hitze, Licht oder Sauerstoff	ca. 160 µg
Vitamin B12	Leber, Milch, Eigelb, Fisch, Fleisch, Austern, Quark, Bierhefe	Aufbau Zellkernsubstanz, Bildung von roten Blutkörperchen, Nervenschmerzen, Haut- und Schleimhauterkrankungen, Leberschäden	Blutarmut, Nervenstörungen, nervöse Störungen, Veränderung an der Lunge und am Rückenmark	nicht möglich, da überschüssiges B12 vom Körper ausgeschieden wird		wasserunlöslich, hitzebeständig	ca. 5 µg
Vitamin C	Hagebutten, Sanddorn, Zitrusfrüchte, Johannisbeeren, Kartoffeln, Paprika, Tomaten, Kohl, Spinat, Gemüse, Rettich	entzündungs- und blutungshemmend, fördert Abwehrkräfte, schützt Zellen vor chemischer Zerstörung, aktiviert Enzyme, Aufbau von Bindegewebe, Knochen und Zahnschmelz, schnellere Wundheilung, stabilisiert Psyche	Zahnfleischbluten, Müdigkeit, Gelenk- und Kopfschmerzen, schlechte Wundheilung, Appetitmangel, Skorbut, Leistungsschwäche	bei Überdosierung in Pulver- und Tablettenform können Übelkeit, Erbrechen und Harnsteine die Folge sein	ja	wasserlösllich, sauerstoff- und trockenheitsempfindlich, nicht lange lagern	ca. 75–200 mg
Vitamin D	Lebertran, Leber, Milch, Eigelb, Butter, Meeresfische, Hering, Champignons, Avocado	regelt Calcium- und Phosphathaushalt, Knochenaufbau, fördert Calziumaufnahme	Knochenverkrümmung und -erweichung, Osteomalazie, erhöhte Infektanfälligkeit, Muskelschwäche	(nur bei künstlich gewonnenem Vitamin D) Calciumablagerungen in Knochen, Herzmuskel, Blutgefäßen, Magen, Kopfschmerzen, Erbrechen, Schwindel, Magen-Darm-Störungen	ja	fettlöslich, lichtempfindlich, hitzebeständig	ca. 5 µg
Vitamin E	Sonnenblumen-, Mais-, Soja- und Weizenkeimöl, Nüsse, Leinsamen, Schwarzwurzel, Peperoni, Kohl, Avocado	Stärkung des Immunsystems, entzündungshemmend, Zellerneuerung, Schutz vor Radikalen, reguliert Cholesterinwerte und Hormonhaushalt, wichtig für Blutgefäße, Muskeln und Fortpflanzungsorgane	(selten) Sehschwäche, Müdigkeit, Muskelschwund, Unlust, Fortpflanzungsschwierigkeiten	(vor allem durch synthetisch hergestellte Kapseln) schlechte Wundheilung, Mangelerscheinungen, Schwindel, Übelkeit		fettlöslich, zerstört wird es durch offene Lagerung, Tiefkühlen oder Kochen mit viel Fett	10–30 mg
Vitamin K	Eier, Leber, Grünkohl, grünes Gemüse, Zwiebeln, Haferflocken, Kiwi, Tomaten, Kresse	erforderlich für Bildung der Blutgerinnungsfaktoren	hohe Dosen von Vitamin A und E wirken Vitamin K entgegen	bei langfristiger Einnahme in hohen Dosen kann es giftig werden, Blutungen, Hitzewallungen, Nierenerkrankungen		fettlöslich, Vitamin-K-haltige Nahrungsmittel dunkel lagern	ca. 2 mg